U0310914

Guidebook of Surgical Procedure for Outpatients

真正实现熟练操作

外科门（急）诊手术
处置指南

监修　　　　主编

北野正刚　**白石宪男**

大分大学校长　大分大学医学系地区医疗中心（外科领域）教授

主译　**赵晓东**　**于学忠**

辽宁科学技术出版社
LIAONING SCIENCE AND TECHNOLOGY PUBLISHING HOUSE

拂石医典
FU SHI MEDBOOK

图书在版编目（CIP）数据

外科门（急）诊手术处置指南 /（日）白石宪男主编；赵晓东，于学忠主译 . -- 沈阳：
辽宁科学技术出版社，2021.1
ISBN 978-7-5591-1906-3

Ⅰ . ①外… Ⅱ . ①白… ②赵… ③于… Ⅲ . ①外科手术—指南 Ⅳ . ① R61-62

中国版本图书馆 CIP 数据核字（2020）第 231341 号

HITORI DE KONASU GEKAKEI GAIRAI SHOCHI GUIDE

© NORIO SHIRAISHI 2013

Originally published in Japan in 2013 by MEDICAL VIEW CO., LTD.

Chinese (Simplified Character only)　translation rights arranged with

MEDICAL VIEW CO., LTD. through TOHAN CORPORATION, TOKYO.

著作权登记号：06-2020-83　　　　　　　　　　　　　　　　　　　版权所有　侵权必究

出版发行：辽宁科学技术出版社
　　　　　北京拂石医典图书有限公司
地　　址：北京海淀区车公庄西路华通大厦 B 座 15 层
联系电话：010-57262361/024-23284376
E-mail：fushimedbook@163.com
印 刷 者：青岛名扬数码印刷有限责任公司
经 销 者：各地新华书店

幅面尺寸：185mm×260mm
字　　数：582 千字　　　　　　　　印　　张：23.25
出版时间：2021 年 1 月第 1 版　　　印刷时间：2021 年 1 月第 1 次印刷

责任编辑：李俊卿　　　　　　　　　责任校对：梁晓洁
封面设计：潇　潇　　　　　　　　　封面制作：潇　潇
版式设计：天地鹏博　　　　　　　　责任印制：丁　艾

如有质量问题，请速与印务部联系　联系电话：010-57262361

定　　价：148.00 元

翻译委员会

主　译　赵晓东　于学忠

副主译　刘红升　苏　琴　聂时南　刘明华　郭　伟

译　者　（按姓氏拼音首字母排序）

曹　阳　解放军总医院第四医学中心　神经外科

陈　聪　解放军联勤保障部队第九二八医院　重症医学科

陈　锋　福建省立医院　急诊科

陈海鸣　南昌大学第一附属医院　创伤中心

陈　威　解放军总医院第三医学中心　急诊科

党星波　陕西省人民医院　急诊外科

邓　颖　哈尔滨医科大学第二附属医院　急诊科

窦清理　深圳市宝安区人民医院　急诊科

杜同海　邯郸市第一医院　急诊科

杜贤进　武汉大学人民医院　急重症医学中心

费　阳　解放军总医院第一医学中心　普通外科学部

果应菲　解放军总医院第四医学中心　急诊医学科

何　建　海军军医大学第三附属医院　急诊科

冀　兵　山西医科大学第一医院　急诊医学中心

金红旭　北部战区总医院　急诊医学科

康　健　大连医科大学附属第一医院　急诊科

李小刚　湖南湘雅医院　急诊科

李永武　厦门市第五医院　急诊科

林炳锵　福建医科大学附属协和医院　急诊外科

刘双庆　解放军总医院第四医学中心　急诊医学科

刘宇鹏　解放军联勤保障部队第九六七医院　急重症中心

马　克　上海华山医院　急诊科

潘险峰　解放军联勤保障部队第九二零医院　急诊医学科

桑锡光　齐鲁医院　急诊外科

佘　飞　解放军总医院第四医学中心　急诊医学科

唐华民　广西医科大学第二附属医院　急诊科

唐绍辉　南部战区总医院　急诊科
唐柚青　南部战区总医院　急诊科
王　成　海南医学院第一附属医院　创伤医学中心
王　曼　解放军总医院第四医学中心　急诊医学科
王培戈　青岛大学附属医院　急诊科
王晓宁　解放军总医院第四医学中心　骨科学部
王兴宇　安徽医科大学第一附属医院　急诊外科
王旭东　航天中心医院　急诊科
王振杰　蚌埠医学院第一附属医院　急诊外科
吴国平　三沙市人民医院　海南医学院第一附属医院
吴京兰　深圳南山医院　急诊科
吴克俭　解放军总医院第四医学中心　骨科学部
徐　峰　苏州大学第一附属医院
许硕贵　海军军医大学附属长海医院　急诊科
闫柏刚　重庆医科大学第三附属医院　急诊科
姚爱民　徐州医科大学附属医院　急诊外科
姚冬芳　解放军总医院第四医学中心　急诊医学科
杨灿菊　云南大理白族自治州人民医院　急诊医学科
尹　文　空军医科大学西京医院　急诊医学科
张建波　解放军总医院第四医学中心　急诊医学科
张　为　解放军总医院第四医学中心　急诊医学科
赵　刚　武汉协和医院　急诊科
赵会民　广西医科大学第一附属医院　急诊科
赵建辉　河北医科大学第二附属医院　急诊科
朱长举　郑州大学第一附属院　急诊科
周　虹　解放军总医院京南医疗区　门诊部
左永波　北京市海淀医院　急诊外科

译者序

日新月异的科技发展，使得现代医学分科越来越细，这是医学的一个进步，可以使医学的各专科领域向更纵深方向发展，切实促进及提升人类对各种病患的诊疗方法和预后。然而学科细分带来的不利影响，也不容小觑，其中包括缺乏整体观念，似乎患者是在拿着独立的器官去看病，以及很多年青医生一味追求"各专科高精尖技术"而完全忽略初级医疗相关教育，导致日常诊疗工作中初级医疗，特别是所谓外科的相关常见疾病的诊疗不能完成的尴尬状况。因此，在培养医生具备良好专科诊疗素质和技能的同时，也迫切需要注重培养其独立诊疗常见病症的能力。

当我们看到这本版权书时，不禁眼前一亮，这确实是目前我们所需要的一本关于日常生活中发生频率较高的外科门诊常见病诊疗的参考用书。

本书的第一个亮点是图文并茂，简单易懂，学习参考的过程中会有亲临现场的感觉。比如，"牵拉肘"这一章节中，幼儿患者的典型的前臂旋前，不肯屈肘、举臂的样子，会让人过目不忘。再比如，鱼钩插入皮肤后的处理，会让人觉得外科医生是如此的心灵手巧，可以娴熟完美地应对不同情况。

本书的第二个亮点是书中列出的"需要提前了解的数据"，可以让我们对必须进行门诊处理的常见病有一个宏观的把握。

本书的第三个亮点是"需要提前了解的知识""转诊时机"这两部分内容，对每一位年轻医生和非专科领域的医生而言，都非常有用。

一本好书胜似一位好老师，这本书是有 10 ～ 25 年临床工作经验的医生的倾力之作，读者在学习的过程中不但会有豁然开朗、物极至俭的感悟，也会有极强专业指导的顿悟。

本书唯一的遗憾之处是，因医疗状况不同，我国相应的治疗方案等会有所差异，希望在不久的将来，会有更适合中国医疗现状的图文并茂的常见病外科处置指南。

由于中日文两种语言的表达方式的差异，在本书的翻译过程中难免存在对原著理解的偏差，恳请各位读者指正。

赵晓东　于学忠

2020 年 10 月

原著前言

"地区性医疗差异"这一问题从开始受到关注到现在已经几年过去了。一直以来，大学医学院都是通过医生派遣的形式肩负着地区医疗的重任，但随着人体不同器官学科诊疗制度和新实习医生制度导入等制度改革的深入，这种形式已经无法满足地区需求了。

大学医学院的使命之一就是从研究和诊疗的层面出发，为最先进医疗事业的发展做贡献，这一点已经无需赘言。因此，我们进行了以"人体器官和疾病的钻研"为重点的人才培养。但是，在普通医院的诊疗现场，还是需要同时兼备可进行初级医疗护理等广泛知识的内科和外科专业医生。从教育方面来说也一样，大学和地区核心医院都已经逐渐开始注重临床研究和教育了。医院之间也开始了被称为人才择优匹配的公开竞争，并作为一个培养医生的平台而获得了极高的评价，所以实习医生和年轻医生都开始向大医院集中。也就是说，我们正处于从以大学为中心进行医学教育的时代过渡到大学和普通医院积极合作共同推进医学教育的时代。但是，现实的情况是，从医生培养所需的教育资源角度来说，其人力资源是远远不够的。

在如此混杂的医疗体制中，处于最不幸境遇的可能就是患者了。为对地区自给型诊疗体制进行整顿，并建立有教育培训功能的地区核心医院，大分大学在省级政府的支持下于2010年成立了地区医疗学中心，并选择了本书的主编白石宪男教授作为外科领域的教授。

白石宪男教授一直想出版一本关于日常生活中发生频率较高的外科门诊常见病诊疗的辅助用书，这一想法得到了在大分县内工作的医生们的普遍赞同和支持，最终才使《外科门（急）诊手术处置指南》这本书得以出版。本书所有的撰稿人均为毕业后有10~25年临床工作经验的医生，而且所有章节所描述的内容都给人以亲临现场的感觉。本书不仅可以为从事日常诊疗的外科医生提供巨大的帮助，对很多住院医师和从事初级医疗护理的年轻内科医生们来说也是非常有用的诊疗辅助工具，相信它一定能为外科门诊诊疗和初级医生培养做出巨大的贡献。

最后，衷心感谢本书出版社MEDICAL VIEW公司编辑部的吉田富生先生和宫泽进先生。

北野正刚

原著序言

近年来，地区核心医院的院长对目前的医疗行业进行了严厉的批评，他表示"虽然年轻医生对自己学科领域的患者进行了仔细的诊断治疗，但值班过程中却对专业外的常见病漠不关心"，"甚至还有一些值班医生以相关疾病超出自己专业知识范围为由要求将患者转诊到其他医院"。尽管年轻的医生们为了成为更好的专业医疗人员也在努力进行临床培训和锻炼，但鉴于当前医疗相关社会环境和医学教育系统正处于改革的过渡时期，出现混乱可能也不可避免。

近来，大学开始以"人体器官和疾病的钻研"为重点，着眼培养不同学科的专科医生，这样一来初级医疗护理相关教育就很容易被忽视，这是目前的趋势。为改善当前的这种情况，新的实习医生制度正式开始实施。这样一来，实习医生中希望可以在普通医院进行实习的人数就会有所增加，因为在普通医院实习也可以对包括初级医疗护理疾病及需要专业知识的疾病在内的所有疾病进行粗略的学习。但令人遗憾的是，现行的初期实习医生课程中，外科实习并不是必修科目，而是一门选修科目，所以对于一些因有所谓外科相关常见病诊疗需求而前来医院就诊的外科门诊患者来说，是否能够对他们进行合理的护理和处置就变得令人担心。

作为外科相关疾病的初级医疗护理 / 处置的相关书籍，目前出版的有《轻伤急救》（医齿药出版社）这一优秀的翻译著作。但是，因医疗状况不同而造成治疗方案等有所差异的情况也随处可见。所以这次我们决定从日本医疗的实际现状出发，面向外科医生、住院医生及从事初级医疗护理的所有医生，出版一本日本版的《轻伤急救》，即《外科门（急）诊手术处置指南》，内容简单易懂。衷心感谢参与本书策划并辛苦撰稿的所有大分县在职外科医生们。本书撰写的内容既包括来自临床 10 年以上从业经验的心得体会，也包括很多现在才刚刚出现的新知识。字里行间充满了对患者的深厚情谊，对此我深感欣慰。本书的理念是"讲述给后辈听！"希望本书可以给外科和内科的年轻医生们带来一定的帮助。另一方面，虽然撰稿人都是有经验的前辈，但肯定也有不足之处，恳请见谅。

最后，衷心感谢本书出版时担任主编一职的大分大学校长北野正刚老师，MEDICAL VIEW 出版公司编辑部的吉田富生先生和宫泽进先生，以及帮助开展作者和出版社之间联系业务的大分大学消化器官外科医生平塚孝宏老师和地区医疗学中心助教上田贵威老师、秘书佐藤未希女士和吉田彩香女士。

编者　白石宪男

原著推荐语

从本书编者大分大学医学院附属地区医疗学中心（外科领域）教授白石宪男老师那里听说，《外科门（急）诊处置指南》已经进入出版阶段了，我感到非常高兴。同时，当了解到这本书是由在大分县医院上班的 77 名外科医生共同撰写而成时，也令我十分震撼。

我推荐大家仔细阅读本书，本书不仅对外科医生有用，对每一位在地区医院和诊所从事初级医疗护理的年轻医生和实习医生来说，也是必读的医学参考书。本书对必须进行门诊处理的 52 种外科相关常见病及必须考虑住院治疗的 20 种疾病，以简单易懂的方式进行了介绍。这些疾病都是城市医院日常诊疗和急诊值班等过程中会遇到的发生频率较高的疾病。书中简要对各种疾病进行了介绍，内容包括"疾病的概念及定义"、"病因及病理"、"疾病的分类和相关处理方法"、"处方"及"后期处置"等，读者可以在较短的时间内通过阅读本书对疾病的诊断和处理方法进行学习和领会。同时，书中还插入了很多图片，对内科专业的我来说也是极其容易理解的。此外，"需要提前了解的知识"、"转诊时机"等这两部分内容对每一位从事初级医疗护理的年轻医生和实习医生来说，肯定也是非常有力的帮助。

近年来，全国范围内的医生数量不足和医生分布不均匀等问题越来越受到关注。在这样的时代背景下，我们也应在注重专业医生培养的同时，培养掌握广泛知识和技术的医生，这一点非常重要。迄今为止，这类医生的培养主要应重点关注他们的临床现场实操水平。通过本书中记载的"需要提前了解的数据"，我们可以深刻感受到立志于进行循证实践（EBM）的编者和作者们对必须进行门诊处理的常见病的宏观把握程度。

如上所述，我相信本书《外科门（急）诊手术处置指南》一定非常值得每一位正在考虑对外科相关常见病进行学习的年轻医生和实习医生、以及进行日常诊疗的私人诊所的医生阅读，我倾情推荐给大家。

大分大学医学院地区医疗学中心（内科领域）

大分大学医学院附属医院综合内科·综合诊疗科

教授　宫崎英士

原著編委会

田原光一郎
大分医療センター外科
第二外科部長

柏木　孝仁
宇佐高田医師会病院院長

白水　章夫
中津市民病院第二主任外科部長

矢田　一宏
大分大学医学部第一外科助教

田島　正晃
豊後大野市民病院外科部長

石川　浩一
津久見中央病院外科部長

菊池　暢之
新別府病院外科・肛門科部長

梅田　健二
大分県立病院外科

森井　雄治
豊後大野市民病院副院長

遠藤　裕一
天心堂へつぎ病院外科副部長

足立　英輔
大分県立病院がんセンター副所長

荒巻　政憲
臼杵市医師会立コスモス病院副院長

平林　康宏
大分岡病院消化器外科部長

泉　　公一
臼杵市医師会立コスモス病院外科部長

松本　敏文
別府医療センター消化器外科医長

管　　聡
佐賀関病院外科，消化器科

杉田　諭
大分大学医学部第一外科

川野　克則
オアシス外科院長

川野雄一郎
大分大学医学部第一外科

甲斐成一郎
大分赤十字病院第二外科副部長

板東登志雄
防府消化器病センター副院長

井上　崇弘
国東市民病院

森本　章生
南海病院副院長

柴田　浩平
大分県厚生連鶴見病院肝胆膵外科部長

籾井　眞二
国東市民病院院長

安田　一弘
天心堂へつぎ病院副院長

小川　聡
大分県立病院外科副部長

吉住　文孝
臼杵市医師会立コスモス病院
外科

重光　祐司
膳所病院副院長

森山　初男
大分三愛メディカルセンター
消化器外科・地域医療連携医長

其田　和也
有田胃腸病院副院長

佐々木　淳
南海病院外科部長

當寺ヶ盛　学
大分大学医学部第一外科助教

平塚　孝宏
大分大学医学部第一外科

野口　剛
大分大学医学部地域医療学センター
（外科分野）准教授

久保　宣博
大分県厚生連鶴見病院外科部長

川口　孝二
広島大学消化器・移植外科

太田　正之
大分大学医学部第一外科講師

木下　忠彦
大分赤十字病院第二外科部長

船田　幸宏
大分中村病院消化器外科部長

衛藤　剛
大分大学医学部第一外科講師

目　录

II 必须进行门诊急救处理的外科疾病 ························ 223

III 外科处理时的止痛方法 ······························· 349

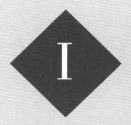

必须进行门诊处理的
疾病

头部软组织外伤

增田 崇

增田 崇

重点提示

- 对于头部软组织外伤，应判断伤口属于闭合性外伤还是开放性外伤，这一点非常重要。
- 如果是闭合性外伤，应对其位于 5 层结构中的哪个部位进行判断。
- 如果是开放性外伤，应注意伤口是否有出血、污染、骨折等症状。
- 头部外伤中有 80% 都属于轻伤。应注意颅内损伤的征象。

疾病的概念及定义

头部软组织受外力作用造成的损伤。

病因和病理

■ 病因

头部软组织从外到内一共有 5 层结构，分别为表皮、皮下组织、帽状腱膜、帽状腱膜下组织、骨膜（图 1）。表皮虽然和其下方的帽状腱膜牢牢地结合到了一起，但几乎没有和骨膜结合，所以头皮和颅骨之间较容易出现滑动。

■ 病理

头部软组织损伤可以分为闭合性损伤和开放性损伤两种。

1. 闭合性损伤（图 2）

指的是头皮被外力损伤的部位没有和外界发生相通。根据血肿存在部位的不同，可以分为皮下血肿、帽状腱膜血肿、骨膜下血肿。

正常结构

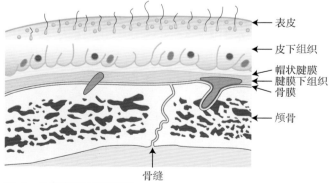

表皮
皮下组织
帽状腱膜
腱膜下组织
骨膜
颅骨
骨缝

图 1 头部软组织的解剖

（改编自郭隆灿编著：观察学习脑神经外科学，诊断和治疗社，东京，1990.）

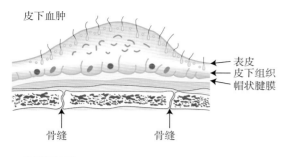

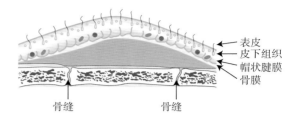

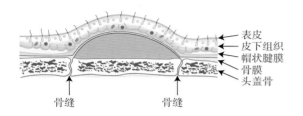

图2 头部软组织的闭合性损伤

（改编自郭隆灿编著：观察学习脑神经外科学，诊断和治疗社，东京，1990.）

a. 皮下血肿

指的是因皮下组织内的点状出血及水肿造成的质地坚硬且没有波动性的血肿。常见于外力垂直作用于头部。

b. 帽状腱膜下血肿、骨膜下血肿

两者都是在倾斜施加外力时容易出现。帽状腱膜下组织是疏松的结缔组织，有小血管存在。在外力作用下，该小血管一旦发生破裂，就会出现帽状腱膜下血肿。因为骨膜是通过颅骨的骨缝线牢牢粘连在一起的，所以骨膜下血肿不可能超过骨缝线，但帽状腱膜下血肿和骨缝线完全无关，所以会大范围扩散开来（图3）[1]。两者均为柔软且有波动性的肿包。较容易在婴幼儿身上发生。

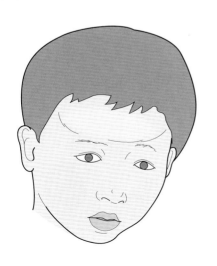

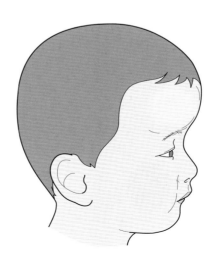

图3 帽状腱膜下血肿

3

2. 开放性损伤（表 1）

指的是损伤部位和外界相通的头皮损伤。此外，伴有颅骨骨折且与脑实质相通的情况称为穿透性损伤。根据外力程度和种类的不同，可以分为划伤、刺伤、裂伤、撕脱伤、穿透伤、挫伤等。划伤、刺伤、穿透伤是由尖锐外力造成的，其他损伤则是由钝性外力造成的。

表 1　头皮的开放性损伤

①擦伤（abrasion 或 abraded wound）	摩擦性损伤
②划伤（cut 或 incised wound）	尖锐利器造成的创伤
③刺伤（stab 或 puncture wound）	与创伤深度相比，伤口相对较小的裂伤
④裂伤（lacerated wound）	组织受到剧烈牵拉，伤口表面被撕裂成不规则形状的创伤
⑤撕脱伤（avulsion 或 avulsed wound）	头皮剥脱的大范围裂伤
⑥穿透伤（penetrating wound）	硬膜被贯通的开放性伤口
⑦挫伤（contused wound）	伴随有组织破碎、破坏的损伤

与治疗相关的疾病分类及处理方法

■ 闭合性损伤

- 如果是皮下血肿，正常几天内会自然消失，仅需随访观察。
- 如果是帽状腱膜下血肿、骨膜下血肿，吸收需要一定的时间。特别是骨膜下血肿，还有可能出现钙化，所以必须接受神经外科检查。如果没有自然吸收，则应在 10 ~ 14 天后进行穿刺引流。

■ 开放性损伤

- 头皮上有非常多的血管，很容易出血。如果是幼儿，较容易引发贫血和休克，必须尽快进行止血处理。
- 应用生理盐水或自来水清洗伤口，如果有异物和毛发等也应将其去除。对于伤口边缘不规则的创伤，则应先实施清创术，再进行缝合封闭。
- 现在多使用头皮吻合器进行闭合，无需剃毛和麻醉。和缝合相比，这种方法更加简便、快速，但整体效果是一样的。
- 如果是幼儿，还可以采用将创伤周围的头发交叉起来使创伤边缘相互靠近，然后再用生物黏合剂（dermabond® 等）闭合伤口（图 4）[3]。
- 为了掌握创面的状态，需要在缝合第 2 天和拆线 1 周后来医院复诊。如果成功止血了，则无需再用纱布等进行包扎，缝合第 2 天开始就可以洗头发了。

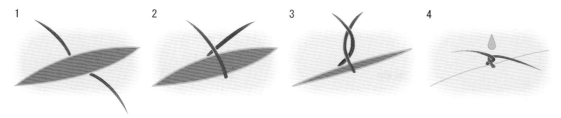

图 4　头发交叉固定术

1. 选择裂口两侧 4~5 根的毛发束。　　　　2. 使毛发束相互交叉。

3. 将交叉的两束毛发并成一束，封闭伤口。　　4. 滴一滴生物黏合剂，进行固定。

［引自：Hock MO, et al: A randomized controlled trial comparing the hair apposition technique with tissue glue to standard suturing in scalp lacerations (HAT study).Ann Emerg Med 200240:19-26.］

- 伴有凹陷和粉碎性骨折的伤口有与大脑相通的危险，应用生理盐水进行清洗，粗略进行临时性的缝合后，再将患者转往有脑神经外科的医院就诊。

■ **需提前了解的数据**

- 头部外伤多为轻伤（至少 80% 以上）。非常重要的一点是不要忽视身体可能存在其他危险因素的患者（表 2）[4]。如果没有表 2 所示的症状，日后必须进行颅内手术的比例 ≤ 0.1%。
- 如果是幼儿，存在大的头皮血肿的情况下，与没有头皮血肿或头皮血肿较小的情况相比，脑损伤的风险比为 10.51（7.39 ~ 14.95），必须进行头部 CT 检查[5]。

表 2　即使是轻伤也必须进行头部 CT 检查的危险因素

有可能出现病情加重的预测因素：怀疑器质性颅内损伤的症状；CT 检查的标准

1. 到医院时存在意识障碍和方向识别障碍、健忘（GCS 评分 ≤ 14）或其他神经学方面的异常症状。

2. 虽然没有上述症状，但符合以下任意一项时，也应进行 CT 检查。

　①受伤后存在意识障碍、健忘、失去方向意识等情况

　②频繁呕吐和头痛

　③发作过癫痫

　④怀疑为凹陷骨折和颅底骨折

　⑤头颅影像怀疑为骨折

　⑥从受伤机制怀疑为重伤（交通外伤和从高处跌落时等）

　⑦老年人

　⑧怀疑存在经常使用杀鼠灵等造成的凝血异常

　⑨既往脑神经外科手术史（V-P 分流术患者等）

■ **现场处理**

● 如果是闭合性损伤，受伤后可以进行以减轻水肿和疼痛为目的的冷敷。

● 如果是开放性损伤，出于止血的目的，应用毛巾等按住伤口进行压迫止血。

后期对症处理

如果未出现神经学方面的异常，且 CT 检查也未发现头部外伤相关的异常症状，则应告知患者注意以下情况，出现相应症状时应立即联系医院人员，并在有人照看的条件下才能允许其回家。

①嗜睡、觉醒障碍；

②痉挛；

③恶心，呕吐；

④鼻腔、耳道出血；

⑤剧烈头痛；

⑥言语混乱、行为怪异；

⑦瞳孔不等大、视觉障碍、复视等。

转诊时机

● 伴随有凹陷和粉碎性骨折的头部软组织外伤，应立即转诊给专科医生。

● 出现神经系统异常症状或确认有颅内损伤时，应立即将其转诊给专科医生。

● 骨膜下血肿出现钙化趋势时，应立即将其转诊给专科医生。

参考文献

[1] 郭　隆璨编：視て学ぶ脳神経外科学. 診断と治療社，東京，1990.

[2]Khan AN, et al: Cosmetic outcome of scalp wound closure with staples in the pediatric emergency department: a prospective, randomized trial. Pediatr Emerg Care 2002; 18: 171–3.

[3]Hock MO, et al: A randomized controlled trial comparing the hair apposition technique with tissue glue to standard suturing in scalp lacerations（HAT study）. Ann Emerg Med 2002; 40: 19–26.

[4]重症頭部外傷治療・管理のガイドライン第 2 版. 神経外傷 2006; 29（Suppl）：1– 115.

[5]Osmond MH, et al: CATCH: a clinical decision rule for the use of computed tomography in children with minor head injury. CMAJ 2010: 182; 341–8.

轻微头部外伤（脑震荡）

和田伸介

重点提示

● 轻微头部外伤为弥漫性轴索损伤。

● 如果出现头部外伤，应根据严重程度分类决定如何处理。

● 严重程度分类包括昏迷、意识消失的时间、外伤后遗忘的时间、颅内病变合并危险因素的有无。

● 如果在脑震荡的恢复期受到外力作用，则有可能产生二次冲击综合征，务必引起注意。

疾病的概念及定义

头部受到直接外力或剪切力后，意识状态完好（GCS 在 13 分以上）的情况[1]（表 1）。

表 1　GCS 评分

睁眼 （eye opening：E）	自动睁眼	4
	呼唤睁眼	3
	疼痛刺激睁眼	2
	未睁眼	1
语言 （best verbal response：V）	方向意识良好	5
	虽然可以进行对话，但方向意识混乱	4
	虽然有发声，但无法进行对话	3
	发出不能被理解的声音	2
	未发声	1
	气管插管、气管切开	T（相当于 1 分）
运动功能 （best motor response：M）	能听从指令做动作	6
	刺痛能定位	5
	刺痛能躲避	4
	刺痛四肢异常弯曲（去皮质状态）	3
	刺痛四肢伸展（去大脑状态）	2
	不能活动	1

（引自 Teasdale G, et al: Assessment of coma and impaired consciousness. A practical scale. Lancet 1974; 2: 81–4.）

病因和病理

轻微脑部外伤的主要病理变化是轻微弥漫性轴索损伤（DAI）。即使意识障碍和健忘症状是暂时性的，但也意味着脑部受到了 DAI 引起的神经功能障碍。

7

■ 应贮备的知识！

● CT 检查中未发现异常症状的轻微脑部外伤患者中，大约有 30% 可以通过 MRI 确认 DAI 症状 [2]）。

治疗相关的疾病分类及处理方法

● 欧洲神经科学联盟（European Federation of Neurological Societies）关于头部外伤严重程度分类 [1] 见表 2。该分类除了通过 GCS 评分、入院后意识状态水平（LOC）、创伤后遗忘时间（PTA）等评估项目之外，还可通过颅内病变合并危险因素（表 3）的有无来进行评价。

● 轻微头部外伤还可以进一步分类为 0 ~ 3 级。该分类用于评估患者是否有必要进一步接受头部检查（特别是头部 CT）（图 1）[5]。

● 不存在意识障碍、意识丧失、遗忘、危险因素等的患者可以回家，但对于除此以外的其他患者，则必须进行脑部 CT 检查和脑神经外科专业医生的诊断检查。

表 2　颅脑外伤的严重程度分类

严重程度	定义			
	GCS 评分	LOC	PTA	危险因素
轻微 0 级 1 级 2 级 3 级	15 15 15 13，14	− < 30 分钟 − < 30 分钟	− ≤ 1 小时 − ≤ 1 小时	− − + + / −
中等程度	12 ~9	30 分钟 ~1 小时	1 小时 ~1 周	
严重	8 ~3	1 周以上	1 周以上	

LOS：入院后意识状态水平，PTA：创伤后遗忘时间
（对岛克司：轻微头部外伤的治疗指南进行了部分改编）

表 3　颅内病变合并的危险因素

1. 受伤过程不明	8. 痉挛
2. 创伤后遗忘持续	9. ≤ 2 岁
3. 超过 30 分钟的逆行性遗忘	10. ≥ 60 岁
4. 颅骨骨折的临床征象	11. 血液凝固异常（抗凝治疗中）
（眼眶周围和耳郭后皮下出血等）	12. 高能贯通性外伤
5. 剧烈头痛	13. 酒精中毒、药物中毒
6. 呕吐	
7. 局部神经症状	

（对岛克司：轻微头部外伤的治疗指南进行了部分改编）

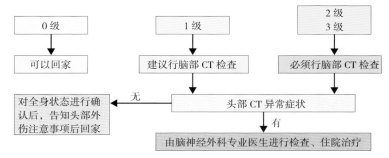

图1　轻微头部外伤不同类别的应对措施

（对岛克司：轻微头部外伤的治疗指南进行了部分改编）

后期对症处理

在脑震荡尚未完全恢复期间（1周以内）头部再次受到外力撞击，会引起急性脑肿胀。这种现象被称为二次撞击综合征[3]。这是在脑震荡的恢复期反复受到外力刺激，对脆弱的神经组织造成的二次性损伤。虽然发生率不高，但因为死亡率超过50%，所以重新开始运动时必须引起充分注意[4]。关于重新开始运动的时间，我国尚未形成统一的指导方针。重新开始运动前，特别是再次进行有可能产生撞击的接触性运动之前，建议接受专科医生的检查。

转诊时机

- 除了头部外伤严重程度分类为轻微病症的0级之外，其余均需拍摄CT，并将其转诊给专科医生。
- 怀疑是中等程度或严重的头部外伤时，应转诊给专科医生。

参考文献

[1] Vos PE, et al: EFNS guideline on mild traumatic brain injury: report of an EFNS task force. Eur J Neurol 2002; 9: 207–19.

[2] Mittl RL, et al: Prevalence of MR evidence of diffuse axonal injury in patients with mild head injury and normal head CT findings. AJNR Am J Neuroradiol 1994; 15: 1583–9.

[3] Saunders RL, et al: The second impact in catastrophic contact–sports head trauma. JAMA 1984; 252: 538–9.

[4] McCrory PR, et al: Second impact syndrome. Neurology 1998; 50: 677–83.

[5] 岛　克司：軽症頭部外傷の治療指針．Neurol Surg 2009; 37: 95–104.

眼内异物（结膜、角膜）

上田贵威

重点提示

- 对眼内异物，进入部位的判断非常重要。
- 应注意角膜异物和眼球内异物引起的视力障碍。
- 对于眼内异物，应注意是否存在可能引起视力降低的危险因素。
- 即使患者认为没有异物飞入的情况，如果是眼部外伤，也应进行 X 线检查和 CT 检查。

疾病的概念及定义

因异物飞入眼睛内而造成眼部损伤的情况称为眼内异物（眼球内异物）。

病因和病理

病因

异物进入眼内，虽然有些时候从外观看上去属于轻微外伤，但是高速机器（钻头、电锯等）、锤敲击或爆破产生的飞屑有可能进入眼内，引起损伤。根据异物种类、飞入位置等的不同，预后也会有很大差异。

眼内异物（intraocular foreign body）容易因摩擦引起严重的炎症，很多患者中还有可能出现外伤性白内障、视网膜脱落、玻璃体出血、眼内炎症等并发症。同时，也有可能由此引起视力急剧下降的危险。

病理

眼内异物属于眼外伤分类[1, 2]的开放性外伤中因尖锐外力由外向内直达后引起的刺伤（laceration），与裂伤（penetrating）、贯通伤（perforating）归为一类（表 1）。

根据异物进入部位的不同，异物可以分类为：①结膜异物；②角膜异物；③眼球内异物。

表 1　眼外伤的分类

开放性	破裂伤（rupture） 刺伤（laceration）	穿通伤（penetrating） **眼内异物（intraocular foreign body）** 贯通伤（perforating）
非开放性		

（引自 Kuhn F, et al: A standardized classification of ocular trauma. Ophthalmology 1996; 103: 240-3.）

治疗相关的疾病分类及处理方法

■ 结膜异物

● 多数情况下患者自己会主诉有某种异物飞入。一般情况下，主要症状包括突发性异物感、疼痛、流泪、充血等；部分情况下异物会随眼泪自然流出，症状会减轻，但如果异物持续存在，这些症状就会有加剧的趋势。

● 最容易造成异物存留的位置如图 1 所示，是靠近上眼睑结膜的眼睑边缘部位，应按照图 2 所示翻转过来进行检查诊断。

【现场处理】

● 如果结膜较容易翻转，无需麻醉可直接去除。

● 如果因疼痛剧烈无法撑开眼睑，则应使用浓度为 0.4% 的局部麻醉滴眼液倍诺喜®进行处理。

● 使用棉棒或一次性注射针剥除异物（图 3）。

● 看不到异物时，使用生理盐水或硼酸水冲洗翻开的上眼睑，也有可能将异物去除。

【处方】

● 异物被去除后，自觉症状就会减轻或消失。这种情况下，应使用抗生素滴眼液（可乐必妥®滴眼液），并随访观察。

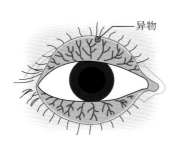

异物

图 1　异物容易存留的部位

（改编自大桥正树：鼻子出血、鼻内异物、耳内异物、眼内异物. 住院医师笔记 2005；7:482-90.）

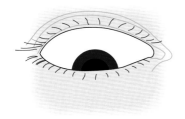

①让患者眼睛朝下方看

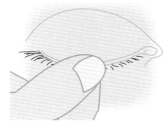

②用拇指和食指捏住上眼睑

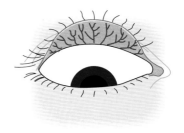

③朝下拉，同时翻转上眼睑
（眼睛视线保持向下）

图 2　上眼睑的翻转方法

（改编自大桥正树：鼻子出血、鼻内异物、耳内异物、眼内异物. 住院医师笔记 2005；7:482-90.）

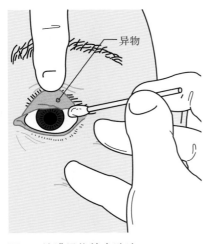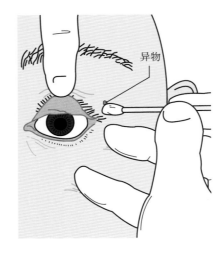

图3　结膜异物的去除法

（改编自 Philip Buttraravoli 编著，大龙纯司监译，眼科领域的急性患者实例，轻伤急救，东京：医牙药出版；2009.p79.）

▓ 角膜异物

- 症状和结膜异物相同，多是由铁屑造成的。有时不用放大镜等无法看清。

【现场处理】

- 和结膜异物不同，角膜异物多半难以去除。
- 滴眼麻醉后用注射器朝异物喷射生理盐水进行冲洗。如果较难清除异物，可以用一次性注射针（18G）去除异物（图4）。
- 如果是铁屑，异物进入半天后，异物周围就会开始出现铁锈斑，所以如果仅去除异物，症状有可能不会消失。
- 角膜中央异物，即使去除异物仍然会有浑浊，有可能会造成视觉功能障碍。

【处方】

- 考虑到异物去除后有可能出现的感染，应滴入抗生素软膏（泰利必妥®眼膏或红霉素®眼膏），并让患者在当天佩戴遮眼罩。
- 开具口服（头孢系列）和滴眼（可乐必妥®滴眼液）抗菌药的处方。
- 也可以开非甾体抗炎镇痛类滴眼液（0.1% 双氯芬酸钠®滴眼液）、口服镇痛药（洛索洛芬片®）。

▓ 眼球内异物

【现场处理及处方实例】

怀疑为眼球内异物时，给予口服抗菌药（头孢系列抗菌药）、使用滴眼液（可乐必妥®滴眼液）或眼膏（泰利必妥®眼膏），然后立即轻轻戴上眼罩，并咨询眼科专业医生。

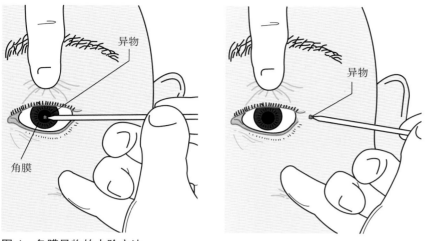

图 4 角膜异物的去除方法

（改编自 Philip Buttraravoli 编著，大龙纯司监译，眼科领域的急性患者实例，轻伤急救，东京：
医牙药出版；2009.p79.）

■ **需贮备数据**

● 通过多因素分析发现，眼内异物造成视力降低的危险因素包括：①检查时视力降低；②眼
内炎症；③视网膜脱落；④眼内组织溢出；⑤眼内异物的大小[3]（表 2）。

表 2 眼内异物造成视力降低的危险因素（多因素回归分析）

因素	β	95%置信区间	t– 统计量	P 值
检查时视力降低	0.26	0.08 ～ 0.45	2.85	> 0.01
眼内炎症	1.3	0.06 ～ 1.10	2.95	> 0.01
视网膜脱落	0.77	0.30 ～ 1.25	3.24	> 0.01
眼内组织溢出	0.58	0.07 ～ 1.10	2.24	> 0.05
眼内异物的直径	0.14	0.01 ～ 0.11	2.42	> 0.05
侵入巩膜	0.34	−0.06 ～ 0.75	0.97	0.1
24 小时内眼内异物的去除	−0.05	−0.46 ～ 0.37	−0.22	0.83
眼后部眼内异物	−0.1	−0.54 ～ 0.34	−0.46	0.65
伤及瞳孔	−0.11	−0.83 ～ 0.61	−0.3	0.76
外部磁场造成眼内异物移动	−0.18	−0.72 ～ 0.36	−0.65	0.52

［引自 Imrie FR, et al: Surveillance of intraocular foreign bodies in the UK. Eye（Lond）2008; 22: 1141–7.］

■ 应贮备的知识!

● 应采取的措施

①详细询问受伤时的状态，确认是否有眼内异物。

②即使看不到眼内异物，或认为患者的描述和异物飞入无关，只要发现有眼部外伤，就必须进行 X 线和 CT 检查，以确认是否有异物。

● 禁止采取的措施

①在不能排除铁屑异物的情况下，禁止行 MRI 检查（因为如果是磁性异物，有可能因异物发热或移动给组织带来伤害）。

②不要把眼睑内侧的非病变性白色丘疹与异物混为一谈。

后期对症处理

■ 结膜异物

将异物去除，症状消失后可进行随访观察。但是如果无法去除，症状也一直存在，则应咨询眼科专业医生。

■ 角膜异物

即使已经将异物去除，症状也消失了，也建议接受眼科专业医生的诊治。

■ 眼球内异物

应立即咨询眼科专业医生。

转诊时机

● 结膜异物和角膜异物可以在异物去除后转诊给专科医生。

● 眼球内异物应立即转诊给专科医生。

参考文献

[1] Kuhn F, et al: A standardized classification of ocular trauma. Ophthalmology 1996; 103: 240–3.

[2] 河野真一郎ほか: 眼球穿孔創と眼内異物. 新図説臨床眼科講座第 9 巻，眼部救急医療／腫瘍. メジカルビュー社，東京，1999，p76–81.

[3] Imrie FR, et al: Surveillance of intraocular foreign bodies in the UK. Eye（Lond）2008; 22: 1141–7.

眼眶骨折

内田博喜

重点提示

- 眼眶骨折是指外伤造成眼眶内压力升高而导致的骨折。
- 分为开放型骨折和闭合型骨折，可以选择跟踪观察和外科治疗。
- 合并视神经管骨折时，应注意有无"白眼"爆裂骨折。
- 怀疑眼眶骨折时，建议接受专科医生的诊治。

疾病的概念及定义

眼眶内压急剧上升造成的眼眶骨折。

病因和病理

构成眼眶的骨骼包括颧骨、上颌骨、泪骨、筛骨、额骨、腭骨和蝶骨（图 1）。眼眶的上缘和下缘分别由前额骨和上颌骨构成，这两块骨头的强度都非常大，所以不容易造成骨折。

眼眶底部菲薄（纸板），受到外伤等时很容易因外力传递造成损伤。我们把这种情况称为爆裂性骨折（blowout fracture），特别容易在眼眶内侧和眼眶底部发生，眼眶内容物会疝入上颌窦，眼眶软组织嵌顿，造成眼球运动障碍。

治疗相关的疾病分类

进行 CT 检查时，只需进行头部 – 眼眶 CT，并按照"疑似头部外

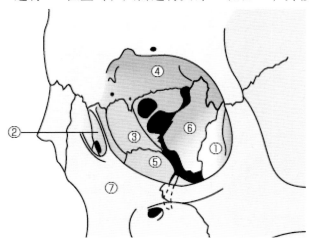

① 颧骨

② 泪骨

③ 筛骨

④ 额骨

⑤ 腭骨

⑥ 蝶骨

⑦ 上颌骨

图 1　眼眶周围的骨骼

伤"——"疑似颅骨折"——"疑似视神经管骨折"的顺序作出指示，再向专科医生（眼科、耳鼻喉科、整形外科）进行咨询时就会变得比较简单了。

■ 分类

可以分为开放型骨折和闭合型骨折[1-4]。

1. 开放型骨折

a. 眼眶内部器官的脱出未超过骨折片时（图2）

眼眶内水肿症状减轻的同时，眼球运动也会得到改善，多可恢复到日常生活的水平，很多情况下需进行随访观察。

b. 眼眶内器官脱出幅度较大时（图3）

很多情况下会出现影响日常生活的眼球运动障碍后遗症，眼眶内水肿症状减轻的同时，眼球凹陷的情况也会越来越明显，多须行外科手术治疗。

2. 闭合型骨折（图4）

骨折片一旦发生爆裂，将会在其弹性作用下绞窄复位后脱出的眼窝内器官。

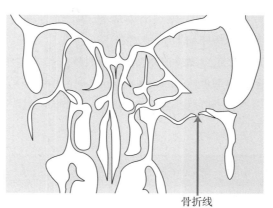

骨折线

图2 左眼眶下壁开放型骨折

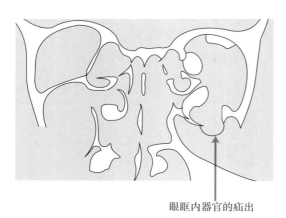

眼眶内器官的疝出

图3 左眼眶下壁开放型骨折

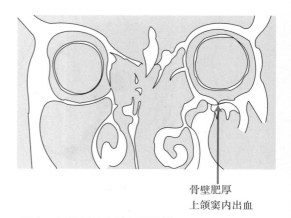

骨壁肥厚
上颌窦内出血

图4 左眼眶下壁闭合型骨折

眼部被撞击后如果出现恶心、呕吐、头痛、眼球运动功能障碍等症状，多须行外科手术治疗。

■ 应引起注意的症状

1. 合并视神经管骨折 [3,4]

如果眼眶深部内壁出现视神经管骨折，视神经就会受到压迫，容易导致严重的视觉功能障碍，多需进行紧急手术。

疑似为视神经管骨折的症状

①眉毛外侧的碰伤、外伤

②鼻出血

③患侧眼直接对光反射能力减弱或消失

④严重的视觉功能障碍（可以勉强感觉到手在眼前晃动，或只能感觉到光线的亮暗）

2. "白眼"爆裂骨折

指的是视线向上、下方向注视时有明显的眼球运动功能障碍，但软组织损伤症状较轻微，没有眼球凹陷，放射线检查显示眶底破裂轻微。多见于幼儿，必须尽快进行手术 [5]。

处理方法

关于眼眶骨折的治疗指征（手术时间及适应证），尚未得出完全一致的意见 [1, 6]。

【处方】

随访观察时

· 洛索洛芬钠®（60mg）：1 片，顿服

伴随有视神经管骨折的情况

· 类固醇激素（类固醇冲击疗法）

· 降颅压药（甘露醇®）

· 全身应用维生素 B_{12}

后期对症处理

怀疑为眼眶骨折时，一般建议接受专科医生的诊断（眼科、耳鼻喉科、整形外科）。就诊时应对有无视觉功能障碍、复视、有无对光反射进行确认，这些是非常重要的。

擤鼻涕时空气有可能从骨折部位逆行进入眼睛周围的组织，严重时还有可能引起视觉功能障碍，所以应指导患者勿用力擤鼻子。

■ 需提前了解的数据

● 关于眶底骨折的手术时间和适用标准,尚未形成统一的意见和看法。伴有眼心反射无法缓解、"白眼(white-eyed)"爆裂骨折、早期的眼球凹陷时,应考虑尽快进行手术(表1)。

表1 眼眶骨折手术适应证

	临床推荐的眼眶骨折治疗	建议等级
立即手术	• 伴有眼心反射(脉搏缓慢、恶心、神志不清),出现了影像学上可以看到的眼眶周围肌肉组织嵌顿,复视	A:Ⅰ
	• "白眼"爆裂骨折	A:Ⅰ
	• 早期眼球凹陷	A:Ⅰ
2周以内手术	• 牵引试验 * 为阳性,CT检查发现眼眶软组织嵌顿,复视	A:Ⅱ
	• 有可能造成迟发性眼球凹陷的严重骨折	B:Ⅱ
	• 眼球向下凹陷	A:Ⅱ
	• 进行性眼眶周围麻痹	C:Ⅲ
随访观察	轻微的复视,眼球运动良好,无眼球凹陷	B:Ⅰ

* 牵引试验:遮蔽另一只眼睛,患眼滴麻醉液,用眼科有齿镊通过结膜夹住下直肌做牵拉试验,如眼球上转受限,则为阳性,表明下直肌有下陷。

(引用改编自 Burnstine MA: Clinical recommendations for repair of isolated orbital floor fractures: an evidence-based analysis. Ophthalmology 2002; 109: 1207-11.)

转诊时机

● 疑似为眼眶骨折时,应立即将患者转诊给专科医生。

参考文献

[1] Cole P, et al: Principles of facial trauma: orbital fracture management. J Craniofac Surg 2009; 20: 101-4.

[2] Joseph JM, et al. Orbital fractures: a review. Clin Ophthalmol 2011; 12: 95-100.

[3] Brady SM, et al. The diagnosis and management of orbital blowout fractures: update 2001. Am J Emerg Med 2001; 19: 147-54.

[4] American Academy of Ophthalmology. Section 7: Orbit, eyelids, and lacrimal system. In: Basic and Clinical Science Course. San Francisco: American Academy of Ophthalmology; 2008:101-6.

[5] Jordan DR, et al: Intervention within days for some orbital floor fractures: the white-eyed blowout. Ophthal Plast Reconstr Surg 1998; 14: 379-90.

[6] Burnstine MA. Clinical recommendations for repair of isolated orbital floor fractures: an evidence-based analysis. Ophthalmology 2002; 109: 1207-11.

鼻出血

岩下幸雄

> **重点提示**
>
> - 应通过问诊，鉴别是前鼻腔出血还是后鼻腔出血。
> - 80%~90% 的鼻出血是鼻中隔前下方 Kiesselbach 区出血。
> - 前鼻腔出血，通过鼻翼压迫法或前鼻孔填塞法进行止血。
> - 后鼻腔出血，通过后鼻孔填塞法或用止血栓剂（rhino rocket™）进行止血。

疾病的概念和定义

因外伤等局部性原因或高血压等全身性原因引起的鼻出血。

近年来，因鼻出血到急救门诊就诊的情况约占全部急救患者的 0.9%。其中，大约有 40% 需进行耳鼻科检查，而其中最多的是抗凝药引起的出血，约占 60%。如果老年人出现了鼻出血的情况，必须特别注意 [1]。

病因和病理

80%~90% 鼻出血是由被称为 Kiesselbach（基塞尔巴赫）区这一鼻中隔前下方血管集中部位出血引起的（图 1）[2]。

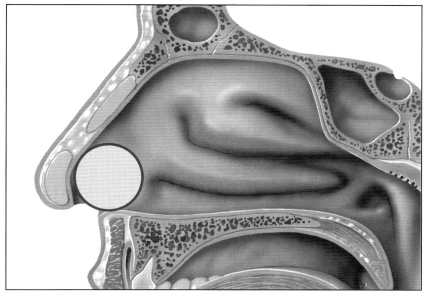

图 1　Kiesselbach 区

鼻出血的发生率较高。患者因止血方法不当或受抗凝药等影响而无法止血，或在多次反复出血"感觉不安"时，应到急诊接受治疗。

治疗相关的疾病分类及处理方法

1. 前鼻腔出血

原因：擤鼻子、咳嗽和打喷嚏、过敏性鼻炎、鼻内异物、外伤等。

● 压迫止血（鼻翼压迫法）（图2，3）

捏紧鼻翼的根部（鼻背）10分钟。大多数情况下这么做都能止血。

● 前鼻孔填塞法（盐酸肾上腺素®纱布填塞法）

● 电灼术（因为有可能加剧出血，所以应交由耳鼻科医生进行处理）

■ 应贮备的知识！

● 盐酸肾上腺素®填塞纱布的制作方法（5000倍稀释指的是什么？）

门诊处放置的盐酸肾上腺素®液体（0.1%盐酸肾上腺素液体）或急救时使用的盐酸肾上腺素®注射液0.1%=1000倍，所以对鼻出血进行处理时，应使用5000倍液体稀释（最终稀释到5倍！）。纱布最好使用大块棉纱布（3cm×20cm）。有时会使用10片左右。

拿掉纱布时有可能再次引发出血，出于这一点考虑，填塞纱条需保留过夜时，可以视情况在盐酸肾上腺素®纱布中涂抹庆大霉素®软膏等后再使用。

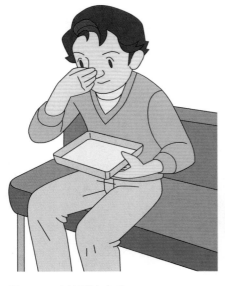

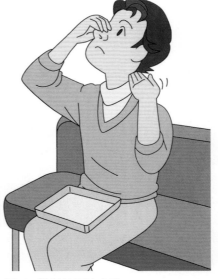

图2　正确的压迫方法
略微向前弯腰，用大拇指和食指捏住鼻翼的根部。

图3　错误的压迫方法
头向上仰，血液会流入喉咙，所以不能吞咽。因此头向上仰并无止血作用。

● 用局部止血材料压迫止血，效果也非常好[3]（Surgicel®、absorber®、Hemosutatto®、Spongel®等止血纱布）。

2. 后鼻腔出血

原因：高血压、口服抗凝药、肿瘤等。

● 即使出血量较多，也无需恐慌，在确保使用止血剂之后，应咨询耳鼻科医生。在耳鼻科医生无法马上处置的情况下，应实施后鼻孔止血法。

● 后鼻腔填塞法（Bellocq填塞法、气囊填塞法）

● 给14~16Fr的导尿气囊涂抹利多卡因凝胶，插入鼻腔。气囊的顶端包裹着一层止血海绵，通过导管向气囊内注入5~6ml的空气进行固定（图4）。两侧鼻孔都需要填塞止血海绵。

● 血管造影动脉栓塞术[4]

● 内窥镜式止血术

● 使用新止血棉条（rhino rocket™等）的方法也非常有效（图5）

3. 对全身性因素的处理

原因：高血压、动脉硬化、肝硬化、糖尿病、肾功能障碍、白血病、癌症、口服抗凝药（华法林®，拜阿司匹林®）等。

● 应根据各疾病实际状况进行治疗。

● 如果有基础疾病或难以止血的疾病，应考虑住院治疗，并随访观察。

后期对症处理

①对患者进行鼻翼压迫法的止血指导。

②不要泡很烫的热水澡、禁止饮酒、不要做剧烈的运动。

③禁止过度用力擤鼻涕、捏鼻子。

④开具血管收缩剂滴鼻（盐酸萘甲唑啉滴鼻液®）处方（小于2岁时禁止使用）。

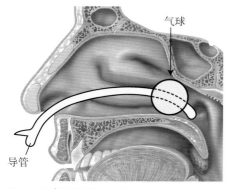

图4　后鼻孔气囊止血法

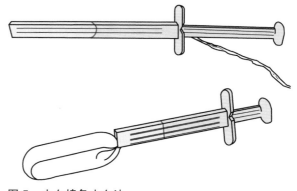

图5　止血棉条止血法

[获得（株）名优的许可后刊登]

使用方法

①将止血棉条的前端插入鼻孔，然后推入海绵（expandercell™）（图5）。

②海绵沿下鼻道穿过鼻甲插入，然后在必要的部位进行固定。

③海绵开始膨胀湿润。如果只是膨胀湿润但没有止血，可以滴生理盐水（图6）。

④用胶带将拔出时需要使用的细绳粘贴在鼻的旁边（图7）。

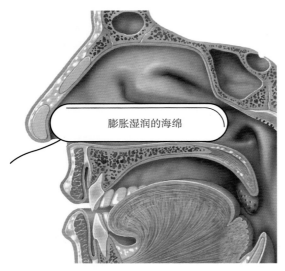

膨胀湿润的海绵

图6 用止血棉条进行止血

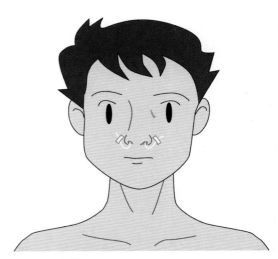

图7 细绳的处理

> 转诊时机
>
> ● 如果鼻出血量较大，或难以止血，以及有基础疾病的情况下，应转诊给专科医生。

参考文献

[1] Smith J, et al: Epistaxis in patients taking oral anticoagulant and antiplatelet medication: prospective cohort study. J Laryngol Otol 2011; 125: 38–42.

[2] Viehweg TL, et al: Epistaxis: diagnosis and treatment. J Oral Maxillofac Surg 2006; 64: 511–8.

[3] Bhatnagar RK, et al: Selective surgicel packing for the treatment of posterior epistaxis. Ear Nose Throat J 2004; 83: 633–4.

[4] Willems PW, et al: Endovascular treatment of epistaxis. AJNR Am J Neuroradiol 2009; 30: 1637–45.

鼻腔异物

藤原省三

重点提示

- 鼻腔异物多发生于幼儿，向自己鼻腔内塞入异物的情况较为常见。
- 取出异物之前，应进行局部麻醉和使用缩血管药物预处理，这一点非常重要。
- 异物的去除，应根据异物大小和性状的不同选择相应的方法。
- 异物去除时应注意的禁忌事项。

疾病的概念及定义

鼻腔内的异物。

鼻腔解剖

经鼻内窥镜拍摄到的鼻腔影像如图 1 所示。

鼻腔由鼻前庭、鼻中隔、鼻腔侧壁构成。鼻中隔前方的 Kiesselbach 区有丰富的毛细血管网。

病因和病理

- 鼻出血、鼻腔异物并不仅仅是简单的耳鼻喉科疾病，是急救门诊中经常会遇到的一种疾病。
- 鼻腔异物多见于幼儿，向自己鼻腔内塞入异物的情况较为常见。多为废纸、海绵等生活用品，橡皮等文具，BB 弹和老虎机弹子等玩具，植物的种子等[1]。

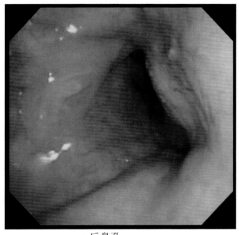

a. 后鼻孔

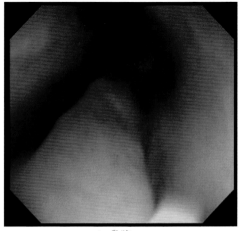

b. 鼻腔

图 1　鼻腔的解剖（经治患者）

● 经常听到或见到幼儿向自己的鼻子里放入某样东西的情况，此类情况最为常见。

● 纽扣式电池会造成组织功能障碍，所以应尽快将其取出。

● 有时是监护人发现患儿鼻腔有异物，带患儿来门诊治疗，因异物在鼻腔中放置了几天，有可能出现感染并发症，前来就诊时需告知医生有无恶臭、脓鼻涕等症状。

治疗相关的疾病分类及处理方法

● 患者取坐位，对异物进行确认。

● 喷利多卡因®和肾上腺不素®喷雾，如果有鼻涕应吸引去除，然后用鼻腔镜进行观察。

● 摘除异物的基本方法是将异物移到近鼻孔处，然后再将其取出[1]。

● 虽然怀疑有异物，但如果无法确定真的有异物时，应立即咨询耳鼻喉科专业医生。

【可在现场实施的异物去除】

由于异物的形状、位置不同，异物去除的方法也会有所差异。

● 小巧、圆形的异物。

①用持物钳（鳄鱼钳）取出异物[3]。

②堵住患者健康一侧的鼻孔，让患者用患侧鼻孔加压喷出气体，冲出异物。但是，幼儿不能采用这种方法[3]。

③给患侧施加正压等的取出方法，包括以下内容：

用嘴对嘴吹气的方法。这种方法是父母给孩子用的一种方法，报告显示异物去除率为 15/19 例（79%）[3]。

● 平滑、圆形、坚硬的异物

①有时可以用气囊导管（Fogerty 或 Foley 导管）去除。正常应使用 5 或 6Fr 导管，先在导管上涂抹 2% 的利多卡因凝胶，放入异物的远端处，使其膨胀 2~3ml 后，将异物拉到近前鼻孔处后再将其去除（图 2）。

②可以用金属吸引导管（100~140mmHg）给异物施加负压后将其去除[4]。

■ 应贮备的知识！

禁忌

● 取出时最需要注意的一点是，防止不慎进一步往里推挤异物，致异物从后鼻孔处脱落，使鼻腔异物变成了气管异物[1]。

● 因为异物有可能滑到咽喉部，所以绝对禁止清洗鼻腔。

● 在未使用局部麻醉剂、血管收缩制剂的情况下，禁止尝试将异物从鼻腔中去除[5]。

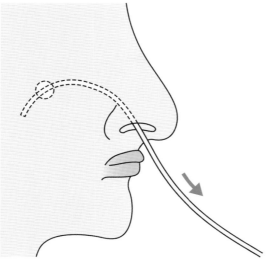

图 2　用气囊导管去除鼻腔异物

转诊时机

● 虽然怀疑鼻腔异物，但无法明确是否存在，应转诊给专科医生。

参考文献

[1] 橋田光一ほか：鼻出血・鼻腔異物. 外科治療 2009; 101: 385–9.

[2] Brook I: Prevotella and Porphyromonas infections in children. J Med Microbiol 1995; 42: 340–7.

[3] Kiger JR, et al: Nasal foreign body removal in children. Pediatr Emerg Care 2008; 24: 785–92.

[4] Kadish HA, et al: Removal of nasal foreign bodies in the pediatric population. Am J Emerg Med 1997; 15: 54–6.

[5] Philip Buttraravoli 著，大滝純司監訳：異物—鼻；耳鼻咽喉科領域の急患例. マイナーエマージェンシー. 東京：医歯薬出版；2009. p122–6.

鼻骨骨折

平下祯二郎

重点提示

- 鼻骨骨折是面部骨折中最多见的一种。
- 面部受伤后的患者，如果出现了鼻出血，皮下出血，鼻变形、肿胀等症状，可以怀疑是鼻骨骨折。
- 鼻骨骨折及是否存在其他骨折的诊断，不能单纯靠X线检查，而应进行CT检查。
- 向耳鼻科和整形外科进行咨询的时间应在受伤后不久，或肿胀消失2周以内。

疾病的概念及定义

鼻骨骨折指覆盖鼻腔左右的一对长方形骨骼即鼻骨的骨折。

病因和病理

- 几乎都是被人殴打、碰撞到硬物时产生的。
- 是面部骨骼骨折中最常见的一种骨折，占40%[1]。
- 疑似鼻骨骨折的症状包括鼻出血、皮下出血、鼻变形、鼻根部肿胀。
- 变形的种类包括: 斜鼻型（倾斜弯曲）和塌鼻型（压扁变低）（图2）。
- 鼻骨触诊凹凸感且可动。

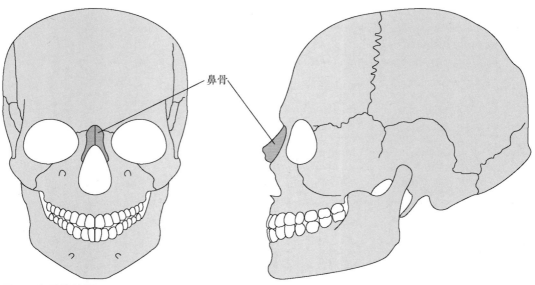

鼻骨

图1　鼻骨的位置

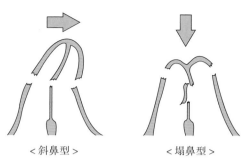

<斜鼻型> <塌鼻型>

图 2　鼻变形的分类

治疗相关的疾病分类及处理方法

● 单纯的 X 线检查难以进行明确的诊断，所以必须进行 CT 检查。CT 检查对确诊是否合并其他面部骨折非常有用[2, 3]。

● 应根据整容相关问题和鼻骨骨折可能带来的并发症，确定治疗方法。图 3 所示为一般性治疗方案[2]。

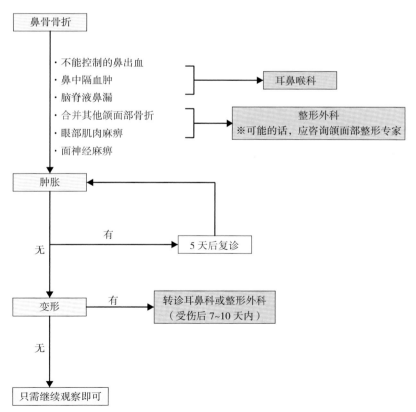

图 3　一般性鼻骨骨折的治疗流程

（改编自 Coulson C, et al: Management of nasal injuries by UK accident and emergency consultants: a questionnaire survey. Emerg Med J 2006; 23: 523–5.）

● 如果是受伤后 2 周内，可以在局部麻醉下手动正骨。

● 受伤时间超过 2 周以上的旧伤患者，应在全身麻醉下进行手术，修复骨折部位[4]。

■ 需提前了解的数据

● 单纯的 X 线检查诊断可靠性较低，所以很多人认为无需进行该项检查。在英国随机挑选了 300 名急救医生进行的问卷调查显示，99% 的受访者认为无需进行单纯的 X 线检查[2]。

【现场处理】

如果鼻出血量较大，应在可能的范围内对鼻腔进行压迫止血，冷敷患病部位后前往医院就诊。因为受伤后时间越早就越容易修整，所以如果怀疑为鼻骨骨折，建议立即接受相关治疗。

后期对症处理

①如果是不伴随有鼻塞和鼻子变形的骨折，应使用镇痛药等进行跟踪观察。

②判断需要治疗时，应立即让患者前往耳鼻喉科或整形外科接受诊疗。

③肿胀严重、无法确认是否有变形时，应让患者在肿胀略微消退后再前往就医（受伤后 7~10 天内）。

转诊时机

● 鼻骨骨折伴有不能控制的鼻出血、鼻中隔血肿、脑脊液性鼻涕、眼部肌肉麻痹、面部神经麻痹等症状，应立即将其转诊给专科医生。

● 如果有鼻骨变形，应立即将其转诊给专科医生。

参考文献

[1] Bartkiw TP, et al: Diagnosis and management of nasal fractures. Int J Trauma Nurs 1995; 1: 11–8.

[2] Coulson C, et al: Management of nasal injuries by UK accident and emergency consultants: a questionnaire survey. Emerg Med J 2006; 23: 523–5.

[3] Rubinstein B, et al: Management of nasal fractures. Arch Fam Med 2000; 9: 738–42.

[4] Ondik MP, et al: The treatment of nasal fractures: a changing paradigm. Arch Facial Plast Surg 2009; 11: 296–302.

耳异物

岩城坚太郎

重点提示

- 外耳道异物多见于幼儿，因异物来医院就诊的比例达 60%。
- 去除异物时，应判断异物的种类属于生物还是非生物，这一点非常重要。
- 如果异物有可能损伤鼓膜并引起组织功能障碍，应立即将其转诊给专科医生。
- 去除异物后，应注意是否有外耳道损伤、鼓膜损伤、异物残留等。

疾病的概念及定义

耳异物指异物（生物、非生物）不慎误入外耳道的状态。

病因和病理

病因

- 幼儿玩耍过程中将串珠、小石头、豆子塞入耳道后产生的症状。
- 如果是成人，有可能会遗留掏耳屎时使用的纸和棉签头等。
- 出现严重症状的原因是有活的昆虫等小生物入侵。

病理

- 通常有异物小生物进入耳内时，自己会感觉到异常和疼痛，并前来就诊。
- 幼儿有可能因无法表述异物进入耳朵的情况，等到出现化脓性分泌物、疼痛、出血、听力功能衰减等症状时，才前往医院就诊[1]。
- 小生物入侵时，外耳道和骨膜有可能因被卡住或刺伤而产生剧烈的疼痛，即使是成人也有可能陷入恐慌[1]。

治疗相关的疾病分类及处理方法

需提前了解的数据

- 从因外耳道异物前来就诊的患者年龄结构来看，15 岁以下的儿童大约占 70%[2]。
- 以异物为主要症状前来就诊的患者占 60%，其余 40% 症状为耳痛、听力下降、耳朵出血、耳渗出液等[2]。
- 约有 10% 的患者在异物去除后伴有鼓膜穿孔的症状[2]。
- 报告显示第一次就诊时在由耳鼻喉科专业医生进行处理的情况下，其医源性并发症发生率为 6.5%，由其他专业医生进行异物去除时，其比例达到了 76.7%[3]。

治疗相关的疾病分类及处理方法

【现场处理】

■ 检查与治疗步骤

①仔细问诊，确定异物的种类

根据异物种类的不同，检查与治疗的方法也会有所差异。疑似出现下列情况时，应将其转诊给耳鼻喉科专业医生：①因顶端尖锐异物致鼓膜穿孔；②因去除异物造成鼓膜损伤；③存在纽扣式电池等有可能造成组织功能障碍的异物。

②预处理

正常情况下无需进行局部麻醉等预处理，但如果是幼儿和不合作的患者，应固定头部，根据实际情况进行镇静。特别是使用金属性器具时有可能损伤外耳道，必须引起注意。

③检查与治疗

■ 非生物异物

● 如果是成人，抓住患者耳郭向后上方拉伸，耳道就会被拉直。如果是 ≥ 8 岁的幼儿，外耳道几乎都是笔直的，所以无需牵引耳郭。应使用耳镜确保视野，对外耳道进行检查。

● 外耳道软骨和骨的连接部位及部分骨道部会变狭窄，所以异物多半会滞留在这 2 个狭窄处。截面是椭圆形的，正常情况下可以在异物周围注入温水或用盯聍钩插入异物与耳道间隙取出（图 1）。

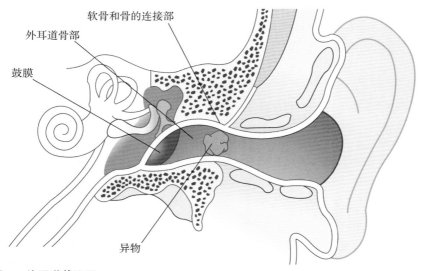

图 1 外耳道截面图

● 如果没有鼓膜穿孔的疑虑，多数情况下用温水冲洗是非常有效的。注入温水时应使用水枪或连接16~20G导管的注射器，该导管是由裁剪静脉留置插管或翼状针的软管制作而成的。但花生、豆类等物品吸收水分后会膨胀，有可能出现更加难以取出的情况，所以此时禁止尝试注入温水（图2，3）。

● 异物较小、较容易发生移动的情况下（变换头部体位时可以移动的物体和昆虫的尸体等），多半可以通过重力引力的方式将其取出。废纸、棉棒、耳垢等柔软的异物可以用掏耳朵用的膝状镊子、异物钳等将其取出。如果是小石头、豆类、塑料玩具等坚硬的异物，可以用耵聍钩从外耳道插入到异物后面，旋转钩子勾住异物后，将其取出。

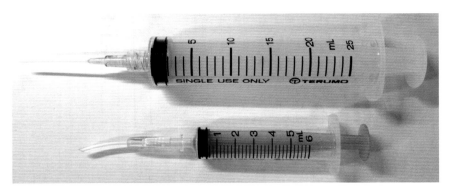

图2　冲洗外耳道用的器具

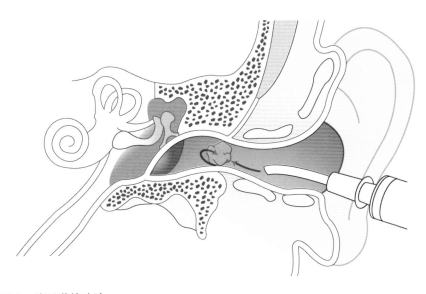

图3　外耳道的冲洗

● 使用金属器具时，应考虑把对外耳道的损伤控制在最小范围内，这一点毫无疑问，但也必须提前向患者说明有可能伴随疼痛、出血的状况（图 4，5）。

● 其他取出方法还包括：在棉棒的头上滴 1~2 滴瞬间黏合剂，使其黏合异物，等黏合剂干燥固定后再将异物抽出。如果是金属异物，还可以用磁铁等。

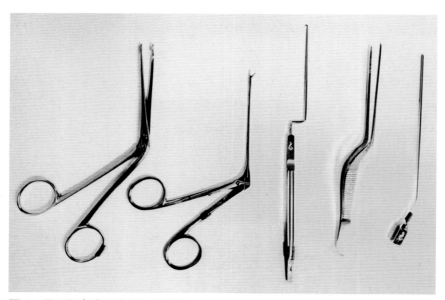

图 4　用于取出外耳道异物的器具

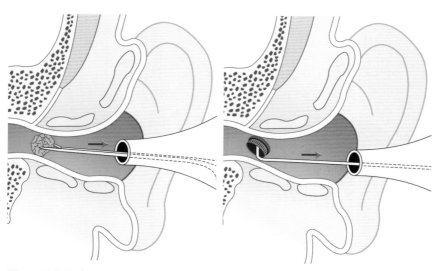

图 5　异物取出

■ 生物异物

● 有人认为有虫子侵入时，可以利用虫子的趋光性（向光线移动的性质），让耳朵接触光亮，这样虫子就会自动从耳朵里出来了；但耳朵一旦接触到阳光等，虫子就会在里面乱动，反而有可能刺激外耳道或使虫子等进入耳朵深处，所以这种方法其实是错误的（图6）。

● 对于昆虫等活的小生物，应向外耳道注入利多卡因喷雾®和橄榄油、酒精，把虫子杀死后再用膝状镊子、异物钳等将异物取出。但是，如果外耳道有损伤，利多卡因喷雾和酒精会引发疼痛，所以必须引起注意。用温水和生理盐水进行冲洗的方法也非常有用（图7，8）。

● 如果是电话咨询，应向患者说明挖耳勺和小钳子有可能把异物推到更深处；如果是昆虫等小生物，可以指示患者注入温水和做菜用的油、婴儿油等，先把虫子杀死，也是非常有效的。完成上述操作后再去医院检查把虫子取出，进行外耳道的观察。

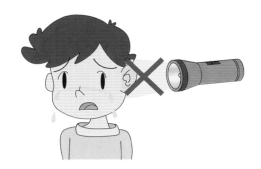

图6　照亮耳朵的做法是错误的

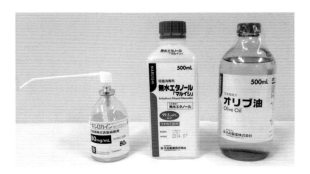

图7　出现昆虫等小生物时可以注入的液体

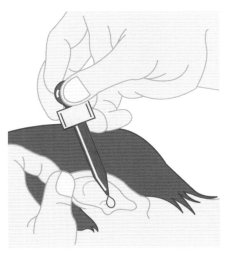

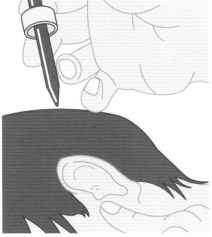

图8　油滴耳法

后期对症处理

● 去除异物后，应再次检查外耳道是否存在外耳道和鼓膜损伤、是否有异物残留。如果是幼儿，应考虑两侧耳朵都可能有问题，需对另一边的耳朵也进行观察。

● 如果外耳道没有损伤，则无需处理。

● 外耳道出现损伤时，应根据损伤的处理情况及感染程度等使用镇痛药和抗生素。

【处方】

　　泰利必妥滴耳液®：0.3%/1 支

　　洛索洛芬钠®：3 片，分 3 次

　　头孢卡品®：3 片，分 3 次，共 5 天

● 鼓膜出现损伤时，最好转诊给专科医生进行检查。外伤性鼓膜穿孔如果直径≤ 3mm，多可以自然愈合。

● 罕见的并发症包括耳小骨脱臼、面神经麻痹。感觉异常时应建议患者接受专科医生的诊治。

转诊时机

● 疑似为鼓膜损伤或可能造成组织功能障碍的异物（纽扣式电池等）时，应立即将其转诊给专科医生。

● 虽然比较不常见，但仍然有可能出现耳小骨脱臼和面神经麻痹等并发症，所以患者表述有异样感觉时，应将其转诊给专科医生。

参考文献

[1] Buttaravoli P: Foreign body; Ear. In：Minor Emergencies: Splinters to Fractures. 2nd ed. USA; Mosby, 2007. p116–121.

[2] Iseh KR, et al: Ear foreign bodies: observations on the clinical profile in Sokoto, Nigeria. Ann Afr Med 2008; 7: 18–23.

[3] Olajide TG, et al: Management of foreign bodies in the ear: a retrospective review of 123 cases in Nigeria. Ear Nose Throat J 2011; 90: E16–9.

耳郭血肿

武内　裕

重点提示

- 耳郭血肿的易发部位包括耳郭前面的舟状窝、三角窝、耳甲艇。
- 应鉴别耳郭软骨膜炎和丹毒（链球菌感染病）。
- 治疗对象如为 2 周以内的新发病患，应尽可能缩小组织处理范围。
- 如果放任不管，会出现耳郭瘤状变形，不会自行吸收。

疾病概念

耳郭血肿指的是耳郭皮下或软骨膜下出血形成的血肿。

定义

因碰撞和摩擦等外力造成耳郭部位较薄的皮肤和耳郭软骨发生剥离，血液或渗出液积存在皮下或软骨膜下形成的血肿。

病因和病理学分类

病因

- 耳郭由除耳垂之外的一片弹性软骨即耳郭软骨构成，呈现复杂的三维结构。
- 从耳郭的后面来看，皮肤和耳郭软骨之间存在耳郭筋膜、脂肪组织等，所以结合相对疏松，而与之相对的耳郭前面，皮肤和软骨是完全牢固地结合在一起的，难以吸收外力，并且外力多半是从前面过来的，因此耳前部发生血肿的情况占多数。
- 产生血肿的部位包括：皮下、软骨膜下、软骨内，易发部位为舟状窝、三角窝、耳甲艇（图 1）[1, 2]。
- 根据外力产生的原因，分为外伤性和特发性两种。

1. 外伤性

指由于在相扑、柔道、摔跤、橄榄球、拳击比赛等运动过程中，反复施加钝性刺激而造成的。

2. 特发性

触摸耳郭的怪癖（精神疾病等）。

持续瘙痒（特异反应性皮肤炎等）。

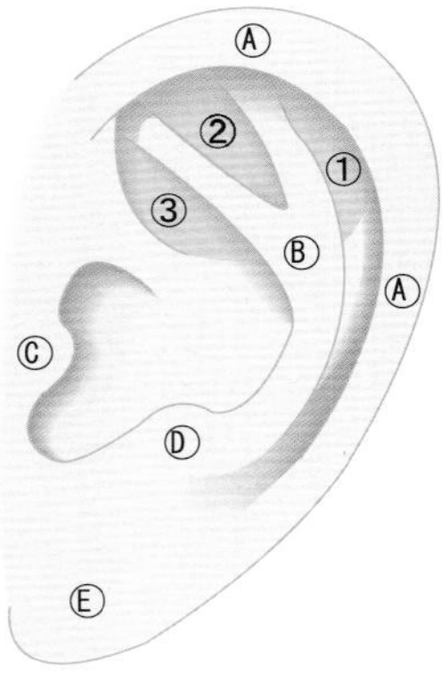

① 舟状窝
② 三角窝
③ 耳甲艇

易发部位

Ⓐ耳轮 Ⓑ对耳轮 Ⓒ耳珠 Ⓓ对耳珠 Ⓔ耳垂

图1　外耳的结构和血肿易发部位

■ 症状

耳郭前面肿胀、轻微疼痛、灼热。

■ 诊断

只需视诊即可诊断。

通过穿刺抽出凝血块或血性成分（黄色透明）后，肿胀症状有所减轻即可确定。

■ 鉴别诊断

①耳郭软骨膜炎

疼痛剧烈，耳郭后面和所属淋巴结肿胀。穿刺引流的液体为脓性或浆液性。

②丹毒（链球菌感染症）

耳郭部位发红明显，有轻微的肿胀和肥厚。

治疗相关的疾病分类及处理方法

对于受伤后至少在2周以内的新发患者的治疗原则为：

- 完全去除耳郭积存的液体（血液和渗出液）
- 为防止再次积存需持续施加加压包扎
- 选择合适的处理方法维持正常的外耳形态
- 尽早（尽可能在受伤后1周内）治疗

应按照以上顺序进行处理。

①冷敷、压迫

- 受伤后马上对患处进行冷敷、压迫。
- 如果是轻微血肿且发病在1~2天内，只需冷敷、压迫即可有望自然吸收。

②穿刺引流（图2）

- 用 5ml 的 16G 或 18G 注射器针头进行穿刺引流。
- 只要可以完全去除积存液体即可进行加压包扎。
- 难以通过穿刺引流完全去除积存液的情况下，应略微创切开引流。

③微切口（图3）

- 用 1% 利多卡因进行局部麻醉，在血肿的 1 个位置或上下各一个位置沿着与对耳轮平行的方向切开 1cm 左右。
- 充分刮除血肿，然后用生理盐水清洗内腔。
- 禁止强行去除已发生器质化病变且已变硬的纤维组织。

④引流管留置

- 因为留置引流管会引起组织反应，并伴有轻微的耳郭变形，所以建议尽可能地避免留置引流管。
- 如果是大的血肿（舟状窝、三角窝、耳甲艇全都波及），或不管如何加压、反复进行穿刺引流后仍存留至少 1ml 的积液时，应留置引流管并加压固定。
- 导流管应使用 16G Therflow 留置针和被剪短的细长彭罗斯引流管。
- 持续引流有时也非常有效。

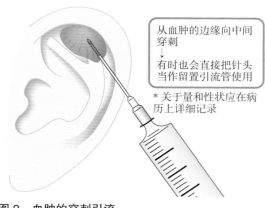

> 从血肿的边缘向中间穿刺
>
> 有时也会直接把针头当作留置引流管使用
>
> *关于量和性状应在病历上详细记录

图2　血肿的穿刺引流

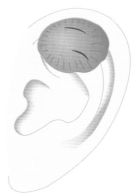

> · 在耳郭前面做一个小切口，注射 1% 利多卡因进行局麻
> · 小切口大约 1cm 长。在与对耳轮平行的血肿上、下切开 1~2 处

图3　血肿的微切口

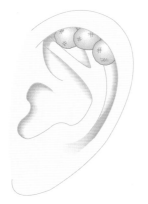

> 结合耳郭的形状（沿着存在血肿的舟状窝、三角窝、耳甲艇），用小棉球或卷状纱布进行填充

图4　耳郭的加压固定

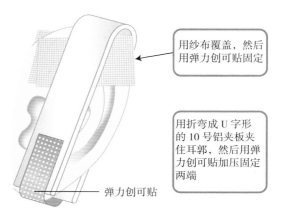

> 用纱布覆盖，然后用弹力创可贴固定

> 用折弯成 U 字形的 10 号铝夹板夹住耳郭，然后用弹力创可贴加压固定两端

弹力创可贴

⑤加压固定（图4）

结合耳郭前面的凹凸填充棉球和油纱布，用纱布和弹性绷带加压后，再用10号铝夹板进行加压。

- 有时也会使用牙科的印模材料。
- 因为有可能会造成软骨膜炎，所以应避免用细绳对软骨进行固定。

后期对症处理

■ 伤口的处理

- 伤口的检查（连续几天）：确认是否有出血、感染，加压固定是否有松动。如果排液逐渐减少，应尽快拔掉引流管。拔掉引流管后，还应继续加压固定1周左右。
- 预防感染：口服抗菌药（服用头孢系列抗菌药3天）。
- 镇痛处理：适当用非甾体抗炎药（non-steroidal anti-inflammatory drugs，NSAIDs）。

■ 预防

- 不参与有可能造成耳郭血肿的运动。
- 应指导患者避免对耳郭的摩擦（佩戴头饰等）。

■ 应贮备的知识！

①耳郭血肿不可能未经治疗而自行吸收，如果放任不管，有可能会出现器质性病变，导致耳郭的瘤状变形，必须尽早治疗。

②因为处理本身会引起组织反应，所以治疗时尽量缩小组织处理范围，到目前为止，尚未形成统一的处理意见。特别是对于大的血肿，应综合考虑处理过程中的优点和缺点，选择合适的治疗方法 [3, 4]。

③虽然有报告显示纤维蛋白糊剂和OK-432可促进血肿腔的愈合，但不在医疗保险范围内 [5]。

转诊时机

- 血肿发生感染时，应转诊给专科医生。

参考文献

[1] Starck WJ, et al: Current concepts in the surgical management of traumatic auricular hematoma. J Oral Maxilofac Surg 1992; 50: 800-2.

[2] 前川二郎ほか：耳介手術のための臨床解剖．JOHNS 2008；24：285-8.

[3] Jones SE, et al: Interventions for acute auricular haematoma. Cochrane Database Syst Rev 2004; (2): CD004166.

[4] 吉福孝介ほか：耳介血腫に対する持続陰圧ドレナージ法の効果．耳鼻臨床 2009；102：197-200.

[5] Kubota T, et al: Treatment of auricular hematoma by OK-432. Otolaryngol Head Neck Surg 2010;142(6): 863-6.

耳垂裂伤

原田胜久

重点提示

- 耳垂裂伤分为先天性耳垂裂和耳饰耳垂裂伤。
- 先天性耳垂裂应转诊给整形外科医生。
- 耳饰耳垂裂伤的缝合，应注意因耳洞上皮残留产生的表皮囊肿。
- 为防止疤痕挛缩，应进行"之"字形（Z 形成形术）缝合。

疾病的概念

耳垂裂伤指的是耳垂变形和外伤的总称。

定义

耳垂裂主要指的是先天性的开裂，我们把耳饰裂伤等外伤性开裂称为耳垂裂伤。

病因和病理学分类

1.先天性耳垂裂（图 1a）

可以分为上方型、下方型、混合型。

2.耳饰耳垂裂伤（图 1b）

可以分为因剧烈外力造成的裂伤和因持续性重力造成的伴有疤痕挛缩的裂伤[1]。

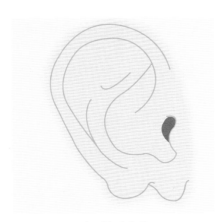 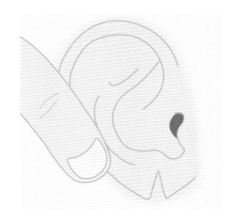

a.先天性耳垂裂   b：耳饰耳垂裂伤

图 1　耳垂裂伤

治疗相关的疾病分类及处理方法

■ 先天性耳垂裂

- 几乎都是婴幼儿，原则上都应将患儿介绍给整形外科医生。
- 手术应采取依据形状对各皮瓣优化缝合的方法[1]（图2~4）。

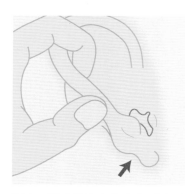 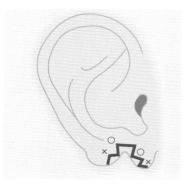 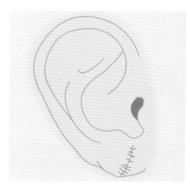

图2 从耳郭轮廓线方向观察到的耳垂开裂状态

图3 皮肤切口的设计
防止皮肤缝合时呈直线状

图4 用6-0尼龙线缝合

■ 耳饰耳垂裂伤

- 耳饰耳垂开裂变形可以分为两种，一种是完全裂开状态的完全裂伤，另一种是耳饰孔扩张的不完全耳垂开裂[2]。
- 应该与患者协商是保留耳饰孔还是完全闭合耳饰孔。
- 针对未来有可能形成表皮囊肿（原耳洞上皮成分的残留）和有可能因术后疤痕挛缩使耳垂变形的情况，应提前进行说明。
- 如果对容貌方面有所担心，最明智的做法就是咨询整形外科医生[3]。
- 手术前应在皮肤上画出计划切开的线条（图5a）。
- 局部麻醉制剂应使用添加有肾上腺素的1%利多卡因，持续注入麻醉剂直至耳垂变硬、变苍白（图5b）。这样切开时会比较简单。
- 没有疤痕的急性完全裂伤，应切除伤口缘使其呈直线状，然后用6-0尼龙线缝合。如果是不完全裂伤，应切除耳垂下边缘的皮肤，使其变成完全裂伤的形状之后再进行缝合（图5c）。
- 有疤痕的裂伤，为预防手术后出现疤痕挛缩，应按照"之"（Z字形成形术等）字形进行缝合，切忌直线状缝合[2]。
- 在保留耳洞的情况下，应在缝合线间穿入硅胶细绳，在手术1~2个月后将其拆掉。

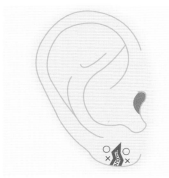

a. 皮肤切口的设计
应尽可能地想办法不要让缝合线呈直线。

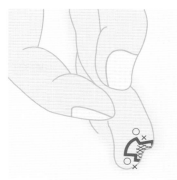

b. 注入局部麻醉剂的状态

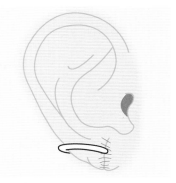

c. 缝合完成后
如保留耳洞，在穿过硅胶细绳的状态下用 6-0 尼龙线缝合。

图 5　耳垂裂伤（有疤痕、保留耳饰孔）

后期对症处理

应在手术后第 1 周拆除缝线。如果是因耳饰造成的裂伤，穿入硅胶细绳后 1~2 个月，就会形成完全的耳饰孔。

耳洞闭合后如果再次开孔，应避开疤痕部位。

■ 应贮备的知识！

如果缝合部位很薄且容易发生变形，应在残留部位垂直切开一个小口，这样缝合后凹坑就不会太过显眼了。进行 1~2 针暗缝[1]。

转诊时机

- 先天性耳垂裂，原则上转诊给专科医生。
- 耳饰耳垂裂伤中，如果对容貌方面有所担心，应转诊给专科医生。

参考文献

[1] 市田正也：スキル外来手術アトラス. 文光堂，東京，2006，211-9.

[2] Taher M, et al: Surgical pearl: earlobe repair assisted by guidewire punch technique: a useful method to remove unwanted epithelial tracts caused by body piercing. J Am Acad Dermatol 2004; 51: 93-4.

[3] Watson D: Torn earlobe repair. Otolaryngol Clin North Am 2002; 35: 187-205.

咽部鱼刺异物

岸原文明

重点提示

- 根据鱼刺所在位置的不同，处理也会有所差异，所以应判断是在咽口部还是咽喉部。
- 大部分鱼刺位于咽口部位，上腭扁桃体是易卡部位。
- 咽喉部、舌扁桃体、喉会厌谷、梨状隐窝是易卡部位，建议用经鼻上消化道电子内镜进行观察。
- 不能因为 X 线检查中没有拍到，就断定没有鱼刺。如果 X 线检查已确诊，必须紧急进行处理。

疾病的概念及定义

　　咽部鱼刺异物指的是吃饭过程中，吃到的鱼刺刺伤咽喉部后引发的疼痛和异物感。

病因和病理学分类

　　我们把不慎吞入异物至咽的情况称为咽部异物（图 1）。

　　咽部异物包括鸡骨、玩具、假牙、PTP 等各种东西，但最多的就是鱼刺。不慎误食鱼刺后，会感到"刺"痛，之后如果喉咙不适和吞咽时的疼痛一直持续，就应来医院就诊。对吞入的鱼刺种类进行确认

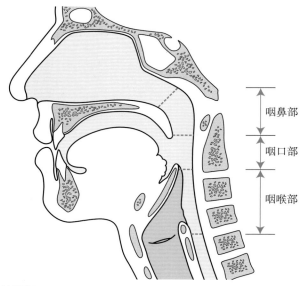

咽鼻部

咽口部

咽喉部

图 1　咽的解剖
咽可以分为咽鼻部、咽口部及咽喉部。鱼刺卡住一般位于咽口部和咽喉部。

非常重要。

除鲷鱼的骨头之外，其他鱼骨即使放任不管，一般也很少会出现危及生命的情况。鲷鱼的鱼刺坚硬且比较大，所以无法自然溶解、吸收。因此，被鱼骨刺伤的部位会出现炎症，形成颈部蜂窝织炎和脓肿，到达小肠和大肠时还有可能引起穿孔，所以必须尽早进行处理。

秋刀鱼、竹荚鱼、带鱼、鳗鱼等小的鱼刺，也有可能卡在喉咙处。

治疗相关的疾病分类及处理方法

■ 处理步骤

根据鱼刺卡住位置的不同，对应方法也有所差异。

虽然对异物进行确认是处理所有问题的前提，但即使鱼刺较小，根据刺入部位的不同，苦于难以诊断的情况也不在少数。声称"被鱼刺卡到了"而前来医院就诊的患者中，有将近一半是找不到鱼刺的。这种情况只有两种可能，要么是鱼刺已经被取出来了，要么是鱼刺已经刺入黏膜了。

应在与患者确认所食鱼的种类和刺入时间、刺后经过的基础上，询问患者"吞口水时是否有针刺一样的痛感"。吞咽口水时，如果有被针刺到一样的痛感，可以认为鱼刺还留在里面。

其次应该判断异物大概位于哪个部位。能够辨别左右的情况下，可以认为鱼刺应该是刺到了有痛感一侧的上腭扁桃体。无法明确痛感位于哪一边时，或正中间部感到疼痛时，多半是刺入了舌扁桃体。上腭扁桃体和舌扁桃体是鱼刺刺入的多发部位（图2a，b）。特别是儿童，

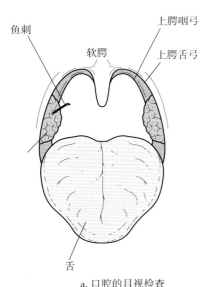

a. 口腔的目视检查

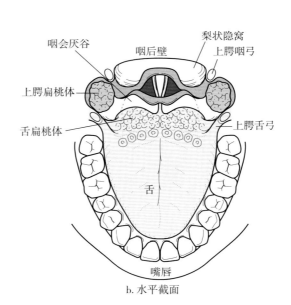

b. 水平截面

图 2　鱼刺异物的易发部位

扁桃体大，表面凹凸不平，所以90%为刺入了扁桃体。但上下疼痛的感觉一般并不完全可靠，异物的位置和颈前部痛感的上下位置关系也未必完全一致。

检查过程中应让患者坐在椅子上，触摸颌下、颈前部有无异常及疼痛的部位。然后依次观察咽口部、咽喉部[1]。

■ 咽口部鱼刺

● 鱼刺大多位于此处，多半只要利用压舌板和手电筒就可以看到。因为上腭扁桃体为易发部位，所以应重点对此部位进行仔细检查。

● 使用压舌板会出现咽反射，但只要提示患者像打哈欠一样张大嘴巴，上抬软腭，舌头下降，观察起来就比较简单。

● 如果看到了鱼刺，就用膝状镊子（图3b）将其取出。

● 如果容易引起恶心，可以使用利多卡因喷雾，或者用稀释的利多卡因黏性油漱口、麻醉。

● 小的鱼刺很难被发现，大多看上去就和黏液差不多，所以应仔细检查，以防漏诊。

■ 咽喉部鱼刺

● 直接用眼睛看一般很难看到。

● 舌扁桃体、喉会厌谷、梨状隐窝等都是比较容易卡鱼刺的部位（图3a）。

● 正常情况下，拉出患者的舌头，如果在没有额镜的情况下只使用间接喉镜（图3b）难以进行充分的观察。同时，即使可以确认到鱼刺，如果在间接喉镜下不使用异物钳也很难将其取出。如果不是耳鼻喉科，几乎没有机会使用额镜和间接喉镜，所以该方法没有现实意义。因此，

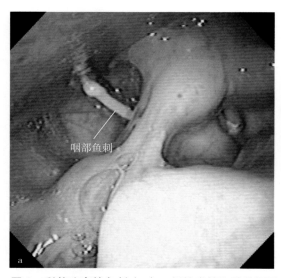

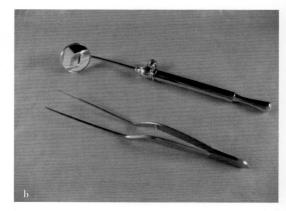

咽部鱼刺

图3 梨状隐窝的鱼刺（a）；间接喉镜和膝状镊子（b）

如果怀疑是咽喉部有鱼刺，建议咨询耳鼻喉科。

● 除非鱼骨非常大，否则用 X 线进行检查是拍不出来的。如果不慎吞咽了大的鱼刺，在 X 线拍到了的情况下，则必须进行紧急处理。

● 如果习惯使用了内窥镜，也可以在抑制咽反射的同时，用内窥镜观察咽喉部，但是通用的上消化道内窥镜容易引发恶心反射，也难以实现在咽部的固定，所以不建议这么做。如果可以使用最近不断得到普及的上消化道电子内镜（图 4），就可以明确且安全地对咽喉部进行检查，也可以用异物钳将异物取出 [2]。

● 虽然上消化道电子内镜的外径和耳鼻喉科中使用的纤维喉镜（图 4）几乎相同，但因为全长较长，所以操作性较差 [3]。

【禁忌事项】

①作为民间疗法的一种，传说"吞咽饭团"非常有效。如果是小刺，用这种方法吞咽 1~2 次可能会有效果，但反过来说它也可能加大鱼刺刺入的深度，所以禁止医生提出这样的建议。像鲷鱼这样鱼刺比较大且硬的情况下，还有可能引发肠管穿孔、形成脓肿等严重的并发症，所以这是绝对禁止的。

② X 线检查拍不到的情况下，也不能就因此断定没有鱼刺。因为 X 线检查可以穿透大部分鱼骨 [4]。

③即使是进行各种检查都无法发现异物的情况，也不能因此断定没有异物，如果疼痛没有减轻，建议患者接受专科医生的检查。

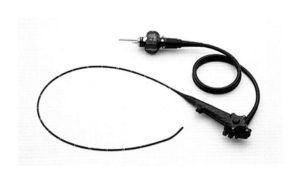

a. 上消化道电子内镜

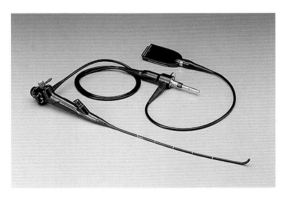

b. 纤维喉镜

图 4　手术用电子内镜（奥林巴斯提供）

■ 应贮备的知识！

- 因鱼刺异物引发并发症的危险因素，包括以下内容[5]。这些情况下应提示患者接受专科医生的诊疗。
  ①误食异物至少 2 天以上；
  ②颈部 X 线检查确认有异物存在；
  ③异物位于环咽肌或上部食道。

后期对症处理

疼痛未减轻的情况下，有可能是鱼刺仍然残留，或出现了炎症，应指导患者接受专科医生的诊断，这一点非常重要。

转诊时机

- 怀疑咽喉部存在鱼刺时，应转诊给专科医生。
- 如果疼痛未减轻，应转诊给专科医生。
- 存在有可能因鱼刺异物引发并发症的危险因素（本文中记载）时，应转诊给专科医生。

参考文献

[1] Heim SW, et al: Foreign bodies in the ear, nose, and throat. Am Fam Physician 2007; 76: 1185–9.

[2] 佐藤公則：経鼻上部消化道ビデオエンドスコープによる食道異物摘出術. 日気管食道会報 2007；58：345–50.

[3] Bennett AM, et al: The management of foreign bodies in the pharynx and oesophagus using transnasal flexible laryngo–oesophagoscopy (TNFLO). Ann R Coll Surg Engl 2008; 90: 13–6.

[4] Kumar M, et al: Fish bone as a foreign body. J Laryngol Otol 2003; 117: 568–9.

[5] Lai AT, et al: Risk factors predicting the development of complications after foreign body ingestion. Br J Surg 2003; 90: 1531–5.

口腔和唇部外伤

佐藤　博

重点提示

- 应根据受伤部位判断属于软组织外伤还是硬组织外伤。
- 唾液腺管和面神经的损伤，应转诊给专科医生。
- 软组织外伤，应在受伤后 6~8 小时内进行处理。
- 硬组织外伤，应在受伤后立即进行整复处理。

疾病的概念及定义

口腔和唇部外伤是指因交通事故、翻倒跌落、被殴打、运动、作业事故等外力作用而引起的口腔和唇部损伤[1]。

病因和病理

根据受伤部位的不同，可以分为牙龈、颊黏膜、舌、口唇等软组织外伤和牙齿、牙槽骨、颧骨等硬组织外伤。

治疗相关的疾病分类

- 通过问诊推断损伤部位及其损伤程度[1, 2]。
- 通过视诊确认口腔出血、口腔咽部水肿、牙齿损伤（折断、脱臼）、软组织损伤（牙龈、口腔黏膜裂伤等）、咬合异常（牙齿排列异常、错位等）。同时，还应确认有无唾液腺管损伤[1, 2]。
- 通过触诊确认损伤是仅限于软组织还是伴有骨折等。注意有无与骨折部位一致的局限性压痛、骨的反常运动和摩擦音等，确认牙齿是否有松动[1, 2]。同时，还应仔细检查是否有口腔外的损伤。
- 怀疑有硬组织损伤或有异物嵌入伤口的情况下，必须拍摄 X 光片。有时全景 X 线检查和 MDCT 也非常有用[1, 2]。

处理方法

- 麻醉前必须确认是否有知觉，是否有运动或咬合异常。
- 确认唾液腺管是否有损伤。外伤中容易出现问题的主要是耳下腺管，必须根据实际情况由专科医生进行修复。如果伴有腮腺管损伤，可能还会合并面神经损伤[1]（图 1）。

- 应在完全止血后，确认异物混入的情况并将其去除。实施清创术后进行缝合，但清创术应控制在最小范围内。因口腔内血液循环非常丰富，所以应保留有存活可能的组织 [2,4]（表 1）。

- 黏膜及皮肤应使用单丝非吸收性外科缝线，肌肉层和真皮等应使用单丝吸收性外科缝线 [2]。

- 除难以止血、伤口边缘嵌入咀嚼面或创缘较大的情况之外，口腔黏膜无需缝合，只需通过漱口等方式保持口腔内清洁，进行后期护理即可。

- 缝合时无需太细致，以利于唾液的排出。上唇系带和舌系带的浅裂伤无需缝合。

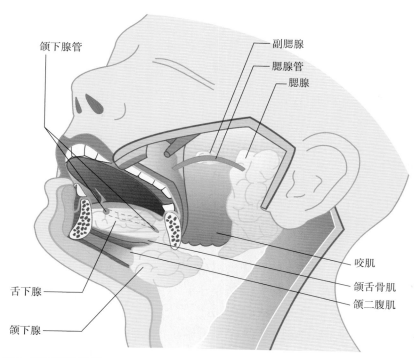

图 1　唾液腺的解剖

腮腺管（Stenon 管）开口位置位于上颌第二磨牙附近的颊黏膜上形成的腮腺乳头上。颌下腺管（Wharton 管）与舌下腺管汇合，在口腔底部开口于舌下小丘。

表 1　软组织外伤的处理

1. 手术时间	受伤后尽快（正常 6~8 小时内）处理 ·因为肿胀较小，不会感染，所以可进行高精度的形态修复
2. 处理	伤口部位消毒 ·局部麻醉 ·异物混入（牙齿的断片等）的确认、去除 ·清创术（切除破碎组织） ·缝合（黏膜缝合、肌肉层缝合、真皮缝合、皮肤缝合）

- 如果是嘴唇的外伤，缝合时应防止红唇边缘错位[3]（图2）。
- 如果有缺损，则需要专科医生进行治疗。直接缝合有可能会导致变形[1]。
- 牙槽骨骨折的外伤牙齿（牙齿的脱臼、脱落）可通过合理的正骨固定进行保留。保留牙根膜（牙周韧带）非常重要，对创面的出血进行压迫止血，脱落的牙齿应轻轻用自来水进行冲洗，去除异物，浸到生理盐水中，立即向其转诊至专业的机构。禁止用牙刷或纱布用力擦拭牙根部（表2）。
- 伤口较深或需要缝合时，预防性使用抗生素。抗生素使用青霉素类或第一代头孢系列。同时，应采取适当的破伤风预防措施。

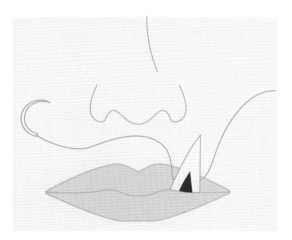

图2 嘴唇的缝合
首先，缝合红唇边缘。同时，实施清创术时，可以提前在红唇边缘标注标记。

表2 牙齿脱臼和牙槽骨骨折的处理

1. 手术时间
受伤后
→脱臼牙齿、牙槽骨的整复比较容易

2. 处理
创面消毒
→局部麻醉
→预估受伤前牙齿的位置（咬合）
→牙齿、牙槽骨整复
→固定（线绳＋粘着性树脂）

转诊时机

- 怀疑唾液腺管损伤和面神经损伤时，应立即转诊给专科医生。
- 伴有牙槽骨骨折的外伤牙齿（牙齿脱臼、脱落），应立即转诊给专科医生。

参考文献

[1] 宫崎　正监：口腔外科学（第2版）．医齿薬出版，東京，2000，p85，95-6，105-7，415-6.

[2] 日本口腔外科学会：外傷診療ガイドライン．日本口腔外科学会，東京，2008．p6-8.

[3] 塩田重利ほか監：損傷．最新口腔外科学（第4版）．医歯薬出版，東京，1999，p732.

[4] 渡辺義男ほか編：歯科診療．六法出版社，東京，1981，p78-9.

口腔溃疡（阿弗他溃疡）

平野诚太郎

- 口腔溃疡的好发部位包括舌、口唇、颊黏膜，硬腭上一般不会出现。
- 口腔溃疡可以分类为小口疮型、大口疮型、疱疹状溃疡型等 3 种类型。
- 有时可能是全身性疾病的一种症状。
- 治疗采用对症疗法。如果初期治疗没有得到改善，应咨询牙科医生或耳鼻喉科专科医生。

疾病的概念及定义

口腔溃疡指的是口腔内产生的圆形或类圆形有痛感的溃疡，周边伴有炎症性发红（红晕）、肿胀。

病因和病理

病因

可能和细菌及病毒的感染、过敏、消化道疾病、免疫学异常、缺乏铁和维生素 B_{12} 等、外伤、压力大、异物、食物、吸烟、女性的月经周期有关，但到目前为止病因尚未明确[1, 2]。

病理

口腔溃疡好发于舌、口唇、颊黏膜等部位，硬腭较少发生。

口腔溃疡为单发性或多发性，但一般较常见是 1~3 个左右，数量较少。

初期是伴随有异常感和轻微疼痛的略微发红，随着时间的推移，会演变成 3~5mm 类圆形，周围伴有红晕的浅溃疡。

正常 1~2 周左右可以治愈，多数不会形成疤痕[1-3]。

治疗相关的疾病分类

根据口疮性质、大小的不同，口疮性溃疡可以分为小口疮型、大口疮型、疱疹状溃疡型等 3 种类型[2-4]。

小口疮型（图 1）

- 发生率最高，约为 70%~80%。
- 直径 ≤ 10mm 的口疮，好发于唇黏膜、舌下方、颊黏膜、口腔底部等部位。

- 口疮数量为 1~5 个，疼痛相对较轻微。
- 1 周左右痊愈，不会留下疤痕。隔几个月会再发。

■ 大口疮型（图 2）

- 约占口疮性溃疡的 15%，直径在 10~30mm，数量大约在 1~10 个，伴有剧烈的疼痛。
- 持续时间较长，有可能长达 2~6 周。
- 治愈后多会留下疤痕。

■ 疱疹型溃疡

- 发生率低于 5%，临床以直径 1~2mm 的极小水疱簇集在一起为特征，发生于口腔黏膜的所有部位。
- 有时可能会形成大的溃疡。
- 持续 1~2 周，多会在短时间内反复发生。

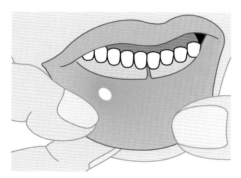

图 1　小口疮型

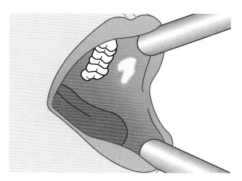

图 2　大口疮型

处理方法

　　没有根治性的治疗方法，主要采用以局部治疗为主的对症疗法 [1-5]。

- 涂抹类固醇软膏（类固醇软膏的局部治疗可以促进治愈，减轻疼痛）。
- 粘贴含有抗炎成分的贴膏，可保护口疮。
- 如果是铁、维生素 B_{12} 不足引起的，应进行相应治疗。
- 用利多卡因等进行局部性治疗非常有效。
- 用葡萄糖酸氯己定溶液和李施德林®漱口水进行含漱非常有效。
- 对于小的口疮，涂抹 2% 利多卡因之后用硝酸银进行灼烧，可减轻疼痛。

●生活习惯的改善

①注意口腔内卫生。

②使用尺寸合适的牙刷。

③避免压力太大。

④不要使用吸管，避免刺激性的食物、饮料。

●禁止使用含有硫磺酸钠的牙膏（效果差）。

后期对症处理

初期治疗没有得到改善的情况下，应咨询牙科医生或耳鼻喉科医生。

可能因过敏或 Behcet 病等全身性疾病引起的口疮性溃疡，必须仔细问诊。

■ 应贮备的知识！

口疮是一种临床症状。原因多种多样，可能作为多种全身性疾病（Behcet 病、Reiter 病、Crohn 病、Felty 综合征等）和皮肤疾病症状的一种而发生。

转诊时机

●初期治疗未得到改善的情况下，应转诊给专科医生。

●怀疑是呈现口疮性溃疡的全身性疾病时，应转诊给专科医生。

参考文献

[1] Scully C: Clinical practice. Aphthous ulceration. N Engl J Med 2006; 355: 165–72.

[2] Alidaee MR, et al: Silver nitrate cautery in aphthous stomatitis: a randomized controlled trial. Br J Dermatol 2005; 153: 521.

[3] McBride DR: Management of aphthous ulcers. Am Fam Physician 2000; 62: 149–54, 60.

[4] Field EA, et al: Review article: oral ulceration--aetiopathogenesis, clinical diagnosis and management in the gastrointestinal clinic. Aliment Pharmacol Ther 2003; 18: 949–62.

[5] Scully C, et al: The diagnosis and management of recurrent aphthous stomatitis: a consensus approach. J Am Dent Ass 2003; 134: 200–7.

唾液腺炎、涎石

富永昌幸

重点提示

- 除细菌性、病毒性、肉芽肿性之外，唾液腺炎也可能是免疫异常引起的。
- 慢性唾液腺炎多见于腮腺和唾液腺，多由急性炎症迁延而来。
- 80% 的涎石会在颌下腺上生成封闭的下颌下腺导管，进食时会产生涎石绞痛。
- 对于涎石，最重要的是通过触诊确认唾液腺管的走向和涎石的位置。

疾病的概念及定义

唾液腺组织因各种原因产生的炎症称为唾液腺炎。

唾液导管内因唾液中的钙化成分产生的结石称为涎石，因涎石产生的各种疾病称为涎石病。

病因和病理

病因

唾液腺炎是因细菌感染、病毒感染、自身免疫性疾病、放射线治疗等引起的。大唾液腺炎（图 1）几乎都发生在腮腺，颌下腺和小唾液腺炎也经常会出现。

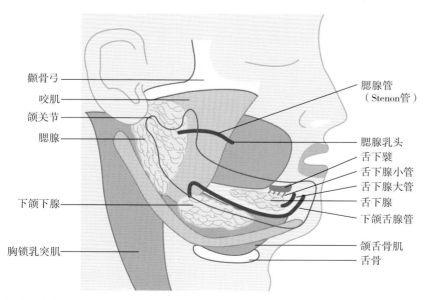

颧骨弓
咬肌
颌关节
腮腺

下颌下腺

胸锁乳突肌

腮腺管
（Stenon管）

腮腺乳头
舌下襞
舌下腺小管
舌下腺大管
舌下腺
下颌舌腺管

颌舌骨肌
舌骨

图 1　大唾液腺的位置

产生涎石的原因是由于腺体及导管的组织功能障碍、感染和炎症等。

■ **病理**

● 唾液腺的炎症会出现唾液腺肿胀及疼痛，唾液分泌量通常会减少。急性唾液腺炎会出现张口障碍，并伴有发热、全身乏力等症状。慢性唾液腺炎主要发生于腮腺和颌下腺，多为急性转移痛，肿胀界限分明且坚硬，伴有压痛。

● 虽然有特异性炎症和干燥综合征等也会伴有这些特异性症状。但 CT、超声、MRI 检查对鉴别诊断都非常有用[2]。

● 唾液腺形成的涎石有 80% 来自下颌下腺，从而堵塞下颌下腺导管；其余涎石几乎都发生在腮腺，从而堵塞腮腺导管。舌下腺的发生率约为 1%。涎石发生于多个部位，大约占全部的 25%。

● 症状出现时相应部位腺体肿胀，且多伴有内脏性疼痛（涎石绞痛），进食时比较明显。但是也有患者没有任何症状，是通过 X 线片偶然发现的，还有一部分患者伴有急性炎症[3]。

唾液腺炎的分类

①细菌性
②病毒性
③肉芽肿性病变
④免疫异常引起的唾液腺炎
⑤放射线治疗后的后遗症

处理方法

■ **细菌性唾液腺炎**

● 多是由细菌的上行性感染引起的。伴有导管开口部位的发红、肿胀、脓肿形成和溢脓。

● 病原菌包括化脓性链球菌和金黄色葡萄球菌。治疗包括局部冷敷法、给予全身性抗菌药、通过导管用抗菌药溶液进行冲洗治疗等。如果形成脓肿，则应切开排脓。

【处方】

阿莫西林克拉维酸钾（250mg）：3 片，分 3 次 或

特丽仙（150mg）：4 粒，分 4 次，间隔 6 个小时

*应根据培养结果适当进行变更。

■ 病毒性唾液腺炎

● 最常见的是由腮腺炎病毒感染引起的流行性腮腺炎。主要是幼儿期患过腮腺炎，成人期后再次感染，会侵犯唾液腺、胰腺、性腺。主要采用对症疗法。

■ 肉芽肿性病变

● 作为罕见结核病和梅毒病变在腮腺上形成肉芽肿的情况。

■ 免疫异常引起的唾液腺炎

● 干燥综合征是器官特异性自身免疫疾病之一，是唾液腺和泪腺等外分泌腺的慢性炎症。典型的症状包括目涩、口干。诊断标准如下表所示（表1）。建议咨询内科医生。

表1　日本修订的干燥综合征诊断标准（1999年厚生省修订标准）

1. 活体病理组织检查中出现以下任意一种阳性症状时

A）唇腺组织中每 4mm² ≥ 1focus（导管周围至少 50 个淋巴细胞浸润）
B）泪腺组织中每 4mm² ≥ 1focus（导管周围至少 50 个淋巴细胞浸润）

2. 口腔检查中出现以下任意一种阳性症状时

A）唾液腺造影中发现了 1 期（直径 < 1mm 的小点状阴影）以上的异常
B）唾液分泌量减少（口香糖试验中 10 分钟 ≤ 10ml 或撒克逊测试 2 分钟 ≤ 2g），且通过唾液腺闪烁扫描术发现功能降低的症状

3. 眼科检查出现以下任意一种阳性症状时

A）Schirmer 试验 * 结果为 < 5mm/5 分钟，且玫瑰红染色试验 †（vanBijsterveld 评分）结果在 3 分以上
B）Schirmer 试验结果为 < 5mm/5 分钟，且荧光色素试验为阳性。

4. 血清检查中出现以下任意一种阳性症状时

A）抗 Ro/SS–A 抗体阳性
B）抗 La/SS － B 抗体阳性 [诊断标准]

上述 4 个项目中，满足任意 2 项即可以诊断为 Sjögren 综合征。

* Schirmer 试验
对泪液分泌能力进行调查的方法。让患者坐到座位上，将试验纸的折弯部分静放在下眼睑贴近耳侧约 1/3 的结膜上，5 分钟后测量泪液浸透试验纸的长度。正常应 ≥ 10mm。
† 玫瑰红染色试验
用玫瑰红液体滴眼进行角结膜状态的检查。如果因泪液分泌功能降低造成角结膜受到损害，就会被玫瑰红液体染色。应用 Bijsterveld 评分对此进行判断。

- 对于涎石的治疗和处理，首先应进行双侧触诊，确认唾液腺管的走向和涎石的位置，这一点非常重要。导管口附近的小的涎石可以等待自然排石，或在局部麻醉条件下，用手指揉压唾液腺和导管，用手挤出涎石。

- 无法触摸到涎石时，应通过 X 线检查来定位。如果进行超声检查、CT 或 MRI，多可以鉴别出堵塞原因为狭窄、结石还是肿瘤。同时可以适当给予镇痛药止痛。为通过唾液分泌提升清洗效果，可以让患者食用酸味较强的糖果、柠檬汁，咀嚼口香糖等。

- 为减少因脱水造成唾液流量减少的风险，应让患者充分摄取水分。

■ 应贮备的知识！

①怀疑为流行性腮腺炎时，禁止尝试扩张唾液腺管。

②如果有腮腺导管乳头部炎症、发热，血中淋巴细胞增多、淀粉酶增高及伴随有倦怠感的腮腺急性疼痛和肿胀持续，应怀疑可能是腮腺炎病毒和有可能造成唾液腺炎的其他病毒感染[4]。

③禁止对急性期感染患者实施唾液腺造影。如果向急性炎症的唾液腺注入造影剂，感染就会扩展到唾液腺膜以外，甚至还有可能扩大到周围的软组织。

后期对症处理

- 怀疑为流行性腮腺炎时，有可能会出现精囊炎、急性胰腺炎、脑脊髓炎等并发症，建议转往内科、儿科就医或进行诊断。

- 如果有没有发现涎石或无法用手去除涎石，为了进行唾液腺造影检查和实施外科性摘除，应转诊给耳鼻科、口腔外科专业医生。

转诊时机

- 怀疑为流行性腮腺炎、肉芽肿、干燥综合征时，应转诊给专科医生。
- 如果没有发现涎石或无法用手去除涎石，应转诊给专科医生。

参考文献

[1] 宇都宮忠彦ほか：口腔生物学各論唾液腺. 東京，学建書院，2006，p92.

[2] Knight J: Diagnosis and treatment of sialolithiasis. Ir Med J 2004; 97: 314–5.

[3] Cawson R, et al: Cawson's essentials of oral pathology and oral medicin. (6th ed). Edinburgh: Churchill Livingstone, 1998, p239.

[4] Seifert G, et al: Disease of the Salivary Glands. 1975, p331.

下颌关节脱位

江口英利

重点提示

- 下颌关节脱位中发生频率最高的是前方脱位。
- 下颌关节脱位难以自然治愈。
- 复位方法包括常规方法、Wrist pivot 法、同侧法。
- 下颌关节脱位处理后 48 小时应注意饮食方式。

疾病的概念及定义

指的是髁突超出下颌窝，不在下颌关节运动范围内且无法回复到原来位置的状态。

病因和病理

正常情况下，下颌关节髁突可以滑动到关节结节前方，脱离关节窝（图 1a）。因此，把无法回复到原来位置的状况称为前方脱位（图 1b）。

会出现闭口困难、无法咀嚼、语言不清、流涎、疼痛等症状。

病因

打哈欠、大笑、张大口进食、进行牙科及耳鼻科处理时，嘴巴张开过度的情况下会产生。

受外伤的情况下，也有可能因给下颌施加过大的外力而造成下颌脱臼。

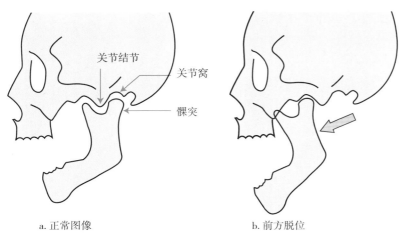

a. 正常图像　　　　　　　　　b. 前方脱位

图 1　下颌关节的脱位

（改编自 Chan TC, et al: Mandibular reduction. J Emerg Med 2008; 34: 435−40.　）

■ 病理

难以自然治愈。习惯性脱臼的患者有可能可以自己复位。

治疗相关的疾病分类

1. 非外伤性

大部分患者为前方脱位，是因关节囊松弛引起的关节囊内脱位。应立即尝试正骨。

2. 外伤性

外力较强时，有可能造成关节盘损伤，关节囊、韧带、肌肉撕裂，下颌骨骨折等。

出现剧烈疼痛和压痛，怀疑是骨折时，应在复位前进行 X 线检查。

处理方法

● 疼痛和不安感较强或产生肌肉痉挛时，可静脉注射 5~10mg 的利多卡因或向关节腔内局部注射 2ml 浓度为 1% 的利多卡因。

● 复位时，有可能会咬到注射医生的手和手指，所以应佩戴手套并在上面缠绕纱布。

● 双侧脱位，可以尝试单侧复位，以减少被咬伤的危险。另外，使用咬块也是非常有效的。

■ 复位方法

a. 常规方法

拇指缠绕上纱布，让患者坐到椅子上，站在患者的前方（图 2a）或后方（图 2b）。

或让患者仰卧，医生站在患者头部一侧（图 2c）。

用大拇指抵住下颌臼齿部位，其余手指抓住下颌骨两侧，慢慢向后下方推。

b.Wrist pivot 法

医生站在患者的前方，大拇指放在颏部，其他手指在下颌臼齿处抓住整个下颌（图 3）。然后以手腕为轴用拇指向上推，其他手指向下推。

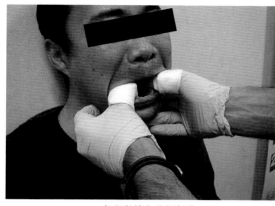

a. 在患者前方进行复位

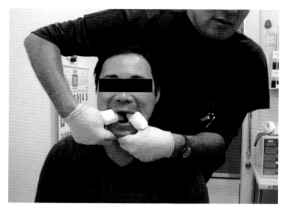

b. 在患者后方进行复位

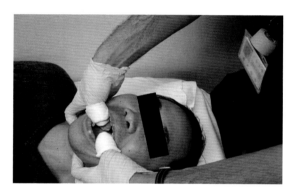

c. 在患者头侧进行复位

图 2　复位

图 3　Wrist pivot 法复位

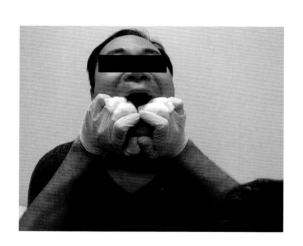

c. 同侧法

即使两侧都脱位了，也应单侧依次复位。

医生站在患者的旁边。先从口腔外路径开始，医生优势手的拇指放在患者颧骨弓下方脱臼的髁突上，另一只手按住患者的头部复位髁突。如果无法复位时，通过口腔内路径，和常规方法一样用拇指单侧依次推下颌。

■ 应贮备的知识！

最新知识

　　难以用常规方法复位时，医生可将两个拇指放在患者一侧的臼齿上，向后下方推（图4）。复位后手指被咬的情况非常少。

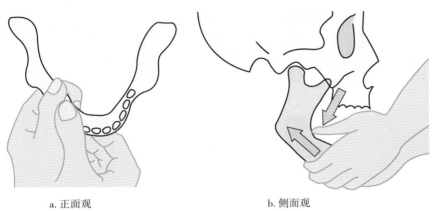

a. 正面观　　　　　　　　　　　　b. 侧面观

图4　复位困难患者的处理

后期对症处理

　　48 小时内吃一些柔软食物。

　　避免张大嘴巴打哈欠或大笑。

　　为预防习惯性脱臼，应用绷带限制下颌关节运动。

　　即使进行固定，一天中也应进行几次张口闭口训练，由牙科及口腔外科进行随诊。

转诊时机

● 难以进行下颌关节复位时，应转诊给专科医生。

● 即使下颌关节复位后，为进行随诊，也应转诊给专科医生。

参考文献

[1] 白砂兼光ほか編. 口腔外科学（第 3 版）. 医歯薬出版，東京，2010.

[2] Chan TC, et al: Mandibular reduction. J Emerg Med 2008; 34: 435–40.

[3] Cheng D. Unified hands technique for mandibular dislocation. J Emerg Med 2010; 38: 366–7.

颈部淋巴结肿大

河野洋平

重点提示

● 颈部淋巴结肿大，需要对病因进行鉴别。
● 应鉴别的疾病包括病毒感染、化脓性淋巴结炎、原发性淋巴瘤、恶性肿瘤淋巴结的转移、亚急性坏死性淋巴结炎。
● 如果是化脓性淋巴结炎，应考虑是头颈部化脓菌引起的感染或结核菌感染。
● 疑似为肿瘤性病变的确定诊断，应进行细针吸取细胞诊断或活组织检查。

疾病的概念及定义

颈部淋巴结肿大是指颈部淋巴结出现体积变大和数量增加的状态。

分为淋巴结原发性疾病、感染或肿瘤等其他疾病的伴随疾病等两种情况。

病因和病理

诊断颈部淋巴结肿大时，必须对其病因和原发病进行检查（表1）。

1. 感染和炎症引起的免疫反应

全身性病毒感染和自身免疫疾病等，机体产生免疫反应，使淋巴细胞和巨噬细胞增生，淋巴结肿大。

表1 造成颈部淋巴结肿大的主要疾病

感染	病毒感染性疾病：传染性单核细胞增多症、巨细胞病毒感染症、风疹、流行性腮腺炎、AIDS 等 细菌感染性疾病：金黄色葡萄球菌、链球菌、结核、猫抓病等 真菌性疾病
免疫异常	自身免疫疾病：RA、SLE、MCTD 等
肿瘤性病变	原发性淋巴瘤、恶性淋巴瘤、淋巴细胞白血病等 继发性淋巴结肿瘤：癌症转移
内分泌疾病	甲状腺功能亢进症
其他	亚急性坏死性淋巴结炎、川崎病等

AIDS：获得性免疫缺陷综合征，RA：风湿性关节炎，SLE：系统性红斑狼疮，MCTD：混合性结缔组织病

● 上呼吸道病毒感染所致淋巴结肿大比细菌感染所致的肿大普遍要小，且比较柔软，两侧都可触及到。淋巴结外皮肤多半不会发红和发热。病毒感染引起的淋巴结肿大正常情况下无需治疗，只需通过对症支持疗法 1~2 周内即可恢复。

2. 淋巴结自身的感染

细菌等感染淋巴结会造成淋巴结肿大。化脓菌感染时，中性粒细胞浸润，出现充血、水肿，淋巴结肿大。结核菌感染会形成肉芽肿。

● 颈部感染性淋巴结炎多是由咽淋巴环和头颈部黏膜上一次感染引起的。细菌会随着淋巴液进入颈部淋巴结，成为化脓性淋巴结炎，伴有疼痛、肿胀。

● 前一次感染包括咽炎、扁桃体炎、副鼻窦炎、口腔炎、龋齿、牙周炎、中耳炎、头颈部皮肤的化脓灶等。通常一侧会出现 1 至多个颈部淋巴结肿大、自发痛、压痛。浅表淋巴结炎，皮肤会发红和发热；深部淋巴结炎，有可能会呈现压迫症状。

● 结核性淋巴结炎有可能是肺部初期感染灶发展而来的，也有可能呈现为肺外初期感染灶淋巴结肿大群。发病初期，淋巴结呈现无痛性的孤立性肿大，逐渐与周围组织和皮肤粘连，淋巴结融合。然后病变部位干酪坏死，形成脓肿，然后自行吸收，形成多个瘘道。

● 猫抓病的病原菌是革兰阴性细菌（*Bartonella henselae*）。被猫抓伤 1~2 周后，细菌入侵部位会出现丘疹性红斑，大约 2 周后，局部淋巴结会出现肿胀，25%~30% 会化脓。覆盖肿胀淋巴结的皮肤会出现压痛、发热、发红、硬结。

3. 肿瘤性病变

包括构成淋巴结的细胞演变成肿瘤细胞的情况（恶性淋巴瘤和淋巴细胞白血病等）和其他器官癌细胞的转移。

● 恶性淋巴瘤大多从颈部开始发病，其次是腋窝淋巴结肿大。淋巴结有一定的弹性，且有硬度，无发红、压痛。有可能会因局部粘连造成水肿、神经功能障碍等压迫症状。

● 白血病一般都会出现全身淋巴结肿大。从部位来说，多为颈部、腋窝、腹股沟的淋巴结肿大。很多情况下会出现贫血、出血倾向、发热、乏力等全身症状。任何一种白血病都会引起淋巴结肿大，以慢性淋巴细胞性白血病最易出现。

● 继发于癌症转移的淋巴结较硬，凹凸不规则，与周围组织粘连在一起，围绕在原发病灶周围。咽、甲状腺、口腔、喉等的癌症（图 1），大多是颈部淋巴结转移的原发病灶。

● 锁骨上窝淋巴结（Virchow 淋巴结）肿大有时可以是肺、食管、胃、胆管、胰腺等胸腔、腹腔器官的癌症转移。

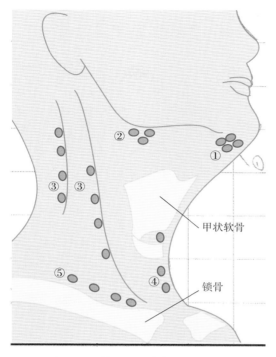

图1　颈部淋巴结转移和原发部位
①颏下淋巴结：口腔、牙齿、舌
②颌下淋巴结：口腔、上颌窦、中咽、牙龈、舌
③颈内侧（颈内侧静脉）淋巴结：咽喉、甲状腺
④前颈部淋巴结：甲状腺
⑤锁骨上淋巴结：甲状腺、肺、胃、胰、胆管

4. 其他

此外，还包括因亚急性坏死性淋巴结炎和川崎病等引起的淋巴结肿大。甲状腺功能亢进等内分泌疾病有时也会造成淋巴结肿大，但其发病机制尚不清楚。

● 亚急性坏死性淋巴结炎是一种以原因不明的非化脓性淋巴结坏死为特征的疾病，10~30岁年龄段的人较为多发。颈部是主要发病部位，淋巴结疼痛、肿大，大多数是单侧性，不存在和周围组织粘连倾向，有活动性。偶尔会有无菌性脑膜炎和重症肝炎、心肌炎等严重的并发症，大多可以在1~3个月内自愈。

● 川崎病是婴幼儿比较常见的一种全身性血管炎。急性非化脓性颈部淋巴结肿大明显，多为单侧性。常会触到由多个肿大的淋巴结形成的淋巴结块。其他主要症状还有发热、眼结膜充血、皮疹、嘴唇口腔发红、四肢末梢变化等。

治疗相关的疾病分类及对应方法

● 怀疑为病毒感染时，应对 EB 病毒（Epstein-Barr virus，EBV）抗体、巨细胞病毒（cytomegalovirus，CMV）抗体、风疹病毒抗体、人类 T 细胞白血病病毒抗体 I 型（HTLV-I）、人类免疫缺陷病毒抗体（human immunodeficiency virus，HIV）等进行检查。

● 怀疑为系统性红斑狼疮（systemic lupus erythematosus，SLE）等胶原病时，应对抗核抗体（antinuclear antibodies，ANA）等自身抗体进行检查。

● 对于急性化脓性淋巴结炎，应使用敏感的抗菌药。浅表淋巴结形成脓肿时，应切开排脓。

● 怀疑为结核性淋巴结炎时，应进行结核菌素反应检查。同时，应对淋巴结进行活组织检查，通过病理组织学及培养检查确诊。

● 怀疑为肿瘤性病变时，或经过各种检查都无法做出诊断时，应进行细针吸取细胞诊断或活组织检查。活体组织检查标本并不仅限于进行病理组织学检查，还应进行表面标记和染色体与遗传因子检查。

● 对淋巴结病变的范围进行确认时，CT、MRI、PET-CT 检查等对诊断非常有用；疑似为癌症转移时，消化道内窥镜、Ga 闪烁扫描术等对诊断非常有用。

● 亚急性坏死性淋巴结炎确诊可以通过活组织检查。

■ 需提前了解的数据

① 40 岁以上患者，如果出现伴有淋巴结肿大的侧颈部肿瘤时，有 75% 是恶性病变[1]。

② 作为上咽癌的初期症状，因为有颈部淋巴结转移，所以必须对上咽部进行观察。

平均颈部淋巴结转移率：上咽癌（80%），中、下咽癌（70%）。

③ 没有病历报告显示细针吸取（fine needle aspiration）细胞诊断或活组织检查会造成肿瘤的扩散。当通过初期评价无法明确颈部肿瘤的原因时，建议进行细针吸取细胞诊断或活组织检查[2, 3]。

后期对症处理

门诊对成人患者颈部肿瘤进行的一般性处理、对症处理见流程图（图 2）[3]。

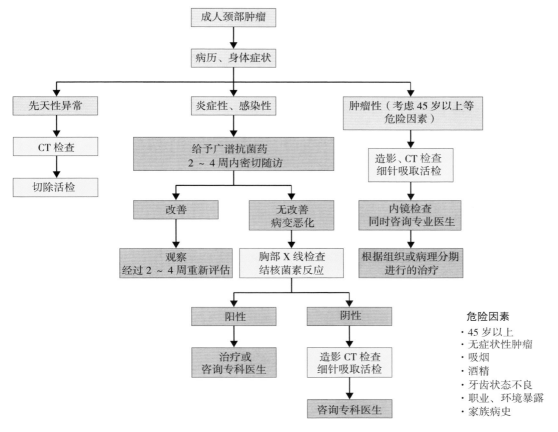

图 2　对成人颈部肿瘤进行处理、对症处理的流程图

转诊时机

● 炎症性、感染性颈部淋巴结肿大，广谱抗菌药效果不佳，或怀疑是肿瘤时，应转诊给专科医生。

参考文献

[1] Gleeson M, et al: Management of lateral neck masses in adults. BMJ 2000; 320: 1521–4.

[2] McGuirt WF: The neck mass. Med Clin North Am 1999; 83: 219–34.

[3] Schwetschenau E, et al: The adult neck mass. Am Fam Physician 2002; 66: 831–8.

呼吸道异物

中岛健太郎

重点提示

- 呼吸道异物多见于出生后 6 个月至 3 岁的婴幼儿和老年人。
- 婴幼儿呼吸道异物以豆类居多，老年人以食物和假牙居多。
- 治疗的第一步是确保呼吸道通畅。
- 上呼吸道异物的去除可采用腹部上顶法和背部叩打法，下呼吸道异物的去除可采用支气管镜检查法。

疾病的概念及定义

我们把停留在上呼吸道中的外来固形物称为呼吸道异物。

病因和病理

呼吸道异物根据其存在部位的不同，可以分为上呼吸道（鼻腔、咽、喉部）异物和下呼吸道（气管、支气管）异物（图 1）。

多见于出生后 6 个月至 3 岁的婴幼儿和老年人。婴幼儿喜欢把身边感兴趣的东西放入嘴里，不慎吞咽下去后有可能误入呼吸道，吞咽最多的是花生等豆类物品。

老年人因脑血管功能障碍和痴呆症等造成吞咽功能下降，进餐过程中有可能会误吞食物和假牙。

■ 需提前了解的数据

根据急救中心的数据统计，因食品造成窒息的原因包括：①年糕，②面包，③米饭团。从统计数据来看，死亡 378 例，获救 257 例，下落不明 9 例，死亡人数远远超过获救人数。

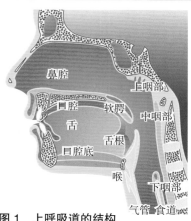

图 1　上呼吸道的结构

■ 症状

● 突然出现咳嗽、脸色发紫、喘鸣、窒息等突发症状（发不出声音、无法呼吸，手按着脖子等），疑似为呼吸道异物。

● 老年人，在自己没有觉察到有误吞或被他人发现的情况下，不久有可能出现支气管炎和肺炎。

● 幼儿呼吸道异物引起的并发症包括：支气管炎（12%）、气管挛缩（10%）、呼吸困难（9%）、肺炎（20%）、脓胸（6%）、吞咽疼痛（3%）。

■ 检查方法

1. 诊察

上呼吸道异物卡在咽部，可以用舌压板和鼻镜进行确认。后鼻腔的异物可以用纤维支气管镜诊断。喉部异物可以用利多卡因®喷雾进行局部麻醉，然后把喉镜的镜片放到舌根部进行观察。

2. 检查

● 进行颈部正位和侧位单纯 X 线摄影。通常 X 线可以穿透食物，所以影像中无法显示出来。如果是支气管异物，有时可以通过支气管镜检查发现其患病一侧有末端肺野的气肿样变化。

● 如果生命体征稳定，对呼气相和吸气相拍摄适当，有可能会出现纵隔摆动（Holzknecht）征，即吸气时纵隔影在患侧，呼气时转移到健侧。左横膈膜的位置较低，左肺可以看到空气滞留（图 2）。

● 此外，长期随诊观察可以发现，有异物侧的末端肺野有可能会呈现肺炎影像和肺不张影像。

● 下呼吸道异物中以花生居多，如果怀疑是下呼吸道花生异物，花生中含有的油脂在 T1 增强影像中呈现高信号，可以识别是花生。

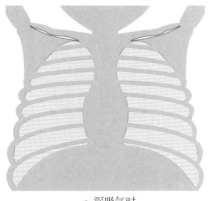
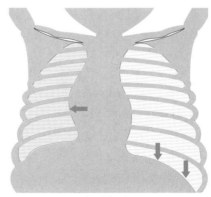

a. 深吸气时　　　　　　　　　　　　　　　　b. 深呼气时

图 2　胸部单纯 X 线片（左主支气管异物）

吸气时纵隔影在患侧，呼气时移动到健侧。左横膈膜的位置较低，左肺可以看到空气滞留。

治疗相关的疾病分类及处理方法

■ 必须建立紧急呼吸通道时

应插管建立紧急呼吸通道。如果喉部或气管入口附近附着了年糕等黏性很强的异物，去除有困难时，首先应进行环甲软骨切开术，或插入 Portex Mini-Trach® Ⅱ 环甲切开术套具。然后再尝试去除呼吸道的异物。

■ 无需建立紧急呼吸道时

1. 上呼吸道异物

①给患者吸氧，然后用喉镜观察上呼吸道。如果在上呼吸道发现了异物，尝试用 Magill 钳将其去除。如果呼吸困难持续，但上呼吸道又没有发现异物，应进行气管插管。

■ 应贮备的知识！

如果盲目进行异物去除的操作，反而有可能把异物推到更深的位置，所以请勿盲目去除异物。

---

②没有建立呼吸道的医疗器械时

如果患者窒息过程中有反应，可以咳嗽的情况下应持续让患者咳嗽。如果这种状态长期持续，患者无力再继续咳嗽，应请求他人协助，尝试去除异物。

· 成人：尝试海姆立克急救法（上腹部冲击法）（图3）。

· 儿童：交互使用腹部冲击法、背部叩击法（图4）。

· 婴幼儿：尝试面部朝下，手掌敲打背部两肩胛骨之间的背部叩击法或胸部按压法（图5）。

这些手法在怀疑呼吸道被完全堵塞时是有尝试价值的，但如果呼吸道尚未完全堵塞仍可通气，在没有准备充分的情况下实施这些手法，反而有可能使异物发生移动，造成完全堵塞的危险，所以务必引起注意。

■ 手法的注意事项

a. 腹部冲击法（海姆立克法：图3）

务必在告知患者之后才能实施。站在患者的背后用双手环抱患者的腹部，一只手握拳把大拇指一侧紧贴肚脐上方放置，另一只手包住拳头，然后沿横膈膜方向迅速向上提（禁止压迫剑突）。孕妇和极度肥胖者禁止使用。因为有可能损伤腹部器官，所以禁止对婴儿实施腹部冲击法。

b. 背部叩击法（图4）

让婴儿面部朝下趴在救助者的一条大腿上，用手掌托住婴儿的面使其保持低于身体的状态，然后用另一只手的手掌底部用力叩击背部的中间位置。

c.胸部按压法（图5）

　　用力按压胸骨所在的位置。

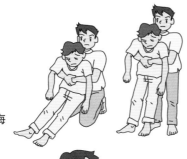

图3　腹部冲击法（海姆立克法）

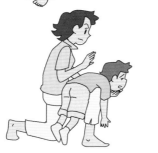

图4　背部叩击法

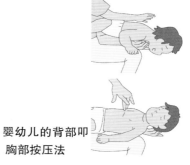

图5　婴幼儿的背部叩击法、胸部按压法

■ **应贮备的知识！**

　　这些手法在怀疑呼吸道完全堵塞时是有尝试价值的，但如果呼吸道尚未完全堵塞仍可通气，在没有准备充分的情况下实施这些手法，反而有可能使异物发生移动，造成完全堵塞的危险，所以务必引起注意。

2. 下呼吸道的异物

　　下呼吸道的异物适用支气管镜。报告显示90%以上的患者可以使用软支气管镜去除异物[3]。但根据状况也必须准备硬支气管镜，建议在人手充足且可进行全身麻醉、苏醒处理的医院进行。

转诊时机

如果异物滞留于下呼吸道，应转诊给专科医生。

参考文献

[1] 向井美惠：厚生労働科学研究補助金総括研究報告；食品による窒息の現状把握と原因分析研究.（http://www.mhlw.go.jp/topics/bukyoku/iyaku/syoku-anzen/chissoku/dl/02.pdf）

[2] Gregori D, et al: Foreign bodies in the upper airways causing complications and requiring hospitalization in children aged 0-14 years: results from the ESFBI study. Eur Arch Otofhinolaryngol 2008; 265: 971-8.

[3] Boyd M, et al: Tracheobronchial foreign body aspiration in adults. South Med J 2009; 102: 171-4.

[4] Kay M, et al: Pediatric foreign bodies and their management. Pediat Gastroenterol 2005; 7: 212-8.

肋骨骨折

末松俊洋

重点提示

● 肋骨骨折时，判断有无骨骼错位非常重要。

● 有骨骼错位的肋骨骨折，多会合并胸腔内器官损伤和腹部器官损伤等。

● 老年人、有呼吸系统合并症和 3 根以上肋骨骨折的患者应住院治疗。

● 胸腔内和腹腔内有合并损伤的患者应转往专科医院。

疾病的概念及定义

单纯胸部外伤和剧烈咳嗽等引起的肋骨骨折。

在胸部外伤中，肋骨骨折和外伤性血胸、气胸、胸壁挫伤等都是发生频率比较高的损伤。

病因和病理

● 单纯胸壁外力造成的肋骨骨折最具代表性。

● 撞到钝器或因跌倒使胸部受到碰撞等轻微外力，及交通外伤和跌落等巨大外力都是发病原因。此外，剧烈的咳嗽、因挥打棒球或高尔夫球等发生身体扭伤时也有可能造成肋骨骨折。

● 根据外伤程度的不同，有可能会出现胸腔内器官和腹腔内器官的合并损伤，必须引起注意。

● 没有外伤和骨质疏松等情况时，需要怀疑病理性骨折。

治疗相关的疾病分类

肋骨骨折应按照有无错位进行分类（图 1）。

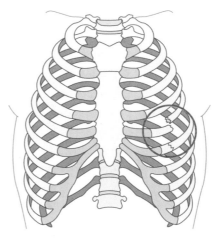

图 1　没有错位或有错位的骨折

没有错位的肋骨骨折多可以在门诊进行治疗。但通常错位的肋骨骨折合并胸腔内器官和腹部器官损伤的发生率较高。

胸腔内及腹腔内器官出现合并损伤时，应立即将患者送往可行紧急外科治疗的医院。

■ **应贮备的知识！**

因肋骨骨折部位不同合并其他器官损伤的可能性 [1]：
- 第 1~3 肋骨：血气胸、呼吸道和大血管损伤等
- 第 4~9 肋骨：连枷胸、血气胸、肺挫伤等
- 第 10~12 肋骨：连枷胸、血气胸、肺挫伤及腹腔内器官损伤

● 多发性肋骨骨折、老年人、合并呼吸系统和心脏疾病患者需留院或住院。特别是 3 根以上的肋骨骨折患者必须入院治疗。

● 肋骨骨折患者的死亡率受以下条件的影响：

①严重胸腔内损伤

②胸腔外器官损伤

③老年人

④ 5 根以上的肋骨骨折

检查方法

■ 体征

● 受伤原因问诊、胸部听诊、胸腹部的触诊检查都非常重要。

● 轻度外伤怀疑骨折时，首先应沿前、后方向按压胸骨中间部位，然后压迫两侧的胸廓。如果疼痛，应对每侧肋骨逐一进行详细的触诊检查。损伤部位的上方会有压痛点。前后方向的按压可判断侧胸部位的骨折，侧胸部位的向内按压可判断前胸部位或后胸部位的骨折。

■ 胸部 X 线

● 应进行正面及侧面的胸部 X 线检查，排除气胸、血胸、肺挫伤等。

● 由于肋骨骨折的放射学特性，不建议拍摄肋骨斜位像。

● 即使无法通过 X 线片诊断为骨折，通过临床症状可以诊断为骨折时，也应进行治疗（通过胸部 X 线片检查出肋骨骨折的比例为 50% 左右）[3]。

■ CT 检查

● 胸部 CT 检查：虽然对肋骨骨折来说不是必需的，但在纵隔内器官特别是大动脉和其他主要血管损伤的诊断过程中是非常有用的。根据体征和胸部 X 线片检查怀疑为胸部大动脉损伤时是绝对适应证。原则上应进行造影 CT 检查。

● 腹部 CT 检查：下部肋骨骨折时，如果有肝损伤和脾损伤的征象，

应进行腹部 CT 检查。

● 虽然并不推荐所有肋骨骨折患者都进行 CT 检查，但因为有迟发性血胸和隐匿性气胸等的可能，所以应进行图 3 所示的治疗。

■ 超声检查

● 对确定肋骨部位，评估气胸、血胸、腹腔内器官损伤等的合并损伤非常有用。但是，很大程度上依赖于检查人员的技术水平。

处理及治疗

对无合并损伤的肋骨骨折进行镇痛治疗。

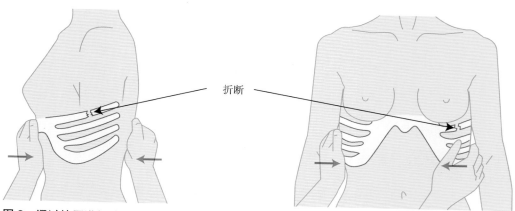

折断

图 2　通过按压进行肋骨骨折的检查

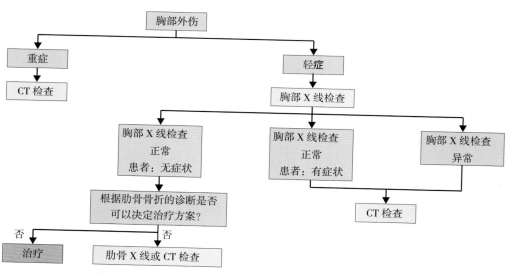

图 3　有胸部外伤的既往肋骨骨折患者的临床管理

（引自 Bhavnagri SJ, et al: When and how to image a suspected broken rib. Cleve Clin J Med 2009; 76: 309-14. ）

■ 内科治疗

对于身体健康有 1 ~ 2 根肋骨骨折的患者，通过口服药物进行镇痛治疗即可。可给予非甾体抗炎药（NSAIDs）和麻醉性镇痛药等的镇痛药物。此外，为控制咳嗽还应使用止咳药。

【处方】

氧氟沙星（60mg）：3 片，分 3 次

奥施康定®（5mg）：2 片，分 2 次

磷酸可待因：60mg，分 3 次

■ 肋骨绑带、弹性绷带

● 肋骨周围持续固定有可能引起肺不张和肺炎。使用弹性肋骨绑带时也应指导其间歇性使用。

● 刚开始的 1~4 天可以连续使用，但之后应减少使用。

■ 肋间神经封闭、硬膜外麻醉

● 肋间神经封闭对剧痛和多发骨折非常有效，但因为存在气胸和血胸等并发症，所以不能成为门诊治疗的首选。初期治疗中疼痛无法控制时可以酌情使用。

● 硬膜外麻醉对多发肋骨骨折的镇痛非常有效。但存在低血压等合并症、整个疼痛管理过程中不方便使用等问题，使用硬膜外麻醉控制疼痛时应考虑住院。

后期对症处理

● 即使是处理后也存在迟发性血胸和隐匿性气胸等可能，所以出现胸痛加重、呼吸困难等情况时，应立即就医。

● 应向患者说明深呼吸和咳嗽对预防肺炎和肺不张非常重要。

● 应向患者说明完全治愈肋骨骨折大约需要几周的时间。

转诊时机

● 多发肋骨骨折、老年人、合并呼吸器官和心脏疾病的肋骨骨折患者，应转诊给专科医生。

● 合并胸腔和腹腔内损伤时，应转诊给专科医生。

参考文献

[1] 日本外傷学会，日本救急医学会，監: 外傷初期診療ガイドライン JATEC. 東京: へるす出版; 2004. p69-93.

[2] Sirmali M, et al: A comprehensive analysis of traumatic rib fractures: morbidity, mortality and management. Eur J Cardiothorac Surg 2003; 24: 133-8.

[3] Dubinsky I, et al: Non-life-threatening blunt chest trauma: appropriate investigation and treatment. Am J Emerg Med 1997; 15: 240-3.

[4] Bhavnagri SJ, et al: When and how to image a suspected broken rib. Cleve Clin J Med 2009; 76: 309-14.

急性乳腺炎

广石和章

重点提示

- 根据有无感染，可分为淤积性乳腺炎和急性化脓性乳腺炎（也有乳腺脓肿）。
- 淤积性乳腺炎发病原因为乳汁排空不完全，原则上应进行促进乳汁排空的治疗。
- 急性化脓性乳腺炎是淤积性乳腺炎进展（正常菌群数量增加）和乳头的逆向性感染引起的。
- 对急性化脓性乳腺炎应进行引流（哺乳排泄）和抗菌药治疗。

疾病的概念及定义

急性乳腺炎是产后哺乳妇女常见的、因乳汁淤积和乳腺管阻塞、细菌感染引起的乳腺相关炎症性变化。

病因和病理

■ 病因

未哺乳、乳汁分泌过多、婴儿吸吮不充分等会造成乳汁淤积和乳腺管阻塞（图 1）。

治疗相关的疾病分类

根据有无细菌感染可分为淤积性乳腺炎和急性化脓性乳腺炎（图 2）。

■ 淤积性乳腺炎

- 因乳腺管阻塞造成乳汁淤积加剧或因乳汁淤积时间过长引起发病。
- 细菌感染（−）。
- 产后数日至 1~2 周内这段时间比较多发。
- 在乳房内形成一个与乳腺管阻塞部位一致的发红、肿胀、压痛、发热的硬结（疙瘩）。
- 轻度发热、白细胞增多、CRP 升高。

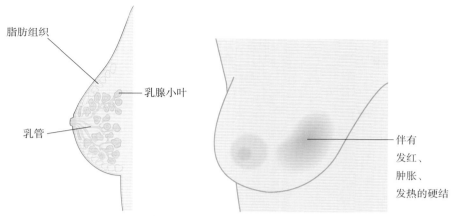

图 1　乳腺和乳腺管的解剖

图 2　乳腺炎的症状
伴有发红、肿胀、发热的硬结

■ 急性化脓性乳腺炎

● 有可能是由淤积性乳腺炎进展（乳汁淤积 24 小时以上造成正常菌群数量增加）而来，也有可能是乳头向乳腺管的逆行性感染造成的。

● 产后 2~3 周至 2~3 个月期间较多发。

● 局部性炎症症状（乳房发红、肿胀、压痛等）+ 全身症状（伴有寒战高热、全身乏力等）

● 炎症进展会形成脓肿（感染性乳腺炎中约有 10% 会出现）。

● 乳汁和脓汁的细菌培养检查有利于确定炎症致病菌，使用敏感抗生素。

● 致病菌：最多见的是金黄色葡萄球菌（约 40%），另外链球菌和大肠埃希菌、肺炎链球菌、真菌等也较多，感染细菌的来源多为幼儿鼻腔和咽部。

■ 需提前了解的数据

产后 12 周之前至少患一次感染性乳腺炎的概率为 9.5%[1]。

治疗及处理方法

■ 淤积性乳腺炎

因为是乳汁没有完全得到排空，所以排空乳汁是关键。

1. 用压迫去除法消除乳腺管堵塞

因内衣过紧使部分乳房被压迫造成乳腺管堵塞时，应穿宽松内衣。

2. 促进乳汁排空

通过频繁喂奶、喂奶后频繁挤奶和按摩乳房来消除乳汁的淤积。

3. 局部冷敷

在哺乳间隙间接冷敷肿胀处，可有效防止炎症的扩大，抑制乳汁分泌。

4. 改善抱孩子的方法和哺乳方向

如果婴儿吮吸方法不正确，就无法吸食到母乳，容易造成乳腺管堵塞，可以通过改变抱孩子的方法等从不同方向哺乳。

■ **应贮备的知识！**

淤积性乳腺炎并不一定非要使用抗菌药和消炎镇痛药。

■ 急性化脓性乳腺炎

1. 通过喂奶和挤奶排空乳汁

很多报告显示，持续哺乳可有效降低乳腺脓肿的发生率，即使是患病一侧的乳房，只要乳汁不是脓性的，哺乳就没有问题[2]。

2. 局部冷敷

3. 抗菌药、消炎镇痛药、消炎酶类药的使用

抗菌药的选择：广谱青霉素系列抗菌药；β – 内酰胺酶抑制剂混合制剂；第一、二代头孢系列抗生素。

用药时间：即使症状迅速消失，也应持续使用 10~14 天。

■ **应贮备的知识！**

MRSA 引起的感染性乳腺炎报告越来越多，如果比较难治疗，必须引起注意[3,4]。

【处方】

阿莫西林（250mg）：3 粒，分 3 次

对乙酰氨基酚（250mg）：2 片，顿服

■ 乳腺脓肿

除了对症处理感染性乳腺炎之外，还必须通过外科处理进行排脓。

1. 切开排脓

沿皮肤切线切开，从美容角度来说比较美观（图 3），形成多个病灶时，必须切开多个部位。

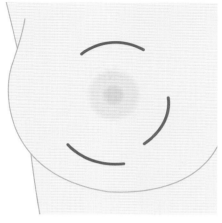

图 3 切开

2. 穿刺排脓

如果脓肿直径较小（≤ 5cm），这种方法会有一定的效果。

后期对症处理

乳腺炎的产生与分娩及育儿时的疲劳和压力有很大的关系。说明消除疲劳感对防止免疫力降低是非常重要的。

如果母亲感觉身心疲惫，应暂时将孩子交给别人看管，创造一个可以让母亲身心都保持安静和放松的环境至关重要。

转诊时机

● 乳腺脓肿必须切开排脓，应转诊给专科医生。

参考文献

[1] Foxman B, et al: Lactation mastitis: occurrence and medical management among 946 breastfeeding women in the United States. Am J Epidemiol 2002; 155: 103-4.

[2] Niebyl JR, et al: Sporadic (nonepidemic) puerperal mastitis. J Reprod Med 1978; 20: 97- 100.

[3] Wilson-Clay B: Case report of methicillin-resistant Staphylococcus aureus (MRSA) mastitis with abscess formation in a breastfeeding woman. J Hum Lact 2008; 24: 326- 9.

[4] Stafford I, et al: Community-acquired methicillin-resistant Staphylococcus aureus among patients with puerperal mastitis requiring hospitalization. Obstet Gynecol 2008; 112: 533-7.

乳腺肿瘤

藤井及三，赤木智德

重点提示

- 乳腺肿瘤为发病率较高的疾病，良性的一般为乳腺纤维腺瘤和囊肿，恶性的一般为乳腺癌。
- 检查包括考虑乳腺癌危险因素和防御因素的问诊和触诊、钼靶检查和超声检查。
- 钼靶检查可对肿瘤和钙化进行评估。
- 确定诊断需要细针穿刺细胞学检查（FNAC）。

疾病的概念及定义

总体来说乳腺肿瘤指的是在乳腺中发生的所有肿瘤。

病因和病理

常见的乳腺肿瘤有：良性：乳腺病、乳腺纤维腺瘤、乳腺囊肿、乳腺炎等；恶性：乳腺癌、Paget 病、恶性淋巴瘤等。

治疗相关的疾病分类及检查方法

出现乳腺肿瘤时，应通过问诊、视诊、触诊、影像诊断、组织病理学诊断来确定诊断。

■ 问诊

问诊主要是听取现病史、既往史、家族史（表1）。

表1 问诊时的确认事项

	应问诊的事项
肿瘤相关现病史	主要症状，就诊理由 自觉症状：肿瘤、乳房痛、乳头异常分泌、乳头变形等 症状经过：患病时间，部位，大小的变化，疼痛的程度等
既往病史	乳腺疾病、妇科疾病既往史 月经状况：初次来潮年龄、闭经年龄、月经周期 激素剂（口服避孕药、不孕治疗药等）服用史、婚姻史、妊娠史、生产史、哺乳史
家族病史	血缘亲属的乳腺癌、卵巢癌既往史及其他癌症的家族史等

■ 视诊和触诊

基本体位为仰卧位和坐位。

患者上肢自然下垂或双手抱头后交叉的状态下诊察。

1. 视诊

观察乳房的对称性、皮肤凹陷、皮肤发红、水肿、乳头变形、乳头分泌、乳头糜烂等（表 2）。

表 2　视诊检查时的观察要点

鉴别点	应观察的要点
乳房的对称性	形状、颜色的左右差异
皮肤凹陷	小凹陷，酒窝征，疤痕等
乳头的变化	凹陷、位置、朝向
乳头分泌	单侧或两侧，是否血性
乳头周围糜烂	单侧或两侧，性状（湿性糜烂？），与 Paget 病的鉴别
皮肤的变化	发红、水肿、溃疡形成、肿胀等

2. 触诊

触诊要点

● 占位：应按照乳腺癌处理规范，记录其部位。

A：内上部，B：内下部，C：外上部，D：外下部，C'：腋窝部，E：乳晕部，E'：乳头部。

● 大小：应对最大直径和与最大直径垂直相交的直径进行记录。

● 肿瘤的形状：球形（圆形），鸡蛋形（椭圆形），不规则形，分叶形等。

● 表面性状：平滑、不规则、颗粒状等。

● 界限和边缘：清晰 / 不清晰、规则 / 不规则

● 硬度：硬、硬且有弹性、软

● 活动度：良好、中等程度、不良。肿瘤的活动度表示的是肿瘤和周围组织的关系。

● 波动性：是否有脓肿、囊肿、囊肿形成性肿瘤等可见的液体成分潴留。

● 压痛：炎症和乳腺病中较多见。

● 淋巴结肿大：触诊腋窝、锁骨上、颈部淋巴结。

■ 需提前了解的数据

　　乳腺肿瘤中良性肿瘤大部分为纤维腺瘤或囊肿（Morrow M: The evaluation of common breast problems. Am Fam Physician 2000; 61: 2371-8, 2385. ）。

　　20 ~ 55 岁的女性中 90% 以上可触摸到的乳腺肿瘤都是良性的，但应对剩余部分是否为乳腺癌进行鉴别诊断，这一点非常重要（Elmore JG, et al: Ten-year risk of false positive screening mammograms and clinical breast examinations. N Engl J Med 1998; 338: 1089-96. ）。

　　同时，Barton 等人的报告显示，以乳腺肿瘤为主诉的患者中有 11% 确诊为乳腺癌（Barton MB, et al: Breast symptoms among women enrolled in a health maintenance organization: frequency, evaluation, and outcome. Ann Intern Med 1999; 130: 651-7. ）。

　　55 岁以上的女性，有乳腺癌的病史、家族史等危险因素者应考虑乳腺癌。表 3 为 2001 年 NEJM（New England Journal of Medicine）报告的乳腺癌的风险因素。

表 3　乳腺癌发病的风险因素和保护因素

鉴别点	风险人群		
	低风险	高风险	相对危险度
危险因素			
有害的 BRCA1/BRCA2 遗传因子	阴性	阳性	3.0 ~ 7.0
母亲或姐妹中是否有乳腺癌患者	无	有	2.6
年龄（岁）	30 ~ 34	70 ~ 74	18
初次来潮年龄（岁）	> 14	< 12	1.5
初产年龄（岁）	< 20	> 30	1.9 ~ 3.5
闭经年龄（岁）	< 45	> 55	2
避孕药的使用经验	无	过去使用 / 现在使用中	1.07 ~ 1.2
激素补充疗法（雌激素 + 孕激素）	未用过	正在接受治疗	1.2
饮酒习惯	无	2 ~ 5 杯 / 天	1.4
钼靶检查显示的乳房密度（%）	0	≥ 75	1.8 ~ 6.0
骨骼密度	四分位数最低值	四分位数最高值	2.7 ~ 3.5
良性乳房疾病	无病历	有病历	1.7
组织诊断的异型增殖病	无病历	有病历	3.7
保护因素			
母乳喂养（月）	≥ 16	0	0.73
生产经历（次）	≥ 5	0	0.71
娱乐性运动	有	无	0.7
闭经后 BMI（kg/m²）	< 22.9	> 30.7	0.63
35 岁以前摘除卵巢	有	无	0.3
服用阿司匹林	每周 1 次至少 6 个月	不使用	0.79

（改编自 Clemons M, et al: Estrogen and the risk of breast cancer. N Engl J Med 2001; 344: 276-85.）

■ **影像诊断**

　　包括钼靶检查、超声检查、CT、MRI、骨扫描等。

　　筛查中，钼靶检查和超声检查特别重要。

1. 钼靶摄像（mammography）

a. 摄片方法

　　● 行侧斜位（mediolateral oblique，MLO）和轴位（craniocaudal，CC）两个方向的摄片。

b. 结果描述顺序

　　● 按照肿瘤、钙化、其他征象（乳腺的结构、构成、皮肤的变化、淋巴结的肿大等）的顺序进行描述。

c. 肿瘤的描述方法[4]

　　● 观察并描述肿瘤的形状、密度。

【疑似恶性的征象】

　　・有毛刺征（图1）

　　・高密度肿瘤

d. 钙化的描述方法[4]

　　● 钙化的形态可以分类为细点状，淡而不清晰，多形性 / 不均匀，细线状 / 细分支状。

　　● 对钙化的分布（弥漫性、散在性、簇状、线状、区域性）进行描述。

【疑似恶性的征象】

　　・显示为区域性分布的细线状、细分支状钙化

　　・显示为线状或区域性的多形性 / 不均匀钙化

e. 乳腺实质的描述方法

　　● 根据结构混乱程度、局部非对称性阴影（focal asymmetric density，FAD）情况进行分类。

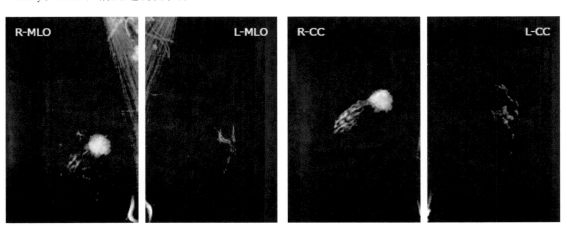

图1　伴有毛刺征的钼靶摄像

左边 2 张照片是 Medio-Lateral Oblique（MLO）拍摄，右边 2 张照片是 Cranio-Caudal（CC）拍摄。右边乳腺上发现了伴有毛刺征的肿瘤（另一侧乳腺也显示）。

■ 需提前了解的数据

　　Barlow 等人对 41 427 例患者进行了大规模的研究，对钼靶检查的灵敏度、特异性进行了报告（Barlow WE, et al: Performance of diagnostic mammography for women with signs or symptoms of breast cancer. J Natl Cancer Inst 2002; 94: 1151–9.）。根据他们的报告，触摸到乳腺肿瘤时，灵敏度、特异性分别为 87.3%、84.5%；触摸不到时分别为 82.3%、91.2%。即使钼靶摄像结果正常，临床怀疑乳腺癌时，必须行进一步检查。钼靶摄像的比例为 10%~20%，即使是触摸到乳腺肿瘤，也可能为阴性结果（Barlow WE, et al: Performance of diagnostic mammography for women with signs or symptoms of breast cancer. J Natl Cancer Inst 2002; 94: 1151–9. / Cahill CJ, et al: Features of mammorgraphically negative breast tumours. Br J Surg 1981; 68: 882–4. / Donegan WL: Evaluation of a palpable breast mass. N Engl J Med 1992; 327: 937–42.）。不管是哪一种肿瘤，都必须行综合判断。

2. 超声检查

　　对视诊、触诊、钼靶摄像检出的病变进行检查。

【疑似恶性的征象】（图 2）

- 形状不规则
- 边缘粗糙
- 界限回声：不规则、带状
- 内部回声：粗糙、不均匀
- 后方回声：减弱或消失，中间声影征
- 外侧阴影：无
- 纵横比：大

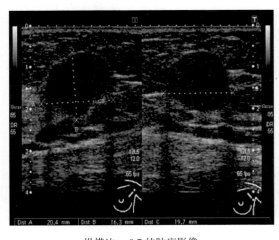

a. 纵横比＞0.7 的肿瘤影像

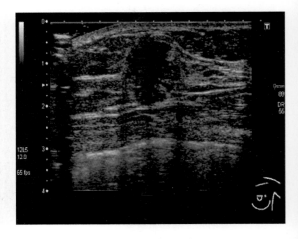

b. 内部不均匀的肿瘤影像

图 2　疑似恶性的征象（经治患者）

■ 需提前了解的数据

　　超声检查（US）对乳腺肿瘤的良恶性鉴别非常有用。报告显示 US 对恶性乳腺肿瘤诊断的灵敏度为 98.4%，优于钼靶摄像（Stavros AT, et al: Solid breast nodules: use of sonography to distinguish between benign and malignant lesions. Radiology 1995; 196: 123–34.）。

　　此外也有报告显示 US 的实用性，但 US 依赖于检查者个人能力（Berg WA, et al: Diagnostic accuracy of mammography, clinical examination, US, and MR imaging in preoperative assessment of breast cancer. Radiology 2004; 233: 830–49. / Baker JA, et al: Sonography of solid breast lesions: observer variability of lesion description and assessment. AJR Am J Roentgenol 1999; 172: 1621–5. / Rahbar G, et al: Benign versus malignant solid breast masses: US differentiation. Radiology 1999; 213: 889–94.），所以即使 US 显示肿瘤为良性，若钼靶摄像或临床检查怀疑为乳腺癌时，也必须行组织活检。

■ 病理诊断

● 为获得病理诊断而采用的检查方法中包括以下内容（图 3）。

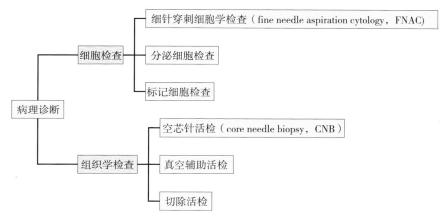

图 3　为获得病理诊断而采用的检查方法

● 重要的是应准确从病变中采集诊断所需的量。诊断的准确度为细针穿刺细胞学检查（FNAC）＜空芯针活检（CNB）＜真空辅助活检＜切除活检，应注意，按照这个顺序对患者的创伤程度也会依次增大（表 4）。

　　下面对经常进行的 FNAC 和 CNB 进行介绍。

表 4 代表性检查方法的优点和缺点

	优点	缺点
细针穿刺细胞学检查	简便，容易捕捉病变	有时缺乏确定性
空芯针活检	简便性仅次于细胞诊断，和细胞诊断相比采集组织量较多	如果是小的病变，有时无法合理进行采集
真空辅助活检	可采集大量的组织，可通过摄影对钙化情况进行确认，确实捕捉到病变	器械本身价格昂贵，可行此检查的医疗机构少，检查时间长，被检查人员不适感较大
切除活检	可一并切除病变	出血、血肿、疼痛

1.细针穿刺细胞学检查(fine needle aspiration cytology, FNAC)(图 4)

　　①在超声引导下将针刺入病变部位。

　　②采集病变部位的细胞。施加吸引力→在病变部位内缓慢旋转针芯→前后移动针头并采集。

　　③停止吸引拔出针头，压迫止血。因为局麻药可造成病变难以被识别，所以基本上不会施行局部麻醉。

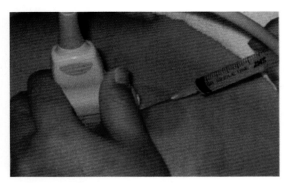

图 4　实际穿刺的状况
超声引导下确认肿瘤，用安装有 20G 针头的 5ml 注射器
进行 FNAC。

2. 空芯针活检（core needle biopsy，CNB）

　　①局部麻醉。

　　②切开刺入部位皮肤（3mm 左右）。

　　③在超声引导下将活检空芯针（16G）刺入病变的边缘部位。

　　④采集标本（尽可能采集足够量）。

　　⑤压迫止血。

■ 需提前了解的数据

　　通过钼靶摄像和临床检查怀疑为乳腺癌时，必须立即行活检诊断。对触诊乳腺肿块进行 FNAC 诊断时，4%~13% 可能会因标本不足而无法诊断。此外，对于体表未能摸到的乳腺肿块，该比例会达到 36%（Masood S: Occult breast lesions and aspiration biopsy: a new challenge. Diagn Cytopathol 1993; 9: 613–4.）。

　　另一方面，报告显示，经验丰富的医生实施 FNAC 时，灵敏度为 98%、特异度为 97%（Ljung BM, et al: Diagnostic accuracy of fine–needle aspiration biopsy is determined by physician training in sampling technique. Cancer 2001; 93: 263–8.）。

　　和 CNB 相比，FNAC 更加简便，可尽早作出诊断。但是，在进行新辅助化疗的很多临床试验中，作为诊断及评估疗效的手段，会行 CNB。

转诊时机

● 通过触诊和影像诊断怀疑为恶性乳腺肿瘤时，应转诊给专科医生。

参考文献

[1] 日本乳腺癌学会編：科学的根拠に基づく乳腺癌診療ガイドライン 2 疫学・診断編 2011 年度版．金原出版，東京，2011.

[2] 日本乳腺癌学会編：科学的根拠に基づく乳腺癌診療ガイドライン 1 治療編 2011 年度版．金原出版，東京，2011.

[3] Anderson I, et al: Mammographic screening and mortality from breast cancer: the Malmö mammographic screening trial. BMJ 1988 297: 943–8.

[4] US Preventive Services Task Force: Screening for breast cancer: U. S. Preventive Services Task Force recommendation statement. Ann Intern Med 2009; 151: 716–26, W–236.

[5] Ohuchi N, et al: Randomized Controlled Trial on Effectiveness of Ultrasonography Screening for Breast Cancer in Women Aged 40–49（J–START）: Research Design. Jpn L Clin Oncol 2011; 41: 275–7.

[6] Shoma A, et al: Ultrasound for accurate measurement of invasive breast cancer tumor size. Breast J 2006; 12: 252–6.

食管异物

野口琢矢

重点提示

- 根据年龄不同，食管异物的种类也会有所差异。
- 食管异物多半会卡在食管 3 个生理性狭窄部位。
- 异物取出主要取决于异物的部位、种类、大小。
- 请注意纽扣电池、锋利异物和在胃内停留 1 周以上的异物。

疾病的概念

食管异物指的是外来性物体长期滞留在食管内的情况。

定义

经口进入食管腔内的固态物体嵌在食管内或刺入食管壁的状态。

病因和病理

■ 病因

根据年龄不同，异物种类也各有特征。幼儿，异物主要为硬币、玩具、纽扣电池等；20~30 岁多为鱼刺和鸡骨碎片等平素饮食物品；老年人则以假牙和手指挤压包装形态的药品（press through package，PTP）等居多[1]。

■ 病理

- 从生理学角度来说，食管异物难以通过的部位包括：①咽 – 食管连接部（食管第 1 个生理性狭窄）；②气管分支部背面（食管第 2 个生理性狭窄）；③食管和胃部连接部（食管第 3 个生理性狭窄），可能出现吞咽障碍、异物感、胸骨后疼痛等症状。
- 异物长时间停留或被刺入锋利物时，可能会引起食管穿孔、食管脓肿、纵隔炎等。
- 因为纽扣电池有可能会引起直接腐蚀损伤、低压烫伤、压迫坏死等，所以必须迅速摘除[2]。

治疗相关的疾病分类及处理方法

所有的食管异物均应治疗。根据异物存在位置、种类、大小的不同，治疗方案也不同。

● 硬币等不锋利的异物无需麻醉，只需在 X 线透视条件下将气囊导管（10~12Fr）经口插入到异物下面，滴入适量的水使气囊膨胀，然后连同异物一起缓慢拔出到咽喉部位。如果异物被上提到了咽喉部位，只需让患者将异物吐出即可，或迅速将异物取出 [3]。

● 如果是锋利的异物，取出时有可能会损伤食管，所以应在内镜下进行摘取。应根据异物的形态选择适合的异物钳，如篮式抓钳或圈套抓取钳等。最合理的方法是在内窥镜的前端安装一个取石网篮，将锋利的顶端收纳到取石网篮内，或用外套管进行摘除手术（图 1）[4]。此外，即使异物不锋利，如果已长时间停留在食管内，为确认其有无食管壁损伤，也应在内窥镜下进行摘除。

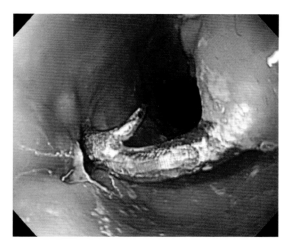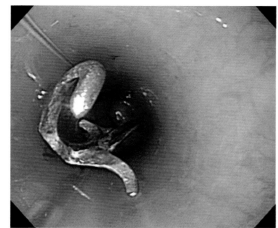
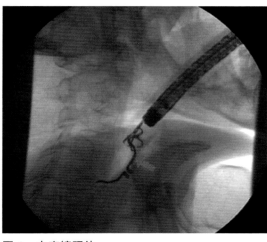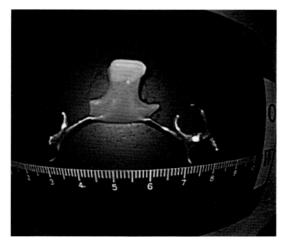

图 1　内窥镜照片
（由大分县厚生连鹤见医院消化器官内科部长永井敬之先生提供）

● 已经引起穿孔的异物或摘除时穿孔危险极高的异物，应行手术摘除。

■ 应贮备的知识！

对食管异物治疗的推荐程度[5]

· 纽扣电池和锋利异物应进行紧急内窥镜检查 ⟹ C

· 通过横膈膜的小的不锋利异物，或内窥镜无法到达但没有症状时应进行随防观察 ⟹ C

· 即使是到达胃部的不锋利异物，如果在同一部位停留时间超过 1 周，也应进行手术摘除 ⟹ C

后期对症处理

如果是硬币，需用 X 线检查确认是否有其他硬币残留。

到达胃部的异物中 95% 以上都可以自然排泄出去。所以应要求患者在 3~4 天后（电池按钮为 2 天后）接受检查，行 X 线检查确认。同时确认是否有恶心、呕吐、发热、腹痛等症状[5]。

伴有黏膜损伤时，应住院、禁食，用内窥镜进行随访观察。

┌─ 转诊时机 ─────────────────────────────

● 因食管异物造成穿孔或异物去除过程中有引起穿孔的危险时，应转诊给专科医生。

● 到达胃部的异物如果在胃部停留的时间超过 1 周（纽扣电池为 2 天），应转诊给专科医生。

参考文献

[1] 藤田力也ほか編: 消化器内視鏡治療マニュアル（改訂第 2 版）. 東京: 南江堂; 1998. p25-31.

[2] Beers MH, ほか. メルクマニュアル（17 版日本語版）. 東京: 日経 BP 社; 1999. p259.

[3] 前野泰樹: 目で見る最新の超音波診断. 不整脈. 小児診療 2008; 71: 139-50.

[4] Philip Buttraravoli 著, 大滝純司監訳. 異物—誤飲. マイナーエマージェンシー. 東京: 医歯薬出版; 2009. p271-7.

[5] Uyeyama MC: Foreign body ingestion in children. Am Fam Physician. 2005; 72: 287-91.

直肠异物

佐藤哲郎，中野眼一

重点提示

● 直肠异物发生的主要原因是男性的异常自慰行为。

● 直肠异物必须立即采取摘除措施，必须对异物的位置、形状和材质进行考虑（应注意难以摘除的 4 大理由）。

● 摘除应采取遵循 Goldberg 原则的方法，或用大肠内窥镜检查方法。

● 应注意直肠异物引起穿孔的 3 大危险因素。

疾病的概念和定义

直肠异物指停留在直肠中并引起通过障碍，有可能出现无法取出的异物。

病因和病理

■ 病因

一般是因经口不慎吞入异物或经肛门插入异物，在直肠中停留，以致难以取出。

其中男性的异常自慰行为造成突发性肛门异物是比较常见的原因之一[1]，因羞于就诊可能导致延误治疗。

不管是哪一种异物，都必须尽早取出，须根据异物位置、形状、材质而采取相应的去除方法。

■ 病理

1. 问诊

大部分异物可以通过问诊并推测出性状。但如果是经口异物刺入直肠下部和肛门的鱼骨，或是精神疾病患者和肛门性癖患者的自慰行为造成的经肛门进入的异物，主要症状是下腹部疼痛和肛门部位疼痛。也有患者可以在检查和治疗过程中判定原因（图 1）。

须认识到问诊的重要性，绝对不能忽略该步骤，为全面听取并获得正确的信息，须考虑患者的具体性取向等，并保护患者的隐私。

2. 触诊、影像诊断

问诊后，应按照腹部触诊、直肠指诊、X 线检查的顺序进行检查，如果有剧烈的自发疼痛和腹膜刺激症状，必须进行 CT 检查。

CT 检查对确认异物的准确位置、大小、性状非常有用，但如果是 X 射线透过性较高的橡胶产品，一般难以识别，这一点请务必引起注意。

金属产品会产生晕影，会导致部分患者的 CT 显像效果很差，但最新的 MDCT 具备降低金属伪影的图像处理功能，可以灵活应用。

3. 并发症

症状加剧时的并发症包括肠道损伤和肛门裂伤，两者都只需随访观察。报告显示，迄今为止尚未发现必须行手术的重症患者[2]。

肠道损伤包括出血、肠穿孔（图 2）及穿孔后并发腹膜炎。

肛门裂伤包括肛管上皮的轻微裂伤和造成括约肌功能障碍的重症患者。

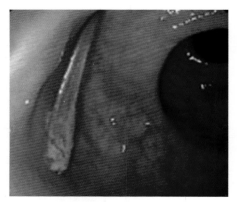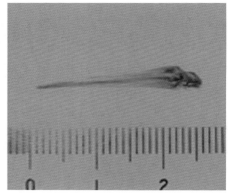

图 1　直肠内窥镜照片和取出的鱼骨
直肠指检时未能触及的异物，内窥镜检查发现并取出的与肠道黏膜相连长度为 2.5cm 的鱼骨。

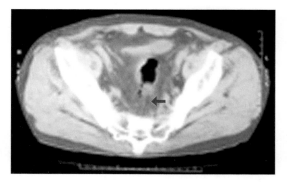

图 2　骨盆 CT 影像
直肠的肠道壁内、外发现有气体影像（箭头）。气体影像有局限性，腹部 X 线片检查中未看到游离气体。

治疗相关的疾病分类及处理方法

● 门诊处理时，直肠诊断的体位为左侧卧位的 Sims 体位或为缓解肛门紧张的截石体位（图 3），哪一种都可以，最重要的是确保肛门松弛。

● 确认生命体征后，可以通过静脉注射苯二氮䓬类或使用麻醉药进行镇静。

● 侵袭较小的经肛门取出应该是治疗的首选，可以直肠检查后尝试摘除，但肛管受肛门内括约肌、肛门外括约肌、肛提肌支配，所以比较狭窄，即使轻微的紧张也会增加用手经肛门取出的困难。

● 因为肠道水肿也会造成取出困难，所以应在直肠指检时进行确认，同时也要确认有无出血。

异物难以去除的原因，包括以下 4 点。

①异物材质中最多的是瓶子类，较容易破损，不能十分用力，且黏液和血液较滑，握住取出较困难。

②从异物的形状来看，如果口径较大，会产生肠道水肿和肛门的紧张痉挛，很难直视观察。

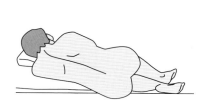
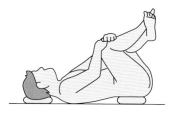
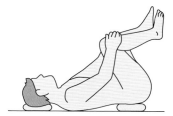
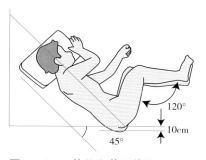
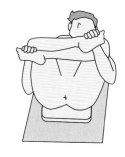

图 3　Sims 体位和截石体位

■ 需提前了解的数据

作为直肠异物的种类，报告显示在日本以瓶子类最多，此外还包括性玩具、塑料容器、罐子等各种物品（表 1）[1]。

表 1　经肛门直肠异物在日本的报告病例 105 例

异物的种类	瓶子类 塑料容器 其他	17 8 59	性玩具 罐子类	14 7
取出时的麻醉方式	腰椎麻醉 硬膜外麻醉	37 2	全身麻醉 无麻醉及其他	23 43
取出途径	经肛门 不详	79 5	经腹部	21

（引自金谷欣明等：腰椎麻醉条件下经肛门摘除的直肠内异物 2 例。日腹部急救医会刊 2008；28:947-51.）

③异物较长时，受直肠蠕动影响被固定在骶骨前面，难以移动（图4）。

④受异物牵引力的影响，直肠内部形成负压后，使异物取出更加困难[3,4]。

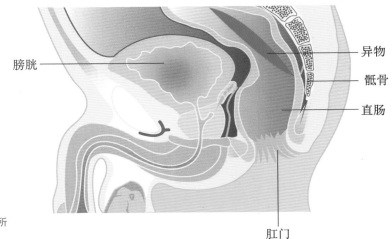

膀胱

异物

骶骨

直肠

肛门

图4 棒状异物的直肠嵌顿情况
因为长异物的轴和骶骨是交叉的，所以部分患者取出异物较困难。

■ **应了解的背景知识！**

> 在日本报道的 105 例经肛门进入的直肠异物患者中，有 21 例患者无法经肛门去除异物，所以尝试在腰椎麻醉或全身麻醉的情况下通过手术经腹部取出，其他文献也显示经肛门的取出比例为 66.6%[1]，无需急于或执着于通过门诊进行取出处理。强行操作反而有可能进一步挤压异物，使摘除的难度加大。

【现场可进行的处理】

一般情况下应按照 Goldberg 原则进行治疗，即腹侧加压，建议在不出血的情况下经肛门取出[5]。在松弛状态下扩开肛门，直至能直视异物，准备可以确保视野的扩肛器和肌钩等扩创钩。此外，钳子应适当选择止血钳等，采取各种措施确保安全。

尝试通过直肠内窥镜取出时，可以避免肠道穿孔，适用于用圈套抓取钳等夹住的非锋利异物。但如果是小而锋利的异物，也可以用取石网篮、回收网以及外套管避免二次肠道损伤和肛门裂伤。

【禁忌事项】

一般情况下灌肠和药效猛烈的泻药多不会有效，反而有损伤肠道的危险。同时，还有能造成直肠、肛门的痉挛、水肿，必须在麻醉条件下进行处理。即使是经肛门取出过程中不慎将异物推向更深处时，也应在麻醉条件下缓解紧张后再次尝试。锋利尖锐的异物和玻璃杯子等易碎异物也建议在麻醉下进行处理。

对于出现腹膜炎症状的患者，不建议急于门诊经肛门取出。首先必须进行相关检查，对全身状态进行充分的了解。

【处理方法及处方实例】

①建立静脉通路后，静脉注滴注镇静剂地西泮以缓解紧张。有肛门疼痛的患者，可局部注射 1% 的利多卡因。将体位从 Sims 位变换成截石体位，用涂满利多卡因凝胶®的 L 型肛镜扩张肛管确保视野清晰。

②在用手进行腹部压迫的同时，用止血钳夹住长度为 15cm 的万能笔后将其从肛门中取出。取出的异物可能会沾有少量血，保险起见应进行直肠内窥镜检查，确认是否有消化道出血。

③如果出血是因肛门裂伤造成的，涂抹痔疮软膏即可治愈。

后期对症处理

留观有自发痛和便血症状患者，应观察有无疼痛加重、发热，行血常规检查以确认有无白细胞升高等炎症表现。

尝试通过直肠内窥镜进行取出时，也有 3 天后出现穿孔的报告[4]，应警惕迟发性肠道穿孔，注意进行密切的临床观察。

穿孔患者，应立即紧急手术。此外，应提前了解穿孔的危险因素[2]，包括以下内容。

①从异物插入到现在的时间较长；

②大的异物和锋利的异物在肠道内过度伸展；

③无法进行明确的问诊，找不到确切原因。

异物造成消化道和肛管损伤波及周围组织受到感染，产生直肠、肛门周围脓肿时，必须使用抗菌药和进行排脓处理。

转诊时机

● 因直肠异物造成肠道损伤（出血、肠道的穿通和穿孔）和肛门裂伤时，应立即转诊给专科医生。

参考文献

[1] 金谷欣明，ほか：腰椎麻酔下に経肛門の摘出した直腸内異物の 2 例. 日腹部救急医会誌 2008；28：947–51.

[2] 土屋　勝，ほか：経肛門の異物によりS 状結腸穿孔をきたした1 例. 日腹部救急医会誌 2002；22：1111–5.

[3] Couch CJ, et al: Rectal foreign bodies. Med J Aust 1986; 144: 512–5.

[4] 三宅　洋，ほか：経肛門の直腸異物の特徴と対策. 日腹部救急医会誌 1999；19：47–54.

[5] Goldberg CJ: Injuries to the anus and rectum. Essential of anorectal surgery, Philadelphia: Lippincott; 1980. p302–8.

[6] Buttaravoli P: Foreign body; rectal. In：Minor Emergencies: Splinters to Fractures. 2nd ed. USA; Mosby, 2007. p285–90.

肛裂

工藤哲治

重点提示

- 肛裂恶化指的是机械性刺激引起的肛门皮肤破裂和并发的内括约肌痉挛的恶性循环。
- 急性期为发病后几天至 1 周，慢性肛裂会出现溃疡底部的水肿、前哨痔和肛门狭窄。
- 治疗原则是进行生活指导和药物治疗相结合的保守治疗。
- 当保守治疗无效，形成难治性溃疡、周期性肛裂时，需手术。

疾病的概念和定义

肛裂指的是肛门皮肤产生的裂伤、糜烂、溃疡性病变的总称。

病因和病理

■ 病因

由于便秘等原因，硬便通过肛门时会造成裂伤。原因是肛门部分被括约肌所束缚，因疼痛容易引起痉挛，肛门皮肤非常薄，内括约肌硬化、疤痕化后容易造成狭窄等。此外，根据高野等人提出的发生顺序，可以分为以下 5 种类型 [1,2]。

①狭窄型：疼痛→内括约肌痉挛→狭窄的恶性循环造成的肛裂

②脱出型：因痔核、息肉等脱出，造成旁边部位裂开后形成的肛裂

③混合型：狭窄型和脱出型两者并存的肛裂

④脆弱型：因肛门皮肤脆弱、易破裂而产生的肛裂

⑤症状型：溃疡性结肠炎、克罗恩病等特殊疾病造成的肛裂

■ 病理

某种机械性刺激使得肛门上皮产生裂伤：

→疼痛导致内括约肌痉挛

→反复出现排便、肛门开裂的恶性循环

→肛裂底部到内括约肌因炎症形成的疤痕

→肛门狭窄

肛裂是按以上的过程逐渐恶化的 [2]。

治疗相关的疾病分类

大致可以分为急性期和慢性期。

■ 急性期

肛裂急性期是指发病后几天至 1 周左右，创伤面浅，可看到纵向肌纤维。

■ 慢性期

急性肛裂在短期内反复出现或愈合迁延的情况。溃疡底的边缘皮肤水肿，纤维化后在肛门边缘形成前哨痔，或造成肛门狭窄等的二次变化[3]（图 1）。

处理方法

一般经过保守治疗，症状即可改善。如果有较严重的肛门狭窄，难治性溃疡，多需要进行手术治疗。

■ 急性肛裂

● 原则上采用生活指导和药物治疗相结合的保守治疗。教会患者肛门部位清洁管理，避免食用刺激性食物等生活指导，因肛裂多由便秘及因便秘造成的干硬便和腹泻引起，故应保持大便通畅。

● 局部消炎和镇痛可用栓剂，并通过维生素 E 改善局部循环[4]。

【处方】

缓泻剂氧化镁片®（330mg）：3 片，分 3 次（适当增减）

栓剂强力痔疮膏®、红霉素软膏®等：一天 1~2 次纳肛

含维生素 E 制剂（维生素 E 胶丸）：3 粒，分 3 次

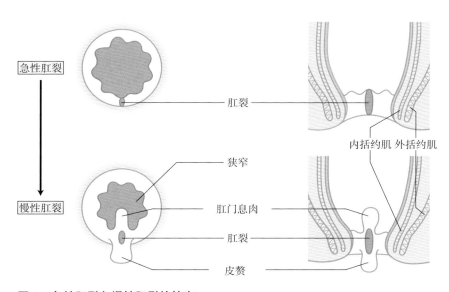

图 1　急性肛裂向慢性肛裂的转变

（引自高野正太等：肛裂的治疗。临床外科 2011；66:1478-84。）

■ 慢性肛裂

首先应进行保守治疗。通过保守治疗未改善者、严重肛门狭窄者、难治性溃疡者或肛裂周期性反复的患者，考虑外科手术治疗。

■ 需了解的数据

- 药物治疗方法，包括用硝化甘油软膏使括约肌松弛，报告显示急性肛裂的治愈率为77%，慢性肛裂的治愈率为54%。但是，作为副作用也有20%~40%的患者出现了头痛。
- 还有注射肉毒杆菌毒素的方法，报告显示65%~87%的患者在2~4个月显示有效[4,5]。

后期对症处理

必要时可以住院，选择以下外科治疗。

■ 肛门扩张术

适用于反复出现急性期表浅肛裂的患者，或因内括约肌痉挛造成预后差的患者。应在局部麻醉或骶管麻醉下进行。因为这种手法会影响整个括约肌，所以必须谨慎施用[4]。

■ 肛门内括约肌侧切术

是在侧方切开内括约肌，而不是在肛裂的后方正中进行切开。应在局部麻醉或骶管麻醉下进行[4]。

■ 皮瓣转移术

切除狭窄的疤痕组织，用肛门边缘外侧的皮瓣覆盖缺损部位，可根治且治疗效果好。应在腰椎麻醉下进行[6]。

转诊时机

- 慢性肛裂且不能用保守治疗改善，或出现严重肛门狭窄，形成难治性溃疡、周期性肛裂时，必须进行外科治疗，应转诊给专科医生。

参考文献

[1] 高野正博：裂肛の診断・治療の実際. 臨外 2004；59：999–1005.

[2] 高野正博ほか：裂肛の発生機序と病態. 日本大腸肛門病会誌 1977；30：401–4.

[3] 高野正太ほか：裂肛の治療. 臨外 2011；66：1478–84.

[4] 高野正博ほか：術式解説と動画で学ぶ肛門疾患の治療. 東京：中山書店；2007.

[5] Gui D, et al: Botulinum toxin for chronic anal fissure. Lancet 1994; 344: 1127–8.

[6] 高野正博：裂肛の手術. 日本大腸肛門病会誌 1989；42：492–7.

痔

宫崎信彦

重点提示

- 内痔是直肠下段黏膜下曲张静脉团，外核是齿状线以下的肛门皮肤曲张静脉团。
- 内痔一般情况下无痛、有出血，外痔则会出现疼痛和肿块。
- 若内痔是嵌顿痔，外痔为血栓性外痔时，必须治疗。
- 肛周疼痛时需要鉴别的有嵌顿痔、血栓性外痔、肛裂、肛周脓肿。

疾病的概念

痔是肛门和肛门周围疾病的总称，大致可以分为痔、肛裂、肛瘘等 3 种。本章主要讨论痔。

定义

各种原因造成的肛门和直肠下段黏膜下静脉呈瘤状（曲张静脉团）曲张，在直肠下段黏膜下形成的称为内痔，在齿状线以下的肛门上皮下形成的称为外痔。

病因和病理

■ 病因

痔是由长时间剧烈用力和一定姿势造成肛门静脉丛瘀血引起的。但是，其病因与肝硬化门静脉高压并发的肛门部位静脉曲张不同。

■ 病理

- 外痔临床表现为肛门部突然出现疼痛和肿块，肿块主体为外痔静脉曲张形成的血栓。
- 虽然很少出血，但血栓部分的皮肤一旦破裂，就会引起少量的出血，肿胀就会得到改善，疼痛也会迅速减轻。伴有剧烈疼痛时，应进行血栓摘除术。
- 内痔一般无疼痛，但会有出血，这是其主要特征。
- 内痔脱出时，脱出部位被肛门括约肌夹持，造成急剧的瘀血、肿胀，无法恢复到原来状态就是嵌顿。如果是嵌顿痔建议手术 [1]。

治疗相关的疾病分类及处理方法

外痔一般无需分类，但内痔根据状态可以分为 Ⅰ～Ⅳ度，应根据不同的程度选择合适的治疗方法（表1，图1[2]）。

【现场可进行的处理】

首先应针对患者焦虑和不适的症状（出血和疼痛）进行检查和处理。此时，详细的问诊是作出正确诊断的捷径。

表1　内痔的分类

症状	治疗方法
Ⅰ度：痔核在肛门内肿胀，排便时不会脱出肛门外	栓剂、软膏
Ⅱ度：排便时痔核脱出，但排便后会自行还纳	栓剂、软膏、注射疗法、橡皮筋结扎法、硬化疗法
Ⅲ度：排便时痔核脱出，排便后用手辅助可还纳	注射疗法、硬化疗法、吻合器痔上黏膜环切术（PPH），结扎切除
Ⅳ度：和排便无关，痔核一般都向外脱出	PPH、结扎切除

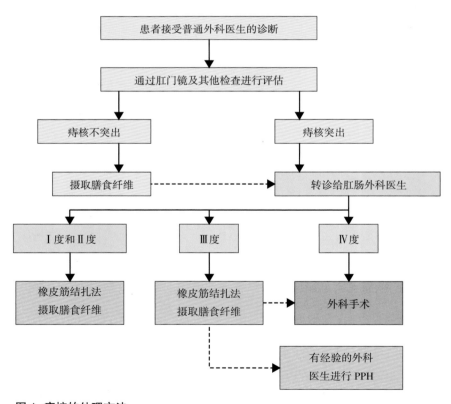

图1　痔核的处理方法

虚线箭头表示初期治疗不成功的情况

（引用改编自 Nisar PJ, et al: Managing haemorrhoids. BMJ 2003; 327: 847−51.）

◼ 出血

①直肠指检：是否触及肿物？确认附着血液的性状。

②肛门镜（图2）：确认出血部位和状态。

③血液检查：确认有无贫血。如果有必要，应在同时行消化道出血的治疗。要特别注意鉴别是否有下消化道出血。

④治疗：内痔出血大部分情况下会自然停止。出现持续性出血时应行压迫止血（盐酸肾上腺素纱布®、可吸收明胶海绵®等）、橡皮筋结扎法、注射疗法（苯酚®）；如果仍然难以止血，则行硬化疗法（如5% 苯酚植物油，5% 鱼肝油酸钠等）和外科手术治疗。

◼ 疼痛

● 视诊、触诊和直肠指检：可以造成肛门疼痛的疾病，较常见的有嵌顿痔、血栓性外痔、肛裂和肛周脓肿。

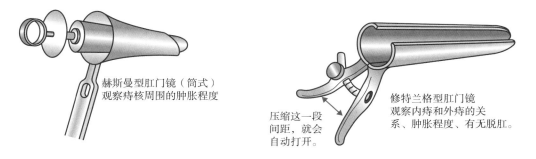

赫斯曼型肛门镜（筒式）观察痔核周围的肿胀程度

压缩这一段间距，就会自动打开。

修特兰格型肛门镜观察内痔和外痔的关系、肿胀程度、有无脱肛。

图2　肛门镜
这在痔诊断中是不可或缺的，必须同时配备这两件器具。

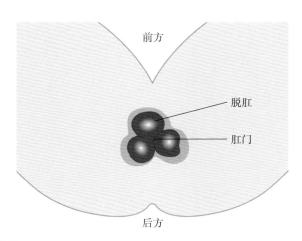

前方

脱肛

肛门

后方

图3　内痔嵌顿
（改编自葛西猛：肛门疾病内痔核嵌顿、肛周脓肿. 住院医师笔记 2005；7:447-9。）

● 嵌顿痔：如果可以用手回纳，建议将脱出的痔核推回肛管内，肿胀可迅速得到缓解。将双氯芬酸®（25mg 或 50mg）纳入肛门后，给脱出的痔核涂抹利多卡因凝胶，等充分镇痛后即可还纳。无需整体进行，只需将脱出的痔核逐一回纳即可（图3）。还纳后应保持安静、保暖、控制通便，使用外用剂、镇痛药。

● 血栓性外痔：几乎所有的血栓性外痔通过保守性治疗可得到改善。急性期（3~4天以内）伴有剧痛，且血栓较大，有可能很难吸收，有时需进行血栓摘除术（和保守治疗相比，进行手术治疗的再发率低[3]）。为确保手术顺利，应由2名医生进行手术。

用浓度为1%的利多卡因对外痔周围进行浸润麻醉。沿肛管的长轴方向切开，用蚊式止血钳小心将周围组织与血栓剥离后摘除血栓（图4）。手术后只需压迫止血即可，但须告知患者少量出血会持续几天。

因治疗主要为改善症状，所以有出血倾向和正在接受抗凝治疗的患者不应手术。手术后应注意保暖和保持大便通畅等，这一点和嵌顿痔相同。

● 治疗痔时，生活习惯和通便控制非常重要，应指导患者不能长时间用力，有便意时应立即如厕。

● 摄取膳食纤维多的食物和水分也非常重要。

● 为清洁肛门和促进血液循环，使用温水清洗式坐便器或坐浴效果显著。

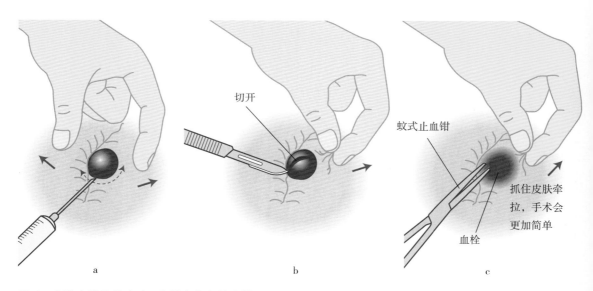

图4 去除血栓性外痔（3点钟方向）的血栓

对血栓性外痔周围进行浸润麻醉后，在痔核中央切开一个2cm左右的表浅切口（b）。用蚊式止血钳将血栓从皮下组织剥离（c）出来。用左手拇指和食指牵拉肛门周围的皮肤，确保视野良好，手术会更加简单（→）。

（改编自葛西猛：肛门疾病内痔核嵌顿、肛门周围脓肿．住院医师笔记 2005；7:447-9.）

【处方】

·便秘时

①氧化镁：1~3g，分 3 次或氧化镁：1~3g，分 3 次

·腹泻时

②乳酶生：3g，分 3 次或洛克飞颗粒：3g，分 3 次

③软膏：Proctosedyl 痔疮膏（1g）：1 天 2 次，或强效 Posterisan 软膏（1g）：1 天 2 次

④栓剂：Neriproct® 1 个：1 天 2 次

可以根据状态的需要选择③或④其中一种。含有类固醇的软膏建议仅限在 7~10 天内使用。长期使用有可能造成黏膜萎缩[4]。

⑤如果有疼痛应使用环氧洛芬钠（60mg）：3 片，分 3 次

后期对症处理

有时嵌顿痔可能无法复位，为局部镇静、镇痛，可以入院治疗。

摘除血栓性外痔的血栓后，如出血可能性高也可以住院观察，可确保安全。

嵌顿痔可以在复位后 2~4 周恢复到原来的状态，后续治疗应和患者本人协商选择治疗方法。

必要情况下应咨询专科医生，这一点非常重要。

■ **应贮备的知识！**

因为齿状线到上部的直肠之间没有感觉神经，所以很少有人会自己感觉到疼痛，但齿状线到肛门侧的肛门上皮之间有感觉神经，所以可以感觉到疼痛。也就是说，内痔（嵌顿痔另当别论）通常感觉不到疼痛，但血栓性外痔和肛裂、肛周脓肿则会感觉到疼痛。

转诊时机

● 嵌顿痔难以复位时或出血控制有困难时，应立即将其转诊给专科医生。

● 硬化疗法（Zeon®）只有经过专业培训的专科医生才能实施，所以必要情况下应将患者转诊给可实施该疗法的专科医生。

参考文献

[1] Sardinha TC, et al: Hemorrhoids. Surg Clin North Am 2002; 82: 1153–67.

[2] Nisar PJ, et al: Managing haemorrhoids. BMJ 2003; 327: 847–51.

[3] Greenspon J, et al: Thrombosed external hemorrhoids: outcome after conservative or surgical management. Dis Colon Rectum 2004; 47: 1493–8.

[4] Gopal DV: Diseases of the rectum and anus: a clinical approach to common disorders. Clin Cornerstone 2002; 4: 34–48.

[5] 葛西　猛：肛門疾患内痔嵌頓，血栓性外痔，肛門周囲膿瘍．レジデント ノート 2005; 7: 447–9.

直肠肛管周围脓肿和肛瘘

猪股雅史

重点提示

- 直肠肛管周围脓肿和肛瘘是发病时期不同的同一种疾病。
- 根据直肠肛管周围脓肿所在的部位，可以分类为皮下脓肿、黏膜下脓肿、高位肌间脓肿、坐骨直肠窝脓肿、低位肌间脓肿和骨盆直肠窝脓肿。
- 治疗包括切开排脓，口服抗菌药、消炎镇痛药等，切开应在局部条件下或腰部麻醉下进行。
- 肛瘘自愈的情况较少，所以原则上需住院手术治疗。难治性肛瘘应考虑肛瘘癌的可能。

疾病的概念

肛管疾病特别是本章中所述的肛管周围脓肿和肛瘘，因其病变部位的特殊性，很多患者会等到炎症非常严重的情况下才就诊，还有一部分因难以启齿而抗拒看病，所以这种疾病存在观察不充分的特性。

从疾病产生的角度来说，肛管疾病是发生在外胚叶和中胚叶连接处复杂解剖学结构中的一种疾病，因此出现炎症比较难治，容易向全身转移，同时也可源于炎症性肠道疾病和白血病等全身疾病。

应牢记绝大多数直肠肛周脓肿都是由肛腺感染引起的，肛腺开口于肛窦，因肛窦开口朝上，呈口袋状，存留粪便后易引起肛窦炎，感染延及肛腺后可导致括约肌间感染，即使是初级阶段，也必须根据专业的外科解剖和疾病特征进行诊断检查。

定义

直肠肛管周围脓肿及肛瘘从临床学角度来说是病期不同的同一种疾病[1]。

直肠肛管周围脓肿

直肠肛管部位及其周围组织发生的化脓性病变。

肛瘘

后天形成的和肛管内相通的瘘管。

病因和病理

直肠肛管周围脓肿

主要病因是细菌从齿状线上的肛隐窝处入侵后造成的。细菌经肛门腺管感染内外括约肌上的肛门腺，使内外括约肌间形成初发感染病灶的脓肿，然后波及到周围[1,2]。

其他病因还包括皮肤感染和外伤、异物、克罗恩病、溃疡性结肠炎、白血病等特异性疾病。

■ 肛瘘

肛瘘指的是因肛管周围脓肿自行破溃或切开引流后在肛管上皮或黏膜上[1,2]开口形成瘘管的疾病。

治疗相关的疾病分类及处理方法

■ 直肠肛管周围脓肿的分类

根据脓肿部位，可以分为皮下脓肿、黏膜下脓肿、高位肌间脓肿、坐骨直肠窝脓肿、低位肌间脓肿、骨盆直肠窝脓肿（图1）[3]。

■ 直肠肛管周围脓肿的治疗

- 任何一种直肠肛管周围脓肿均应切开排空，并口服抗菌药和消炎镇痛药。
- 切开原则上应在局麻或腰麻下经皮进行。切开方法包括十字切开、放射状切开、肛门环周状切开等。切口大小0.5~2cm左右。
- 粪便流入会造成患处难以治疗和出血，所以应避免经直肠切开[3]。
- 如果在经肛门超声引导下进行，可有效确保安全[3]。
- 如果脓肿位于高位深部肛管，可将食指经肛门插入脓肿的最深部，经皮肤侧对脓肿进行压排，也可以用手术刀切开脓肿壁，切开时应把握距直肠壁的距离，防止损伤直肠（图2）[3]。

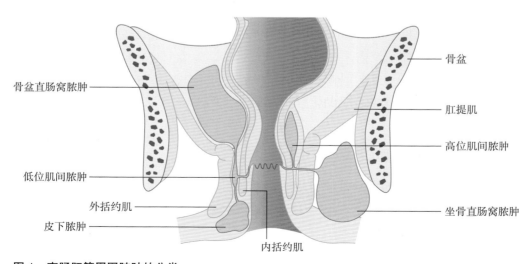

图1 直肠肛管周围脓肿的分类

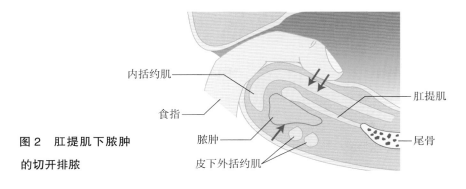

内括约肌

食指

脓肿

皮下外括约肌

肛提肌

尾骨

图 2　肛提肌下脓肿的切开排脓

● 脓肿腔有时呈多房性，应通过切口部位用手指破坏隔膜。

■ 肛瘘的分类

在日本，一般是根据瘘管位置分类（表 1）[4] 的，通过距离肛门上皮的深度（Ⅰ ~ Ⅳ）和齿状线的上下，进行简单或复杂的（S/C）分类。这种分类方法和治疗方案有着密切的关系。

表 1　肛瘘的分类

Ⅰ. 皮下或黏膜下肛瘘	L：皮下肛瘘	
	H：黏膜下肛瘘	
Ⅱ. 内外括约肌下肛瘘	L：低位肌间肛瘘	S. 单纯的肛瘘 C. 复杂的肛瘘
	H：高位肌间肛瘘	S. 单纯的肛瘘 C. 复杂的肛瘘
Ⅲ. 肛提肌下肛瘘	U：单侧肛瘘	S. 单纯的肛瘘 C. 复杂的肛瘘
	B：高位肌间肛瘘	S. 单纯的肛瘘 C. 复杂的肛瘘
Ⅳ. 肛提肌上肛瘘		

■ 肛瘘的治疗

● 肛瘘自愈的情况非常少见，原则上来说手术是首选的治疗方式。

● 手术方法基本包括开放术（lay open 法）、括约肌保留术（coring out 法）、挂线（Seton）法等 3 种方法。

● 从手术的侧重点来说，如果是 lay open 法，应务必切除内口、外口和瘘管；如果是 coring out 法，应切除内口进行缝合闭锁、切除瘘管或进行切开引流。

- 80% 以上的肛瘘为低位肌间肛瘘，如果内口位于后方，则可以采用开放术（lay open）。这是因为浅外括约肌沿尾骨方向呈旋转状附着，所以切开后不会轻易引起肛门变形或括约肌功能不全。

- 对于内口在前方或侧方的肛瘘，如果用开放术，内外括约肌切开部会形成凹陷，容易造成术后括约肌功能不全，所以应使用括约肌保留术 [5,6]。

- 除上述情况外，对于其他肛瘘，应实施括约肌保留术，对于坐骨直肠肛瘘、骨盆直肠窝肛瘘等内口缝合闭锁有困难的患者，再发肛瘘、全身状态不好的患者，应以挂线法为首选。（表 2）

- 手术前肛门收缩力较弱的患者，应以括约肌保留术为首选。

- 克罗恩病造成的肛瘘多半复杂且比较难治，使用挂线法的情况较多。

表 2　肛瘘手术适应证

1. 开放术（lay open）	ⅡL（后方），ⅡL（前方侧方较浅的患者）	
2. 括约肌保留术（coring out）	ⅡL（前方、侧方），Ⅲ，Ⅳ	
3. 挂线法	Ⅱ（复发），Ⅲ & Ⅳ（复发、内口较大的患者）	全身状态不佳的患者、短期住院的患者
4. 改良 Hanley 手术	Ⅲ & Ⅳ（复发、内口较大的患者）	全身状态不佳的患者

（引自辻顺行等：不同肛瘘术的复发机制，日本大肠肛门病会刊 2009；62:850–6.）

■ 需提前了解的数据

Ⅱ型肛瘘不同手术方法的复发率（表 3）。

表 3　Ⅱ型肛瘘不同手术方法的复发率

手术方法	复发率
开放术（lay open）	2.0%
括约肌保留术（coring out）	22.4%
挂线法	6.9%

（引自浅野道雄等：低位肌间肛瘘的手术，消化器官外科 2011；34：321–9.）

【手术后的处方】

头孢卡品酯（100mg）：3 片，分 3 次，每餐后，共 5 天
或洛索洛芬钠（60mg）：3 片，分 3 次，每餐后，共 5 天

后期对症处理

■ 直肠肛管周围脓肿

应告知患者即使症状消失，也有可能反复出现脓肿，或形成肛瘘。

切开排脓 1 周后，应确认是否有脓肿复发和引流不良。排脓后出现发红范围扩大伴随有发热等全身症状时，怀疑为坏死性筋膜炎，应将脓肿腔完全打开，实施清创术并进行全身治疗。

■ 肛瘘

排脓后感觉到疼痛，或外口发现有胶体状态的分泌物，或发病至今相关症状已持续 10 年以上时，怀疑是肛瘘癌变，应进行活检。

转诊时机

- 坏死性筋膜炎必须立即进行恰当的处理和全身治疗，否则病情极易加重，所以若怀疑坏死性筋膜炎，应立即转诊给专科医生。
- 括约肌保留术难以完全切除瘘管，且复发率较高，所以内口位于前方或侧方的肛瘘，应转诊给专科医生。

参考文献

[1] 中村　寧ほか：直腸肛門周囲膿瘍の鑑別診断と治療方針．消化器外科 2008；31：337–46.

[2] Nesselrod JP: Pathogenesis of common anorectal infection. Am J Surg 1954; 88: 815–7.

[3] 岩垂純一，編：実地医家のための肛門疾患診療プラクティス（改訂第 2 版）．東京：永井書店；2007．p99–101.

[4] 隅越幸男ほか：痔瘻の分類．日本大腸肛門病会誌 1972；25：177–84.

[5] 辻　順行ほか：痔瘻術式別再発機序について．日本大腸肛門病会誌 2009；62：850–6.

[6] 浅野道雄ほか：低位筋間痔瘻に対する手術．消化器外科 2011；34：321–9.

急性尿潴留

石尾哲也，平田裕二

> **重点提示**
>
> - 急性尿潴留多发生于男性老年人（85%），病因为前列腺肥大。
> - 女性急性尿潴留的原因为逼尿肌收缩能力下降。
> - 急诊处理是导尿或尿道插管。
> - 因急性尿潴留进行导尿的患者中，有一半以上会再次出现尿潴留（必须对原发病进行治疗）。

疾病的概念及定义

急性尿潴留是指尽管尿液已经充满了膀胱，但突然无法自行排尿的状态。

病因和病理

急性尿潴留是由下尿路梗阻性疾病和膀胱排尿肌收缩功能降低造成的排尿障碍。因尿液充满膀胱使得膀胱壁伸展过度，显著的尿意和下腹部疼痛等加剧了患者的痛苦，有时还会出现冷汗和心跳加快等全身症状。

■ 病因[1]

①下尿路梗阻：前列腺肥大、前列腺癌、尿道狭窄、尿道结石、包茎等；

②感染/炎症：急性前列腺炎、性器官疱疹等；

③药物性：抗胆碱药、α肾上腺素激动剂、抗组胺药、抗心律失常药、抗精神病药、类鸦片活性肽、非类固醇类抗炎药等；

④神经源性膀胱：糖尿病、骨盆内手术、脑血管障碍等；

⑤其他：心理方面因素等。

- 最常见的病因是前列腺肥大，诱因多半为寒冷，喝酒，内服感冒药、抗胆碱药、抗组胺药等，所以应询问用药史。

- 如果是急性尿潴留，应触摸下腹部饱满的膀胱部位，轻轻压迫就会有很强的尿意。

- 经腹部超声检查是最有效的诊断手法，通过在耻骨上操作即可观察到饱满的膀胱（图1）。

治疗相关的疾病分类及处理方法

不论为何种病因，首先应立即解除梗阻，恢复排尿以减轻患者的痛苦。如果不处理可导致肾盂肾炎、肾后性急性肾功能障碍。所以必须立即加以处理。

如果可以在几个小时内接受泌尿外科医生的检查，只需进行单次导尿即可，但耗时较长时，建议留置尿管。

■ 导尿

a. 男性患者

患者仰卧，进行外尿道消毒后，插入涂抹有润滑剂的 14Fr 左右的 Nelaton 导管。如图 2 所示，向上拉伸阴茎主体部位，使前部尿道呈一条直线，这是插导管的诀窍。如果有尿液流出，为防止导管脱落，应将导管顶端充分插入膀胱内。

b. 女性患者

患者仰卧，充分打开阴唇对外尿道口进行消毒后，插入导管。只需插入 5cm 左右的导管就可以看到尿液流出。很多情况下难以确认尿道外口，或因阴道萎缩造成尿道外口向里凹陷时，插管时必须注意观察阴道前壁。

■ 经尿道留置导管

①在 14Fr 左右的 Foley 导管（图 3a）顶端涂抹乳化剂，用和导尿相同的手法将导管插入膀胱内。确认尿液流出后，再将导管插入膀胱深处使气囊扩张。

②不能轻易插入导管时，应用注射器将 10ml 2% 利多卡因凝胶缓慢从外尿道口注入尿道（图 4），然后再插入导管[2]。

③如果进行了上述操作仍无法插入，应使用 Tiemann 导管（图 3b）。

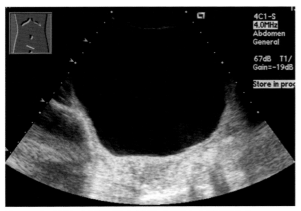

图 1　急性尿潴留的超声影像（尿液充满膀胱）

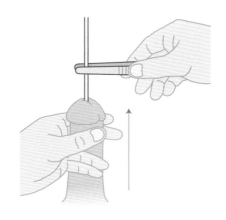

图 2　导尿

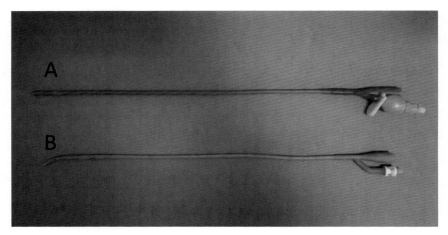

图 3　尿道导管（A：Foley 导管，B：Tiemann 导管）

④如果使用 Tiemann 导管仍然难以插入，则必须使用通管针或小口径针管处理，应转诊给泌尿科医生会诊。

● 插入导管前，应确认患者是否对局部麻醉药和胶乳过敏。

● 使用 0.02% 的氯化苄乙氧铵和 10% 的聚维酮碘对外尿道口进行消毒。

● 插入导管时的润滑剂，应使用 2% 的利多卡因凝胶和杀菌甘油等水溶性物质。橄榄油和凡士林等油性物质会损伤乳胶，造成气囊破裂。

● 扩张气囊时必须使用蒸馏水。如果是生理盐水有可能会析出结晶，造成无法排空的情况。

● 用力压迫下腹部尝试急速排尿时，可能因膀胱破裂和迷走神经反射造成血压降低，所以应在检查生命体征的同时缓慢排尿，这一点非常重要。

● 如果是包茎患者，为避免包皮嵌顿，插入导管后须复位包皮。

● 手术经验不足的医生禁止使用通管针和小口径针管。

■ 耻骨上膀胱穿刺（图 5）

该方法是难以进行导尿或插入导管，且无法立即送往泌尿科时，作为紧急措施所采取的一种手法。

①通过超声检查确认尿液充满膀胱，穿刺部位没有肠管。

②对下腹部进行消毒，对超声确认的穿刺部位（耻骨联合上 1~2 横指宽正中）进行局部麻醉后，用 23G 针垂直试穿，确认可吸引膀胱内尿液的深度。

③如果可以确认到膀胱的距离，则应使用长度可以充分到达膀胱的 18G 留置针进行同样的穿刺。

④穿刺到膀胱后，拔出内筒确认尿液排出后，应进一步推进并固

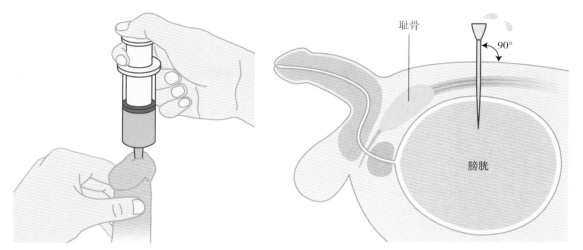

图4　向尿道内注入凝胶

图5　耻骨上膀胱穿刺

定外筒，然后通过伸缩管连接集尿袋。

● 膀胱穿刺是垂直于腹壁进行的。向膀胱头侧穿刺时有刺穿肠管的危险，向膀胱尾侧穿刺时有刺穿前列腺和膀胱颈部的危险。

■ 膀胱造瘘术

这是应由具备专业知识、丰富经验的泌尿科医生实行的一种手法。

■ 需提前了解的数据

● 急性尿潴留的患者中 85% 为男性，15% 为女性。男性中较多见的是老年人下尿路梗阻，而女性中较多见的则是年轻人逼尿肌收缩力降低[3]。

● 出现急性尿潴留的患者中，最终可实现自行排尿的比例为 60%~70%，剩下的则必须采用尿道插管或间接性导尿等方法[3,4]。

● 插管有困难的患者多见于合并尿道狭窄的患者[2]，前列腺肥大的患者较少。

● 前列腺预估体积超过 30ml 的男性，出现急性尿潴留的概率是不超过该体积男性的 3 倍[5]。

后期对症处理

● 如果是一次性导尿，半数以上的患者会再次出现尿潴留。出现急性尿潴留的患者中有一半以上必须对原发病进行手术治疗，所以应立即转诊给泌尿科医生。

● 夜间泌尿科医生无法及时赶到的情况下，如果没有肉眼血尿和尿道感染，且全身状况良好，可在尿道插管后允许患者回家，让患者次日到泌尿科就诊。

> **转诊时机**
>
> - 即使用 Tiemann 导管也难以经尿道插管时，应立即将其转诊给泌尿科的专科医生。
> - 因为导尿后的复发率很高，所以应立即让患者在插管后前往泌尿科接受专科医生的诊断。

参考文献

[1] Selius BA, et al: Urinary retention in adults: diagnosis and initial management. Am Fam Physician 2008; 77: 643–50.

[2] Wein AJ, et al: Campbell–Walsh Urology (9th ed). Philadelphia: WB Saunders; 2007. p163–4.

[3] 清水信貴ほか：急性尿閉症例の臨床的検討．日泌会誌 2006; 97: 839–43.

[4] McNeill SA, et al: Alfuzosin once daily facilitates return to voiding in patients in acute urinary retention. J Urol 2004; 171(6 pt 1): 2316–20.

[5] Jacobsen SJ, et al: Natural history of prostatism: risk factors for acute urinary retention. J Urol 1997; 158: 481–7.

包皮嵌顿

二宫繁生

重点提示

- 如果是包皮嵌顿，龟头部位和包皮内板上会产生循环功能障碍造成的水肿。
- 包皮嵌顿的处理是手法复位，成功率很高。
- 水肿较严重时，用压迫龟头的方法可有效减轻水肿。
- 因为包皮嵌顿复位后的复发率较高，所以解除嵌顿后应到泌尿科就诊。

疾病的概念及定义

如果强行翻转狭窄的包皮口，会使龟头部位和包皮内板陷入循环功能障碍，出现水肿（图1）[1]。

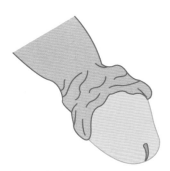

图1　包皮嵌顿

病因和病理

■ 病因

将包皮拉到龟头后方后，绷紧的包皮无法复位产生的病症。如果是幼儿，多见于因淘气把玩阴茎；如果是成人，多见于对尿道和龟头进行检查和处理后，特别是对有意识功能障碍的患者进行导尿等时发生率较高[1]。

■ 病理

包皮的狭窄口（包茎口）嵌入龟头后方，使静脉和淋巴管受到压迫时，包皮和龟头就会产生水肿。

如不处置，可能出现龟头水肿→糜烂、形成溃疡→感染并发症。

治疗相关的疾病分类及处理方法

■ 手法复位

　　首先应尝试保守性的手法复位。如图 2 所示，手法复位是用双手的食指和中指向下拉包皮，然后用双手拇指将龟头按进包皮里面 [2]。

● 水肿较严重时：用力压迫龟头 10 分钟以上可有效减轻水肿，部分情况下该操作可以让手法复位变得简单。具体来说就是用纱布包裹住龟头，然后在上面缠绕弹性绷带，然后小心进行压迫。

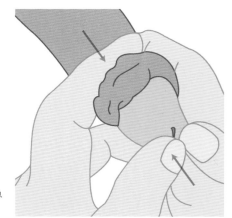

图 2　包皮嵌顿的手法复位

（引用改编自铃木俊一郎等：嵌顿包茎，急救医学 2004；28:1437–9.）

■ 需提前了解的数据

　　过去在对包皮嵌顿进行手法复位时，尽管可以使用表 1 所示的各种方法，但每一项报告都是一些证据水平较低的案例，没有手法复位相关随机化的比较试验。

表 1　嵌顿包茎手法复位相关报告

作者	发表年份	使用物品	患者数	结果
Houghton GR	1973	冷却手套	10	90% 可复位
Gonzales FM	2001	砂糖	3	全部患者可复位
Kumar V	2001	穿刺 *	45	全部患者可复位

* 应在局部麻醉（1% 利多卡因）下用 21G 针刺穿包皮的狭窄口 15~20 次，解除绞窄（改编自 Mackway-Jones K,et al: Best evidence topic reports. Ice, pins, or sugar to reduce paraphimosis. Emerg Med J 2004; 21: 77–8.）

■ 无法手法复位时

成人在局部麻醉下，幼儿在全身麻醉下，在阴茎背面对绞窄口进行纵向切开，解除绞窄。

后期对症处理

大部分患者可以手法复位。

但是复位后复发率高，所以如果采用手术治疗包皮嵌顿（环状切除术）[4]，应咨询泌尿科。

转诊时机

● 如果是难以手动复位的患者，应立即将其转诊给专科医生。

参考文献

[1] 佐藤康次ほか：嵌頓包茎. レジデントノート 2005；7：461-2.

[2] 鈴木俊一ほか：嵌頓包茎. 救急医学 2004；28：1437-9.

[3] Mackway-Jones K,et al: Best evidence topic reports. Ice, pins, or sugar to reduce paraphimosis. Emerg Med J 2004; 21: 77-8.

[4] 中本貴久ほか：包茎，亀頭包皮炎，嵌頓包茎. 臨泌 2000；54：163-66.

颈椎扭伤

甲斐哲司

重点提示

- 颈椎扭伤是因颈部过伸和过曲造成的肌肉、韧带组织功能障碍。
- 颈椎扭伤的原因 80% 为交通事故，必须接受专科医生的诊治。
- 老年人、女性和后颈部韧带硬化症患者，只需轻微的外力就会出现颈椎扭伤。
- 治疗的原则是保持颈椎制动 1 周。

疾病的概念及定义

施加给颈部的外力（颈部过伸、过曲等）使头颈部大幅晃动，造成颈椎周围肌肉、韧带的组织功能障碍的病症（图 1,2）。

伴有神经症状的颈椎扭伤也被诊断为外伤性颈部脊髓病、外伤性颈部综合征（whiplash-associated disorder，WAD）[1,2]。

病因和病理学分类

■ 病因

- 多为交通事故、运动外伤、作业外伤造成的受伤，每年大约有 20 万人患病。

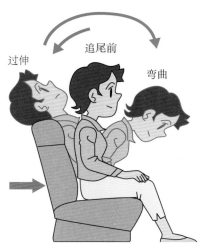

图 1　追尾时的颈椎动态

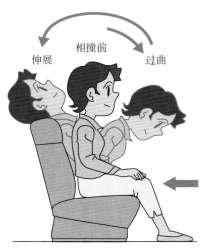

图 2　正面相撞时的颈椎动态

■ 病理

- 颈椎周围的软组织损伤，除了颈部疼痛之外还可出现头痛、晕眩、无力感、耳鸣等症状 [3,4]。
- 必须关注的是老年人、女性和后颈部韧带硬化症患者，只需轻微的外力就有可能出现严重的组织损伤 [3,4]。
- 颈椎扭伤在外伤性颈部综合征的分类 [1] 中相当于 0~ Ⅱ级。

表 1 外伤性颈部综合征的分类

级别	临床症状	病理影像及临床症状
0	颈部无自诉病症 无病理学症状	
I	颈部疼痛、有酸痛感、有压痛 无病理学症状	显微镜下颈部肌肉、韧带组织损伤，肌肉没有达到引起痉挛的程度，受伤后超过 24 小时前往就诊
Ⅱ	颈部有自诉病症 关节活动度（ROM）减小，有压痛	颈椎扭伤（挫伤） 软组织内出血、软组织挫伤造成肌肉挛缩 受伤后 24 小时内接受医生诊疗
Ⅲ	颈部有自诉病症 伴随有神经学方面的异常 （感觉功能障碍、肌力降低、深部肌腱反射减弱）	因外伤或出血造成的二次性刺激 炎症和因外伤造成的神经组织损伤 受伤后 2~3 小时内就诊，出现神经症状 合并颈部 ROM 受限
Ⅳ	颈部有自诉症状 脊椎脱臼，有骨折	严重的脊椎及神经组织的挫伤及损伤

（引自弥山峰史等：外伤性颈部综合征的病态. 整·灾害 2009；52:121-7.）

治疗相关的疾病分类

- 可以通过受伤机制、临床症状明确诊断。
- 如果存在颈部以外的症状、运动时有疼痛或存在活动受限，应进行颈椎 X 线（2 个方向：正面、侧面）和颈椎 CT 检查。

■ 需提前了解的数据

颈椎扭伤是没有发生骨折的软组织损伤，为确认是否有骨折，必须进行 X 线检查。但是，X 线诊断骨折的灵敏度为 85%，从灵敏度来说不算很高 [5]。

欧美推荐的根据外伤性颈部综合征的级别进行治疗的方案见表 2[1,2]。

表 2 外伤性颈部综合征的治疗方案

0 级	无需特别治疗
I 级	安慰患者 保持安静 颈椎在可动范围内运动、牵引 无需消炎镇痛药 如果 1 周内症状没有得到缓解需重新进行评估
II ~ III 级	安慰患者 保持安静 颈椎在可动范围内运动、牵引 无需消炎镇痛药 如果 3 周内症状没有得到缓解需重新进行评估

这是以社会背景、补偿制度不同的欧美为中心的 RCT（随机化比较试验）为依据的治疗方案。

■ 颈椎扭伤的症状学分类

①颈椎扭伤型：颈部疼痛、不适和肩膀酸痛等症状，且症状仅限于肩颈部。

②神经根型：出现上肢感觉障碍、疼痛、无力感等与脊髓节段一致的症状。

③脊髓型：①或②合并下肢感觉障碍、深部反射亢进等。

④交感型：受伤后或受伤数日后出现头痛、视力降低、晕眩、耳鸣、恶心等症状。被认为是交感神经功能障碍。

无论哪一种分类，基本的理念是相同的。没有神经症状的病症即为"颈椎扭伤"。

处理方法

● 作为初诊医生，重点是对严重程度进行判断。

● 若属于外伤性颈部综合征 III 级以上或颈椎扭伤②、③、④时；若存在除颈部疼痛以外的神经根症状或伴有脊髓症状时，为防止脊髓受压，应用颈托固定颈部制动，然后迅速转诊给专科医生进行诊疗。

■ 颈椎扭伤基本治疗

①颈椎的制动、固定

制动指的是仰卧，颈椎没有任何负重的状态。即使用颈托等进行了固定，但如果负重，也无法保持制动的状态，这一点必须向患者充分说明。尽管是依症状程度而定，但至少要保持 1 周左右的制动。

②虽然不是所有患者都需使用消炎镇痛药（内服、外用）[1]，但医生可以对症下药。

后期对症处理

　　即使诊断为颈椎扭伤，也应嘱咐患者在 24 小时以内接受专科医生的诊断治疗。

　　颈椎扭伤的原因 80% 为交通事故[1]，因关系到和肇事者之间的纠纷及补偿问题等诸多因素。从这个角度考虑，也必须转诊给专科医生。

转诊时机

● 伴有神经系统异常的颈椎扭伤，应立即介绍给专科医生。

● 不伴神经系统异常的颈椎扭伤，应指导患者在 24 小时内接受专科医生的诊断。

参考文献

[1] 彌山峰史ほか：外傷性頚部症候群の病態．整・災害 2009; 52: 121-7.

[2] Spitzer WO, et al: Scientific monograph of the Quebec Task Force on Whiplash–Associated Disorders: redefining "whiplash" and its management. Spine (Phila Pa 1976) 1995; 20 (8 Suppl): 1S-73S.

[3] Pearce JM, et al: Headaches in the whiplash syndrome. Spinal Cord 2001; 39: 228-33.

[4] Suissa S, et al: The relation between initial symptoms and signs and the prognosis of whiplash. Eur Spine J 2001; 10: 44-9.

[5] Bagley LJ: Imaging of spinal trauma. Radiol Clin North Am 2006: 44; 1-2.

腰椎扭伤

白下英史

重点提示

- 腰椎扭伤（闪腰）是支撑腰椎的肌肉挛缩和疼痛。
- 腰椎扭伤不包括呈现红旗征和黄旗征的腰痛病，前者提示可能是严重病变，后者提示可能是慢性腰痛。
- 针对腰椎扭伤进行麻药局部注射和类固醇局部注射时，竖脊肌可有压痛点。
- 竖脊肌的挛缩和疼痛较剧烈时，应保持 3 天制动并使用拐杖。

疾病的概念及定义

腰椎扭伤也就是所谓的闪腰，是支撑腰椎的肌肉发生挛缩和疼痛。

病因和病理

■ 病因

一般情况下是因用不正确的姿势搬重物、弯腰等，强行给腰椎施加外力后造成的。原因包括不正确的姿势、侧弯、椎间盘脱出症等。

■ 病理

多可在 7~10 天内治愈。90% 的疼痛将在 3 个月内消失。

治疗相关的疾病分类及处理方法

体格检查，有时会看到脊椎旁肌肉出现了挛缩，但腰椎棘突无压痛，膝盖以下的皮肤和关节疼痛和感觉异常，足部肌力下降，但跟腱反射并没有消失。

根据欧洲腰痛学会的诊疗指导方针，建议将腰痛患者的诊断分为以下 3 类[2]。

1. 红旗征（red flag sign）
   - 可能存在严重的病理征象（表 1）。
   - 如果一般的疼痛管理无效，则应转诊给专科医生。

2. 绿灯状态（green light）
   - 见于 85% 的腰痛患者。属于无神经系统异常和器质异常且治疗后恢复状况良好的腰痛。
   - 没有并发症的腰椎扭伤与绿灯状态相似，应以疼痛管理和患者教育为主。

3. 黄旗征（yellow flag sign）

- 可能会转变为慢性腰痛、活动能力降低的症状（表 2）。
- 治疗时应注意是否存在黄旗征（表 2）。

表 1　红旗征

年龄	20 岁以下或 55 岁以上
症状	• 即使保持安静，疼痛也会加剧 • 伴有胸部疼痛 • 全身状态不佳 • 外观有变形 • 有神经症状（排尿、排便困难，坐骨神经痛，下肢麻木等） • 有发热
既往史	• 外伤史 • 恶性疾病史 • 长期使用类固醇 • 药物滥用、免疫抑制药用药史、HIV 感染史 • 出现了原因不明的体重降低

（改编自 European guide-lines for the manage ment of acute nonspecific low back pain in primary care.）

表 2　黄旗征

对腰痛的不合理态度和信念	不重视保持活动性，认为腰痛有害，减少活动，且确信难以治愈
不恰当的疼痛管理	害怕疼痛持续，采取回避的态度，减少活动
就业、医保问题	工作的满意度低
感情的问题	抑郁、紧张、对社会活动没兴趣

（改编自 European guide-lines for the management of acute nonspecific low back pain in primary care.）

■ 需提前了解的数据

根据 Chou 等人的整合分析，如果将无严重基础疾病（癌症、感染、马尾综合征等）的腰痛患者分为两组，一组立即进行影像检查（X 线、MRI、CT）；另一组不进行任何影像检查，只给予正常的护理，进行短期（≤ 3 个月）及长期（6~12 个月）的治疗后（疼痛、身体功能）两组并无差异[3]。

■ 竖脊肌注射（图 1）

- 通过局部麻醉治疗可迅速缓解患者的疼痛症状。
- 体位为俯卧位。
- 穿刺位置为距离正中（棘突）大约 3.8cm 的位置，最明显的压痛点处。
- 行皮下注射局部麻醉，垂直进针，可以感受到筋膜外侧有阻抗的部分也应注射，直接向筋膜间隙注入 2~3ml。如果疼痛有所改善，则应在该部位注入 40mg（1ml）的醋酸泼尼松龙。

处方实例

环氧洛芬钠（60mg）：3 片，分 3 次 或

对乙酰氨基酚：900mg（~1500mg），分 3 次

● 必要情况下可以使用抗挛缩药

乙哌立松（50mg）：3 片，分 3 次

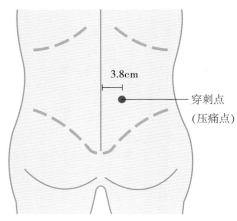

3.8cm

穿刺点
（压痛点）

图 1　竖脊肌注射

后期对症处理

①如果疼痛和挛缩加剧，应制动 3 天并使用拐杖 [4]。除此之外，如果可以忍受，持续正常活动可使腰痛尽快恢复 [5]。

②热敷或冷敷腰部。

③交代病情，让患者放心。

④发病后 6 周内的物理治疗（按摩脊柱疗法等）在短期内是有效的，可提升患者的满意度，但具体哪一种操作有效尚不明确 [6]。

⑤腰椎牵引的有效性尚未得到证明。

⑥复发或加重时，必须对是否存在结构性的腰部疾病、腰椎神经根病、腰椎管狭窄等进行评估（单纯 X 线、CT、MR、肌电图等）。

> **转诊时机**
>
> ● 有红旗征，或一般疼痛管理控制不佳时，应转诊给专科医生。

参考文献

[1] Carey TS, et al: The outcomes and costs of care for acute low back pain among patients seen by primary care practitioners, chiropractors, and orthopedic surgeons. The North Carolina Back Pain Project. N Engl J Med 1995; 333: 913–7.

[2] European guidelines for the management of acute nonspecific low back pain in primary care. (http://www.backpaineurope.org/web/files/WG1_Guidelines.pdf)

[3] Chou R, et al: Imaging strategies for low–back pain: systematic review and meta–analysis. Lancet 2009; 7: 373: 463–72.

[4] Deyo RA, et al: How many days of bed rest for acute low back pain? A randomized clinical trial. N Engl J Med 1986; 315: 1064–70.

[5] Malmivaara A, et al: The treatment of acute low back pain–bed rest, exercise, or ordinary activity? N Engl J Med 1995; 332: 351–5.

[6] Royal College of General Practitioners (RCGP): Clinical guidelines for the management of acute low back pain. (http://www.chiro.org/LINKS/GUIDELINES/FULL/Royal_College/index.html)

锁骨骨折

铃木浩辅

重点提示

- 锁骨骨折占全部骨折的 10%~15%，从骨折部位来看，有 80%~85% 为锁骨中段的骨折。
- 骨折近折端从胸锁乳突肌开始向上移位，远折端从胸大肌开始向下移位。
- 开放性骨折、超过 2cm 的移位、肿胀、神经和血液循环功能障碍等都应到骨科就诊。
- 止痛和镇静，如果是单纯的骨折，则可以用三角巾进行固定，如果是移位较小的骨折则应使用功能性锁骨绷带。

疾病的概念及定义

连接肩胛和中轴骨、外侧与肩峰相关节、内侧与胸骨相关节的锁骨损伤。

病因和病理学分类

锁骨骨折占全部骨折的 10%~15%，是日常生活中经常遇到的一种骨折。

病因

多半是外力沿肩胛带向内传递后产生的，患者肩膀着地摔倒时、在手腕完全伸直的状态下摔倒时、或暴力敲打锁骨时，都有可能造成锁骨骨折。

病理

- 肩膀前方疼痛。出现肿胀、擦伤和斑片状出血的同时发生骨骼变形。
- 患侧的肩关节看上去比健侧有向内向下移位，患者通常将受伤侧的手臂靠近躯干附近来支撑。若骨折累及锁骨上神经，有可能会出现感觉异常。
- 婴儿或幼儿摔倒后因手臂无法动弹前来就诊，若手臂检查正常，应考虑是否出现了锁骨损伤。

治疗相关的疾病分类

- 根据骨折位置的不同，锁骨骨折可以分为 3 类（表 1，图 1）。
- 从上往下看，锁骨是呈 S 形弯曲的，因为传递外力很容易集中在中间位置，所以几乎所有的骨折都发生在锁骨中段（大约80%~85%）。锁骨远端1/3的骨折仅占10%~15%，近端1/3处是最不容易发生骨折的（约5%）。

● 可以根据对胸锁关节和肩锁关节等相邻关节的影响、喙锁韧带和骨折远端的关系等进行进一步分类。

● 根据骨折部位的不同，骨折断端的移动方向为：近折端被胸锁乳突肌拉向上方，远折端将胸大肌拉向前下方。

表 1　Allman 分类

组 I	骨干部骨折	亚组 a	无错位
组 II	外侧端骨折	亚组 b	有错位
组 III	内侧端骨折	亚组 c	有第 3 骨片

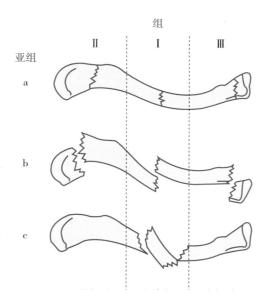

图 1　Allman 分类

（引自 McRae R: Practical Fracture Treatment (2nd ed). Edinburgh: Churchill Livingstone; 1989. p83–4.）

处理方法

■ 检查

● 详细询问病史，进行体格检查。用手指从胸锁关节向外侧，沿锁骨表面向前上方滑动进行触诊。然后沿锁骨内侧2/3的突出部位，再沿外侧1/3的凹陷部位进行触诊，注意是否有骨折引起的骨骼不连续、骨擦音、肿胀等。然后，对手臂的神经和血管状态进行评估。

● 高能量外伤有必要进行肋骨损伤和肺损伤等合并损伤的评估。

■ X 线检查

● 通过锁骨单纯 X 线正位相（AP）、腋窝侧位相、Zenca 位（头部 10°～15° 方向的肩锁影像），对骨折的部位、错位或关节脱臼进行评估。CT 对粉碎性骨折、骨折的位置、胸锁关节损伤的评价非常有用。

● 出现以下症状时，应立即要求骨科医生进行检查。

①开放骨折。

②骨折明显的错位（超过 2cm）

③覆盖皮肤处于紧绷状态，且张力较大。

④肩锁关节内的锁骨远端 1/3 骨折，近端骨折与喙锁韧带分离，关节不稳定。

⑤怀疑肩关节神经、血液循环障碍。

■ 治疗

● 和其他长干骨骨折相比，锁骨骨折愈合较快，所以原则上应进行保守治疗。但是,保守治疗会出现伪关节和畸形愈合引起的功能障碍,所以还必须强调有创治疗的必要性。

1. 保守性疗法（三角巾固定）（图 2）

单纯锁骨骨折只需用三角巾固定即可止痛、制动。同时，还可促进肩肱关节转动。如果用三角巾固定手腕 1 周以上，就会造成活动度减小，甚至还有可能形成“冻结肩”，所以应指导患者在固定后几天内接受骨科医生的检查。

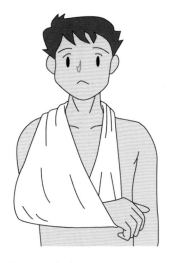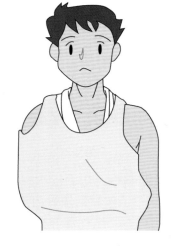

图 2　三角巾固定

2. 保守性疗法（功能性锁骨绑带固定）（图3）

如果此方法使用不恰当，有可能导致症状恶化，除骨科以外的医生进行初级医疗护理时，此方法最好仅限于对错位较小的骨折患者使用。

● 使用时应注意以下要点。

① 患者坐在凳子上，使胸部后展将锁骨固定。或者仰卧平躺，将厚厚的毛巾卷放在两肩胛骨之间，使肩自然下沉，在保持"整复姿势"下固定。

② 绑带过紧时，背部顶端会压迫颈部，可应使用毛巾或背部靠垫。

③ 肩垫在患病一侧是制动的，所以只需按住肱骨头，在健侧固定到肩膀内侧即可获得肩膀的活动性。

④ 腋窝绑带固定时将靠背垫往下拉。

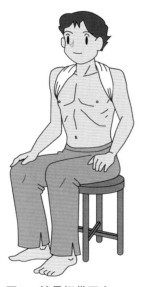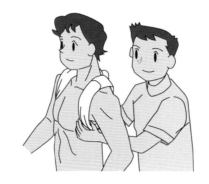

图3　锁骨绷带固定

■ 手术

进行初级护理后无效时，选择手术疗法。

■ 应贮备的知识！

锁骨中间外侧有时可以看到沟状或小圆形的空隙。这是锁骨神经通过的部位，2%~6%的人锁骨上窝比较明显，注意不要把它误认为骨折线。

后期对症处理

开具镇痛药（对乙酰氨基酚等）或抗炎药（布洛芬等）处方，指导患者在几天内接受骨科医生的诊治。

转诊时机

- 进行基本的固定等处理后，几天内应将其转诊给专科医生。

参考文献

[1] Orthopaedics 2007; 20(4).

[2] Banerjee R, et al: Management of distal clavicle fractures. J Am Acad Orthop Surg 2011; 19: 392–401.

[3] Malik S, et al: Emergent evaluation of Injuries to the shoulder, clavicle, and humerus. Emerg Med Clin North Am 2010; 28: 739–63.

[4] McRae R: Practical Fracture Treatment (2nd ed). Edinburgh: Churchill Livingstone; 1989. p83–4.

[5] Hoppenfeld S, et al: Physical Examination of the Spine and Extremities. New York: Applton–Century–Crofts; 1976. p4–5.

[6] Nathe T, et al: The anatomy of the supraclavicular nerve during surgical approach to the clavicular shaft. Clin Orthop Relat Res 2011; 469: 890–4.

肩周炎

草野　彻

重点提示

- 肩周炎是粘连性肩关节囊炎症，关节囊无法正常伸展的状态。
- 肩周炎的恢复情况个体差异较大，可以分为急性期、慢性期和恢复期。
- 急性期一般采用药物、局部注射和肩胛上神经等止痛治疗。
- 慢性期一般采用 Codman 练习和 Connolly 练习等运动疗法。

疾病概念

　　肩周炎指的是随年龄增长而出现的肩关节囊及其周围组织的慢性炎症，表现为肩关节功能障碍。

定义

　　40 岁以后肩部出现的疼痛和运动障碍，但无法确定病因的一种疾病。

病因和病理

病因

　　● 肩周炎在医学上又被称为粘连性肩关节囊炎，指的是肩关节的关节囊无法正常伸展的一种状态。

　　● 过去肩周炎还包括腱板损伤和钙化性肌腱炎等，近年来随着医疗技术的进步，一些病因明确的疾病已单独命名。

　　● 肩周炎的危险因素包括糖尿病、中风、事故、肺部疾病、结缔组织疾病和心脏病等，40 岁以下发病的情况非常罕见。

病理

　　肩周炎病程可以分以下 3 个阶段。

1. 急性期（活动范围受限、疼痛：2 个月内）

　　● 首先是关节附近出现了隐隐的疼痛，胳膊活动范围开始受限。

　　● 然后疼痛逐渐加剧，胳膊突然运动时剧痛。

　　● 因为疼痛，胳膊无法上抬到直角以上的角度，几乎无法向后活动，出现了严重的运动功能障碍 [1]。特别是无法外旋。

　　● 洗头、梳头、刷牙、做饭、抓公交车上的把手、穿衣服、翻身、排便后的清理等都有困难，严重影响日常生活。

- 夜晚温度降低时，症状会更加明显。容易因此出现无法入眠的情况。

2. 慢性期（活动度范围固定：2~6个月）

- 急性期的剧烈疼痛转变成微弱的隐痛，夜晚也可以入眠了。但是，胳膊一动就痛，活动受限。
- 疼痛一般位置固定。

3. 恢复期（5~26个月）

- 疼痛和不适会逐渐改善，胳膊逐渐可以活动了。
- 虽然主要取决于疼痛的程度，一般剧烈疼痛消失需半年左右，可以投掷球体等重物大约需要1年左右的时间。
- 通过康复训练，大部分患者胳膊的活动范围可以恢复到90%左右。

治疗相关的疾病分类

如果X线检查没有发现变形性肩关节病和骨折等，也未找到引起疼痛的明确原因，即可诊断肩周炎，开始相应治疗。

处理方法

■ 治疗的目的

对肩关节周围和骨骼疾病进行治疗，缓慢进行肩关节的伸展运动，使其恢复到正常的关节活动范围。除了镇痛药和康复训练等物理疗法之外，有时还需进行骨科手术[2-4]。

■ 镇痛（急性期）

①药物疗法：使用消炎镇痛药、热敷（配制吲哚美辛）。

②局部注射疗法：对压痛点注入3ml肾上腺皮质激素2~4mg和1%的利多卡因（每周1~2次）混合溶液。

③肩胛上神经阻滞

疼痛范围较大，局部注射效果不明显时可以使用这种方法。用23G的穿刺针抽吸1%的甲哌卡因8ml，沿刺入点垂直向下直至骨骼，稍向内改变针头方向继续向前，即可感受到放射性疼痛（图1）。

■ 运动疗法（慢性期）

- Codman练习（Iron练习：图2）

身体前屈90°，将健侧手放到椅子或桌子上，让患侧手臂自然下垂。拿取1~2kg的重物（塑料瓶也可以），在不引起疼痛的情况下进行摆动。按照一次5~10分钟、一天2次的标准进行。

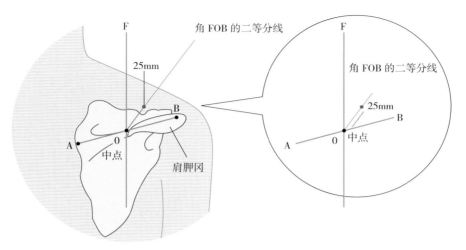

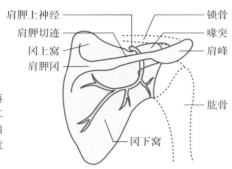

图 1 肩胛上神经阻滞

在肩胛冈中间部位沿矢状面画一条线，再在肩胛冈上画一条垂直线，两条线的二等分线向外向上 25mm 处就是针刺入肩胛切迹处。沿该点垂直刺入皮肤后，就可以在冈上窝处碰到肩胛骨。

● Connolly 练习（图 3）

抓住墙壁或衣柜等，弯腰下蹲，拉伸肩膀进行伸展运动。手臂在后背交叉，用健侧手向上拉伸患侧手，进行肩膀的拉伸运动。手臂在头后交叉，手肘向外打开进行肩膀的拉伸运动。按照一次 5 分钟、一天 3~4 次的标准进行。

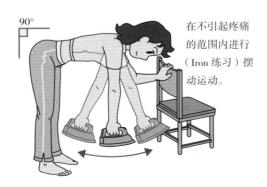

图 2　Codman 练习

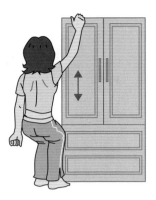

下蹲伸展

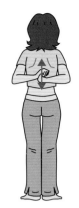

手臂在后背交叉，
用健侧手向上拉伸
患侧手

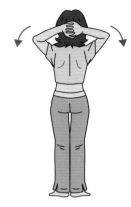

手臂在头后交叉，手
肘向外打开，进行肩
膀的拉伸运动

图 3　Connolly 练习

■ 预防

　　教职人员和办公室人员等不从事体力劳动的人易患此病，每天做体操（关节的可动范围内训练）最大限度地活动关节，可以有效预防肩周炎的发生。

　　■ 应贮备的知识！

　　肩周炎的急性期应制动并冷敷。到慢性期后必须进行治疗，增加肩膀活动度，以防肩关节囊粘连。如果长期放任不管，痊愈后仍会遗留运动障碍，所以必须进行合理的治疗。

　　转诊时机

　●肩周炎是进行排除诊断后的诊断结果，在肩周炎的鉴别诊断中，部分情况必须进行手术。无法进行排除诊断时，应转诊给专科医生。

参考文献

[1] Jayson MI: Frozen Shoulder: adhesive capsulitis. Br Med J（Clin Res Ed）1981; 283: 1005–6.

[2] Ewald A: Adhesive capsulitis: a review. Am Fam Physician 2011; 83: 417–22.

[3] Tveitå EK, et al: Hydrodilatation, corticosteroids and adhesive capsulitis: a randomized controlled trial. BMC Musculoskelet Disord 2008; 9: 53.

[4] Baums MH, et al: Functional outcome and general health status in patients after arthroscopic release in adhesive capsulitis. Knee Surg Sports Traumatol Arthrosc 2007; 15: 638–44.

手指戳伤

小森阳子

重点提示

- 是指手指关节外伤造成的扭伤、肌腱韧带损伤、脱臼、骨折的总称。
- 根据关节部位的不同，可以分为远指间关节（DIP）、近指间关节（PIP）、掌指关节（MP）损伤。
- 手法复位后，应用胶布和夹板进行固定，然后再接受骨科检查。
- 伴随有开放性骨折和血流障碍的情况下，应立即接受骨科检查。

疾病概念

一般情况下指的是因钝力（如球赛中的碰撞）造成的包括指关节扭伤、肌腱和韧带损伤、脱臼、骨折等在内的广义概念。

定义

指尖受到巨大外力后引起的手指损伤的总称。

病因和病理

病因

因长轴方向的外力造成的向外、向内等侧方移位，过伸和过曲骨折，韧带损伤，肌腱损伤等。应根据外力的方向和部位预测来确定损伤的状态[1]。

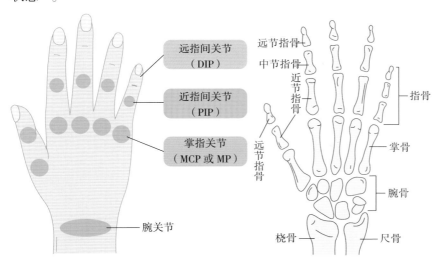

图1 手的关节和骨骼的名称

133

■ **病理**

根据受伤关节不同，可以分为 3 类（图 1）。

治疗相关的疾病分类

■ **远指间（DIP）关节**

● DIP 关节伸肌腱损伤：槌状指（mallet finger）Stack 分类（图 2）

【肌腱性】Ⅰ 型：皮下肌腱断裂

【骨骼性】Ⅱ 型：有小骨折片

Ⅲ 型：有大骨折片，容易引起掌侧脱位

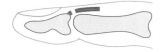 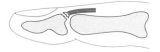 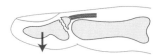

Ⅰ 型：肌腱断裂　　　　　　　Ⅱ 型：剥离骨折　　　　　　　Ⅲ 型：脱位骨折

图 2　槌状指（mallet finger）

■ **近指间（PIP）关节**

● PIP 关节的侧副韧带损伤（图 3）

PIP 关节的过伸损伤

PIP 关节背侧脱位骨折：volar plate（掌板）损伤（图 4）

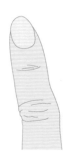 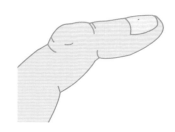

图 3　小指 PIP 关节侧副韧带损伤

因侧方外力造成侧副韧带损伤，产生侧方移位。

图 4　PIP 关节背侧脱位骨折

这是掌板的撕脱骨折，中节掌侧有小骨片嵌插，中节远端向背侧脱位。

■ **掌指（MP）关节**

● 拇指 MP 关节侧副韧带损伤：Stener 损伤（图 5）

拇指 MP 关节侧副韧带完全断裂，断裂的韧带回缩，其断端嵌入拇指内收肌的腱膜下。

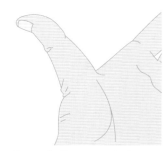

图 5　拇指 Stener 损伤

拇指 MP 关节绞锁：掌板和与之相连的侧副韧带被第 1 掌骨头钩住，导致伸展位拇指 MP 关节被卡住，呈现无法弯曲的状态。

处理方法

■ 问诊、视触诊

通过问诊确认受伤经过、外力大小、方向，通过视诊和触诊确认损伤的部位、关节的弯曲伸展和稳定性[1]。

■ X 线检查

对亚脱位、脱位、骨折等进行评估。单凭患侧评估有困难时，应对健侧摄片对比。

■ 复位

如果是骨折或脱位，若技术娴熟可以手法复位，然后再固定。也可以一边牵引一边复位[1]。

■ 固定（图 6）

用胶布和相邻手指缠到一起，或用夹板将其固定在功能位。

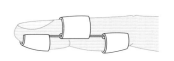
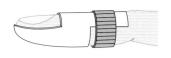
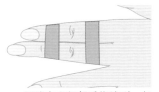

a：弹簧式固定用具　　　　b：塑料固定用具　　　　c：用胶布和相邻手指缠到一起

图 6　固定法

（引用改编自日本整形外科学会主页）

■ 应贮备的知识！

手指戳伤所致脱位骨折的初期治疗原则为 RICE（Rest：制动，Icing：冷敷，Compression：压迫，Elevation：上抬）。这是无需特殊技术，为减轻出血和肿胀而首先要采取的一些措施[4,6]。

后期对症处理

伴有开放性骨折和血流障碍的情况下，应立即接受骨科医生的检查、治疗。

"治疗相关的疾病分类"中列举的疾病，应在进行初步治疗处理之后，将其转诊给骨科医生[1]。

转诊时机

● 出现开放性骨折和血流障碍时，应立即转诊给专业的医生。
● 怀疑韧带损伤、撕脱骨折、肌腱断裂、脱位时，应在处理后几天内转诊给专业的医生。

参考文献

[1] 里見嘉昭，ほか：突き指の初期治療. 外科 2008；70：1386–1389.

[2] 齋藤兄治：突き指. 救急医 2010；34：788–90.

[3] 伊勢亀冨士朗，ほか：小外科マニュアル　突き指. 日医雑誌 1988；99：68–9.

[4] 安藤　亮，ほか：手関節・手部. 臨スポーツ医 2010；27：152–8.

[5] 大江隆史：手指の腱断裂・突き指（槌指）. 臨スポーツ医 1998；15：141–2.

[6] 内野正隆，ほか：骨折，脱臼，突き指. 診断と治療 2010；98：315–8.

踝关节扭伤致韧带损伤

竹内裕昭

重点提示

- 踝关节扭伤中发生频率最高的是内翻扭伤致外侧韧带损伤。
- 受伤后无法活动时，应考虑为完全断裂，迅速出现肿胀应考虑是出血造成的。
- 根据渥太华踝关节准则，应对骨折的可能性和拍摄 X 线片的必要性进行考虑。
- 急性期为控制肿胀和出血，PRICE 处理非常有效。

疾病的概念及定义

构成踝关节的韧带发生部分或完全断裂的状况。

病因和病理

病因

因不慎扭转脚踝等动作，造成踝关节的韧带受到损伤。

根据韧带损伤部位的不同，可以进行以下分类。

1. 内翻扭伤

脚踝扭伤中大多为内翻扭伤，因踝关节处于跖屈位，内翻时易造成踝关节外侧韧带损伤[1]（图 1）。

如果只是轻微的内翻，造成距腓前韧带损伤，会在外踝前方出现压痛。如果是严重的内翻，除了距腓前韧带，还波及跟腓韧带时，外踝周围的肿胀会非常明显。脚会痛得无法着地，甚至连检查都非常困难。

有时还可能伴有胫腓前韧带和分歧韧带的损伤。

2. 外翻扭伤

发生率较低，是因踝关节的跖屈、外翻造成的踝关节内侧韧带损伤[1]（图 2）。

由胫距前韧带、胫舟韧带、胫距后韧带、胫踝韧带构成的三角韧带非常牢固，所以单纯外翻扭伤的情况较少，多有可能伴随骨折。

病理

- 随着时间的推移，会出现肿胀、发热、疼痛、皮下出血、步行困难等症状。
- 受伤后即刻踝关节无法动弹，很有可能是韧带完全断裂。
- 受伤后 1 小时左右出现肿胀时，考虑韧带断裂造成的出血。

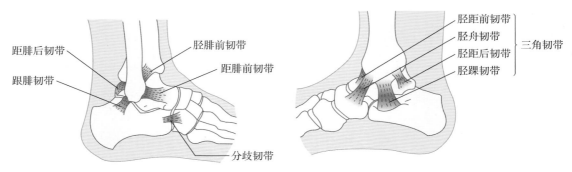

图 1　右踝关节外侧韧带　　　　　　图 2　右踝关节内侧韧带

治疗相关的疾病分类

根据损伤程度的不同，可以进行如下分类（表 1）[2]。

表 1　踝关节损伤的分类

Ⅰ度（轻度）	有轻微的压痛，但不影响走路，韧带轻度拉伤
Ⅱ度（中度）	关节运动过程中出现疼痛，走路困难 部分韧带断裂
Ⅲ度（重度）	关节活动和走路非常困难，疼痛剧烈，有时可出现韧带完全断裂造成的关节不稳

处理方法

■ 问诊

- 是否有踝关节受伤史？→是否为习惯性扭伤？如果是，则风险非常大。
- 受伤经过？→根据受伤位置推测损伤部位。
- 受伤后是否负重？→如果不能负重，疑似为Ⅲ度扭伤或骨折。

■ 检查

- 应从损伤部位远端开始检查。根据压痛点的位置推测损伤的韧带。
- 如果根据渥太华踝关节准则（后述）可以排除，则无需 X 线检查，且从医疗成本的层面来说也无需进行 X 线拍摄[3]。反之，当部分症状和渥太华踝关节准则一致时，则疑似为第 5 跖骨和外侧踝、内侧踝等的骨折。若无法排除骨折，建议拍摄 X 线片。

■ 处理

● 受伤后数日内的急性期，为了控制肿胀和出血，实施以下 PRICE 处理是非常有效的。

① Protection（固定）：固定患病部位

② Rest（休息）：避免负重，保持局部制动

③ Ice（冷敷）：冰袋冷敷患处

④ Compression（加压包扎）：用弹力绷带加压包扎踝关节

⑤ Elevation（上抬）：患肢高于心脏水平

● 如果是轻微的扭伤，应先用弹力绷带、胶布、护具等进行固定，然后用拐杖减轻负重。

● 如果是严重的扭伤，则必须用玻璃纤维或石膏进行固定并接受外科专业治疗。

■ 需提前了解的数据

渥太华踝关节准则（图3）

①在外踝尖上方6cm范围的腓骨后侧缘处有压痛。

②在内踝尖上方6cm范围的胫骨后侧缘处有压痛。

③第5跖骨根部压痛。

④舟状骨压痛。

⑤受伤后即刻和就诊时不能独立支撑体重。

※ 存在①或②中任意一种情况时，必须对踝关节进行两个方向（正面、侧面）的X线拍摄。

存在③或④中任意一种情况时，必须对脚进行两个方向（正面、侧面）的X线拍摄。

如果是⑤，则必须对脚和踝关节分别进行两个方向的X线拍摄。

如果每种情况都可以排除，则无需进行X线拍摄。

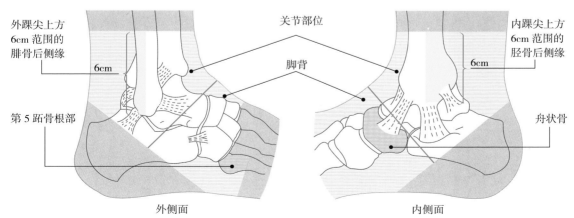

图 3　Ottawa ankle rules（渥太华踝关节准则）

（引自 Stiell IG, et al: Implementation of the Ottawa ankle rules. JAMA 1994; 271: 827–32.）

【现场可进行的处理】

● 应尽快进行患处的固定、制动、冷敷、加压包扎和上抬（PRICE 处理）。

● 通过加压包扎将患处的肿胀控制在最小限度，对后期恢复有很大的帮助。

【处方】

应开具口服洛索洛芬钠等消炎镇痛药的处方。

后期对症处理

● 固定时间：Ⅰ度 10~14 天，Ⅱ度 2~4 周，Ⅲ度 4~6 周以上。

● 通常大部分扭伤都可痊愈，不会留下后遗症。

● 对于Ⅰ~Ⅱ度扭伤，尽早康复训练可加速恢复[5]。

● 与胶布相比，支撑物（护具、器具）对防止复发和保持关节的稳定性来说更具优势[6]。

● 对于Ⅲ度扭伤，固定和理疗性不当时，可能成为复发性扭伤，造成关节不稳。

● Ⅲ度扭伤、复发性扭伤、伴有关节不稳或骨折的扭伤、对比赛选手进行治疗时，部分情况必须进行手术时，应转诊给骨外科医生。

转诊时机

● 受伤后踝关节无法动弹时，或受伤后 1 小时内踝关节迅速出现了肿胀，很有可能是必须进行外科性治疗和固定的重度扭伤，应立即转诊给专科医生。

参考文献

[1] Colville MR, et al: Strain measurement in lateral ankle ligaments. Am J Sports Med 1990; 18: 196–200.

[2] Lynch SA: Assessment of the Injured Ankle in the Athlete. J Athl Train 2002; 37: 406–12.

[3] Stiell IG, et al: Implementation of the Ottawa ankle rules. JAMA 1994; 271: 827–32.

[4] Wilkerson GB, et al: Treatment of the inversion ankle sprain: comparison of different modes of compression and cryotherapy. J Orthop Sports Phys Ther 1993; 17: 240–6.

[5] Bleakley CM, et al: Effect of accelerated rehabilitation on function after ankle sprain: randomized controlled trial. BMJ 2010; 340: c1964.

[6] Sharpe SR, et al: Ankle braces effectively reduce recurrence of ankle sprains in female soccer players. J Athl Train 1997; 32: 21–4.

牵拉肘

田原光一郎

重点提示

- 牵拉肘多见于 2 岁左右男孩的左手。
- 牵拉肘的患儿患侧手臂下垂，前臂为轻微旋前位，上臂无法移动。
- 牵拉肘的手法复位包括屈曲旋后法和过度旋前法。
- 复位后的复发率较高，为 10% 左右。

疾病的概念及定义

指的是桡骨环状韧带脱离桡骨，嵌顿在桡骨头和肱骨小头之间的状态。以 2 岁左右儿童多发，7~8 岁之前也有可能发生，多见于男孩左手。

病因和病理

■ 病因

4~5 岁以下时，肘关节环状韧带末端（颈部骨膜移行部）较薄，所以如果在前臂旋前位向上牵拉，环状韧带的桡骨附着部位就会出现伸展或部分断裂，韧带就会从桡骨头上脱落下来[1]。滑脱的环状韧带被夹在肱骨小头和桡骨头之间，从而产生疼痛（图 1）。

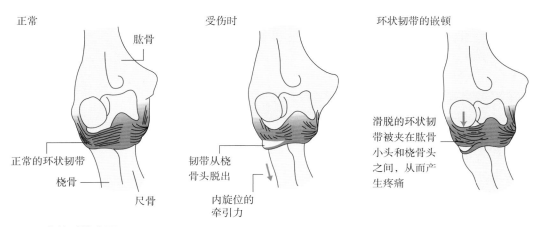

图 1　牵拉肘的病因

（引自横井广道：牵拉肘。岩本幸英等编著：OS NOW Instruction No.1 小儿的骨折。外伤 – 手法的诀窍 & 疑难解答。东京：medicalview 公司；2007.p83–91。）

■ 病理

● 典型的手被牵拉后受伤机制：父母牵着孩子的手走路时，抓住快要摔倒的孩子的手和前臂并拖拽时，或孩子为了捡掉在地上的东西突然下蹲，上臂被牵拉时而产生。

● 非典型机制：包括摔倒（两手扶地手肘受到内翻力而受伤）和扭转（婴幼儿翻身时一侧手臂被压到了身体下面而受伤）等。

● 孩子突然哭闹，上臂下垂无法移动。多因患儿胳膊无法活动而就诊。

● 检查时儿童多半会保持肘关节半屈位、前臂旋前位的代表性姿势（图2）。患儿的压痛部位并不局限于桡骨头，其他部位也会有，无法作为参考依据。虽然肘部肿胀和变形不明显,但用外力弯曲肘关节,或欲向后旋转前臂时，患儿会因疼痛而哭泣。

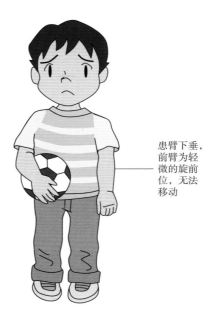

患臂下垂，前臂为轻微的旋前位，无法移动

图2 来院时的外观

（引自横井广道：牵拉肘。岩本幸英等编著：OS NOW Instruction No.1 小儿的骨折。外伤 – 手法的诀窍 & 疑难解答。东京：medicalview 公司；2007.p83–91。）

治疗相关的疾病分类及处理方法

■ 牵拉肘相关的疾病分类

无特别分类。

■ 诊断时的注意事项

①应询问受伤经过。

②观察患儿手的位置。

③观察是否有肿胀。

● 如果是错位较小的外侧髁骨折，容易被误认为是牵拉肘（肿胀较少、压痛点相似），所以必须引起注意。

1. 受伤情况比较典型的情况下

● 患侧手臂下垂，如果在前臂旋前位置未出现明显的肿胀，则应施行牵拉肘的手法复位。

2. 受伤情况不典型的情况下

● 在进行 X 线检查之后，如果被诊断为牵拉肘，则应施行手法复位。X 线检查中应对两侧的肘关节进行拍摄。

● 无法确认骨折线时，如果在侧位像中可以看到关节上部有脂肪垫（fat pad）的透明影像（脂肪垫征：图 3），则表示关节内存在血肿，即可排除牵拉肘。这种情况下不能进行实施牵拉肘的手法复位。

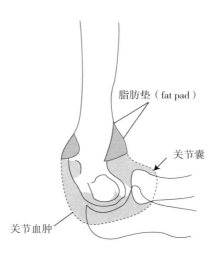

图 3 脂肪垫征
因关节血肿等导致脂肪垫上移，可以在单纯 X 线侧位像中看到透明影像。
（引自横井广道：牵拉肘。岩本幸英等编著：OS NOW Instruction No.1 小儿的骨折。外伤 – 手法的诀窍 & 疑难解答。东京：medicalview 公司；2007.p83–91。）

■ 现场可进行的处理

为防止复位时患儿不配合而乱动，应让监护人抱住患儿，务必让患儿裸露上半身，进行观察后再实施手法复位，不能只局部观察手肘。

不能对牵拉肘有先入为主的观念，应仔细比较并观察两侧肘关节。

有时锁骨骨折也有可能出现上臂下垂的情况，应观察整个上半身，对比健康一侧。

1. 手法复位

　　a. 旋后屈曲法（图 4 ）：首先应握住患侧手臂的腕部使前臂向后旋转，然后弯曲肘关节。医生在桡骨头部位进行整复时可以感觉到有卡嗒（复位手感）一下的声音。

　　b. 过度旋前法（图 5 ）：将患侧手臂的肘关节弯曲 60° ~90° 的位置，抓住患臂的腕部使前臂轻轻向内旋转，然后继续向内旋转达到过内旋的位置。应用力握持住肘关节，使肘关节的弯曲角度不发生变化。

> **■ 需提前了解的数据**
>
> 　　牵拉肘（ pulled elbow ）又被称为桡骨头半脱位，一般情况下是因手臂突然被拉伸而受伤的。但是，非典型的情况也比较多，报告显示大约有 40% 都属于非典型的情况 [2]。手法复位一般广泛使用旋后屈曲法，但也有报告显示过度旋前法的复位成功率更高 [3]。

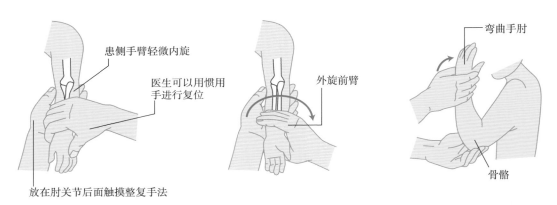

图 4　旋后屈曲法（左患病手臂的整复）

（引自横井广道：牵拉肘。岩本幸英等编著：OS NOW Instruction No.1 小儿的骨折。外伤 – 手法的诀窍 & 疑难解答。东京：medicalview 公司；2007.p83–91。）

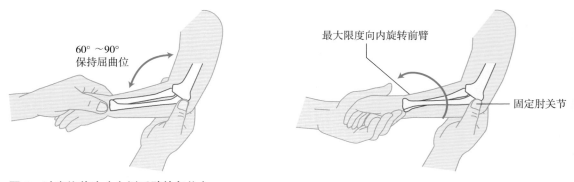

图 5　过度旋前法（左侧手臂的复位）

（引自横井广道：牵拉肘。岩本幸英等编著：OS NOW Instruction No.1 小儿的骨折。外伤 – 手法的诀窍 & 疑难解答。东京：medicalview 公司；2007.p83–91。）

后期对症处理

● 手法复位后上臂不能立即恢复活动。多半患儿会因复位操作带来的疼痛而持续哭泣，暂时不会运动手臂。从检查室出来，需在等候室观察 5~10 分钟左右，才可确认症状是否有所改善。

● 报告显示复位后的复发率在 10% 左右，复位后 2 天用支撑物固定可有效防止复发 [4]。但是，一般情况下复位后无需固定，也无需服药。但必须跟患儿父母说明，一旦发生过牵拉肘有可能会反复出现。

转诊时机

● 如果受伤的情况并不典型，在不能排除骨折和血肿的情况下，应转诊给专科医生。

参考文献

[1] Salter RB, et al: Anatomic investigations of the mechanism of injury and pathologic anatomy of "pulled elbow" in young children. Clin Orthop Relat Res 1971; 77: 134–43.

[2] 横井広道ほか：小児肘内障 97 例の受傷機転と治療. 中部整災誌 2005；48：707–8.

[3] Macias CG, et al: A comparison of supination/flexion to hyperpronation in the reduction of radial head subluxations. Pediatrics 1998; 102: e10.

[4] Taha AM: The treatment of pulled elbow: a prospective randomized study. Arch Orthop Trauma Surg 2000; 120: 336–7.

指骨骨折

矢田一宏

重点提示

- 指骨骨折的部位、指伸肌腱及指屈肌腱的平衡状态将决定指骨骨折向掌侧或背侧的成角畸形。
- 确定诊断的 X 线检查，应进行包含斜位片在内的三个方向的拍摄。
- 新发损伤可进行手法复位，如果是陈旧性损伤则应进行手术。
- 固定的原则是伸展位或屈曲位固定，防止向掌侧或背侧成角畸形。

疾病的概念及定义

因构成手指的 3 节指骨（近节指骨、中节指骨、远节指骨）受伤而造成的骨折。

病因和病理

■ 病因

手指是较容易受伤的部位，根据指伸肌腱和指屈肌腱肌肉力量的平衡和骨折等级的不同，会出现各种错位。运动过程中发生"手指戳伤"的情况较多。

■ 病理

出现肿胀、疼痛、压痛、纵轴挤压痛、运动限制等。此外还可通过异常活动和摩擦音等进行诊断。确诊应通过 X 线检查。

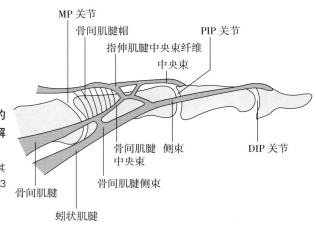

图 1 近节指骨周围的指屈肌腱、指伸肌腱解剖

[引自上羽康夫：手－其功能和解剖（修订第 3 版）。京都：金芳堂；1996.p148.]

I

■ 应贮备的知识!

　　如果只进行单一方向的 X 线检查，有可能会遗漏不完全骨折（所谓的"开裂"），所以建议行包含斜位片在内的三个方向的拍摄。

　　近节指骨背侧有中央束走行，侧面有向远端指节间（DIP）关节走行的侧束，掌侧有指屈肌腱走行。近节骨在手指可动范围内被重要的肌腱所包围（图 1）[1]。

治疗相关的疾病分类

　　对于初发病例，手法复位相对比较简单。但如果固定不当，则容易导致变形、错位。如果是陈旧性损伤，则应进行手术和内固定。

■ 近节指骨骨折

　　● 典型的近节指骨掌侧骨折会出现成角畸形（图 2）。如图 1 所示，近节指骨被多个肌腱包裹，如果固定不当，容易出现畸形愈合[2]。

■ 中节指骨骨折

　　● 如果是颈部骨折，将呈现掌侧成角畸形，如果是基底部骨折主要将呈现背侧成角畸形（图 3）。

■ 远节指骨骨折

　　● 占手部骨折的一半以上。包括纵向骨折、横向骨折、粉碎性骨折等。伴随有皮下血肿和软组织损伤的情况也较多。

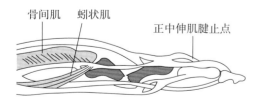

骨间肌　蚓状肌　　　正中伸肌腱止点

图 2　掌侧成角畸形
（引自日本医师协会编：小儿外科手册，1998.）

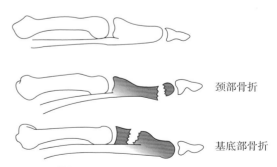

颈部骨折

基底部骨折

图 3　中节指骨骨折的变形
（引自日本医师协会编：小儿外科手册，1998.）

处理方法

- 原则上应进行"固定"。

■ 近节指骨骨折

- 应进行"掌指（MP）关节的屈曲位固定"。这是因为将 MP 关节屈曲（70°左右），肌腱结构包住骨骼后可以预防掌侧成角畸形，同时预防旋转。

■ 中节指骨骨折

- 出现中节指骨颈部骨折（掌侧成角畸形）时，应在 PIP（近指间关节）和 DIP 关节的伸展位置固定，出现基底部骨折（背侧成角畸形）时，应在 PIP 和 DIP 关节的屈曲位置固定。

■ 远节指骨骨折

- 应在 MP 关节可自由活动的情况下，在近节到指尖之间将 IP（指节间）关节固定在屈曲位置。

后期对症处理

无法早期到骨外科就诊时，应每隔 3~5 天进行 X 线片拍摄，以确认有无再次出现错位。

转诊时机

- 原则上来说固定后应转诊给专科医生。

参考文献

[1] 上羽康夫：手－その機能と解剖（改訂 3 版）．金芳堂，京都，1996．p148.

[2] 佐久間雅之ほか：指骨骨折に対する救済手術．整・災外 2005；48；1437-43.

[3] Freeland AE, et al: Unicondylar and bicondylar proximal phalangeal fractures. J Am Soc Surg Hand 2001; 1: 14-24.

甲下血肿

菊池畅之

重点提示

- 甲床下血流丰富，容易因指甲外伤造成小血管的损伤。
- 根据甲下血肿的范围、有无疼痛和指甲边缘是否有损伤进行分类。
- 为消除甲下血肿，可以采用回形针加热法和注射针法。
- 指甲裂开，边缘断裂时，有时必须对远节指骨骨折和甲床进行修复，应咨询专科医生。

疾病的概念及定义

指的是甲床因受到暴力，在指甲和甲床之间的损伤部位出血存积后形成的血肿（图1）。

伴随有剧烈的疼痛

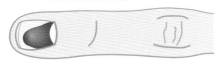

指甲和甲床之间有血液存积

图1 甲下血肿

（引用改编自 Yeo CJ, et al: Fingertip injuries. Singapore Med J 2010; 51: 78–86. ）

病因和病理学分类

病因

- 甲床动脉血流丰富。因此，指甲呈粉红色。同时，神经组织较多，因此指尖的触觉非常发达。
- 指甲受到外伤后，因甲床的小血管受损而出血。受血肿影响，甲下的压力上升，压迫神经末梢，引起剧烈的疼痛[1]。
- 甲床不存在可以吸收外力的皮下脂肪组织，直接与下方的末节骨紧密相连，因此，骨骼损伤也并不少见。
- 不仅是直接的外伤，运动选手和舞蹈演员在比赛过程中也有可能出现甲下血肿。
- 黑色素瘤、自身免疫性皮肤病、血液病等，服用抗凝药和抗癌药的过程中也有可能会出现。

病理

　　a.甲下血肿较小（指甲大小的1/4左右）、疼痛在可耐受范围内

　　b.虽然指甲没有损伤，但甲下血肿较多，疼痛

　　c.指甲破裂、指甲边缘断裂

1. 治疗

在指甲上开一个小孔，将存积在里面的血液排出，减压后可有效消除疼痛。

2. 甲下血肿的颜色

随着时间的推移颜色会逐渐发生变化，正常是从红色变成黑红色，有时会被误诊为黑色素瘤。

甲下色素沉淀时，禁止进行引流。

治疗相关的疾病分类及处理方法

a. 应检查患侧手指的指伸肌腱、指屈肌腱、指关节的活动性、固定性

● 检查是否存在因患侧手指毛细血管的二次灌流而造成的末梢循环障碍。

● 检查血肿周围组织的感觉。

● 如果是末节骨骨折，经常会伴有甲下血肿，所以应进行 X 线检查。

b. 应根据病情进行分类，决定治疗方案

1. 甲下血肿较小、疼痛在耐受范围内时

因为血肿会被自然吸收，应进行保守治疗。如冷敷、使用镇痛药、抬高患指等。

2. 虽然指甲没有损伤，但甲下血肿较大，出现疼痛时

必须在指甲上开一个小孔，将血肿排出。

■ 需提前了解的数据

根据 Simon 等人（1987 年）的研究，对于甲下血肿面积超过指甲 25% 的患者，全部进行了指甲拔除处理，如果甲床损伤 3mm，则缝合修复，然后再用指甲进行覆盖。血肿面积超过指甲 50% 以上的患者，对 59% 的患者进行了甲床的修复处理[2]。根据这份报告可以知道，甲下血肿超过指甲 50% 时，应进行拔甲、甲床修复处理，但目前还没有足够的临床研究支持这个观点。

之后，Seaberg 等人（1991 年）也进行了研究。

对指甲和指甲边缘没有断裂的 45 例患者的 47 个部位，用电烧灼法进行了指甲的穿孔引流（表 1）。

● 30% 出现了末节骨骨折的并发症，但并未出现手术后的感染和骨髓炎。

● 通过血肿大小、有无骨折确认手术后没有出现并发症。

● 残留的指甲还可以当作骨折指的夹板使用。因为有可能伤害结构纤细的甲床，所以无需拔除指甲[3]。

表 1　电烧灼法进行的指甲穿孔引流

血肿相对于指甲面积的大小	末节骨骨折	
	无	有
< 25%	10	1
25% ~50%	7	3
> 50%	16	10

报告显示，只要指甲和指甲边缘未出现断裂，即使末节骨有骨折，如果没有错位，只需进行指甲穿孔引流就足够了[4,5]。

很多患者认为治疗可能会更加疼痛，为消除患者的恐惧，应在手术前对治疗的大概情况进行说明。

- 如果是回形针加热法，有可能会因指甲融化而闻到难闻的气味。
- 治疗过程中患者有可能会出现晕厥，所以采用卧位。
- 一般情况下无需局部麻醉。
- 引流并不仅限 1 个位置，有时需进行多个位置的引流。
- 对患者的指甲进行消毒，整个手指也需要消毒处理。
- 血肿压力较大时，血液可能会飞溅出来，所以须采取标准预防措施。

a. 回形针加热法

①拉直回形针，防止热量传递，用隔热材料夹住末端，然后点火，用酒精灯进行加热，直到前端变红（图 2）。

②前端与指甲保持垂直，贴近血肿的中间部位（图 3）。

③开始会有阻力，但只要穿透指甲，阻力会迅速消失。拔出回形针，压迫指甲，使淤血排出（图 4）。

·如果加热不充分，无法穿透指甲，反而会给患者带来痛苦。

·穿透指甲时如果用力过度，有可能会伤到甲床，这一点必须引起注意。

·因为会使用火源，所以如果是在急诊，必须十分小心周围的医疗用品，如氧气、酒精等。

b. 使用注射针

①用拇指和中指捏住 18G 的针头，然后用示指抵住针的根部。

②然后像钻头（锥子）一样沿顺时针来回旋转 180°，针就会一点点钻入指甲（图 5）。

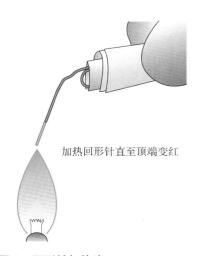

加热回形针直至顶端变红

图 2 回形针加热法

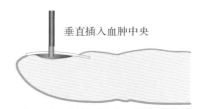

垂直插入血肿中央

图 3 回形针加热法：烧灼局部

（引用改编自 Gamston J: Subungual hae-matomas.Emerg Nurse 2006；14:26-34.）

排出血肿

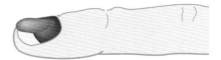

图 4 回形针加热法：淤血的排出

（引用改编自 Yeo CJ, et al: Fingertip injuries. Singapore Med J 2010；51:78-86.）

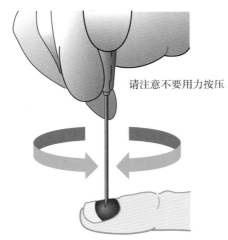

请注意不要用力按压

图 5　注射针的使用

·此时示指无需用力推针。针的顶端一旦刺入血肿内，血液就会流出，所以应放慢旋转的速度，防止损伤甲床，这一点务必引起注意。

·如果开孔较小，可以将针微微倾斜，使孔稍微再开大一点。

·如果开孔不够大，血肿会凝固变硬，反而会堵塞针口。

3. 指甲裂开、边缘断裂时

● 可能是末节骨骨折，需要拔除指甲，进行甲床修复，所以应由专业医生完成。

● 因为可能出现指甲长期异常和功能障碍的情况，所以必须引起注意。

后期对症处理

保持患指清洁，防止指甲沾水。

应观察是否有感染情况（观察 24 小时，确认伤口部位疼痛是否加剧，有无发热、肿胀、脓性排液、异臭等）。

无须使用抗菌药（对没有其他损伤的甲下血肿患者，到目前还没有穿孔引流后使用抗菌药的临床试验和证据）。

去除血肿后，为防止再次存积，应对指甲进行加压包扎。

大趾指甲的生长速度约为 1 个月 1mm，长出 1~1.5cm 需要 12~18 个月。手指的指甲大约需要半年才会恢复。

> **转诊时机**
>
> ● 指甲裂开、边缘断裂的患者，有可能存在末节骨骨折的情况下，需拔除指甲对甲床进行修复，所以应转诊给专科医生。

参考文献

[1] Yeo CJ, et al: Fingertip injuries. Singapore Med J 2010; 51: 78–86.

[2] Simon RR, et al: Subungual hematoma: association with occult laceration requiring repair. Am J Emerg Med 1987; 5: 302–4.

[3] Seaberg DC, et al: Treatment of subungual hematomas with nail trephination: a prospective study. Am J Emerg Med 1991; 9: 209–10.

[4] Roser SE, et al: Comparison of nail bed repair versus nail trephination for subungual hematomas in children. J Hand Surg Am 1999; 24: 1166–70.

[5] Judith E, et al: section 5 emergency wound management. Subungual hematoma. Emergency medicine A comprehensive study guide (5th ed). USA: McGraw–Hill Professional Publishing; 1999. p312.

甲沟炎、化脓性指头炎

远藤俗一

重点提示

● 甲沟炎是指甲周围产生的一种炎症，化脓性指头炎是指皮下组织化脓性炎症波及整个手指或脚趾顶端的炎症。

● 就病因来说，多为指甲嵌入，但也有很多情况是鞋子造成的，运动员等也比较多见。

● 没有形成脓肿的甲沟炎必须使用抗菌药，形成脓肿的甲沟炎必须切开并拔除部分指甲。

● 化脓性指头炎必须彻底切开排脓，要提前学习并掌握代表性的切开方法。

疾病概念

甲沟炎、化脓性指头炎指的是手指或脚趾上几小时到几天内迅速发生并伴有疼痛的肿胀 [1,2]。

定义

■ 甲沟炎

甲沟炎指甲周围产生的炎症。

■ 化脓性指头炎

髓腔炎症波及整个手指、脚趾末端。

病因和病理

■ 病因

指甲剪得太深、指甲嵌入肉里、倒刺、美甲等。

■ 病理

1. 急性甲沟炎

以手指多见，受到轻微的外伤后，化脓性细菌侵入甲周及其下黏膜屏障，出现急性炎症并形成脓肿（图 1）。

2. 慢性甲沟炎

指甲周围组织的肥厚和化脓，一般可以在"嵌甲"的患者中看到。有时也可以看到肉芽组织。长时间暴露在潮湿环境（穿靴子和安全靴等）中和频繁受轻伤者（运动员）较容易患病（图 2）。

3. 甲下脓肿

慢性炎症加剧，炎症波及到甲下的状态（图 3）。

4. 脓性指头炎

脓性指头炎指髓腔被炎症波及的状态（图4）。其特征是手指末端整体出现了炎症，一般容易和甲沟炎进行鉴别。

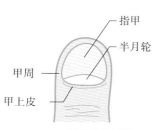

a. 正常指甲结构　　　　　　b. 急性甲沟炎

图 1　急性甲沟炎

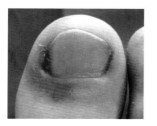

图 2　慢性甲沟炎

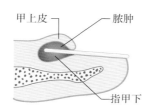

图 3　甲下脓肿

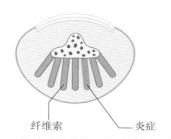

图 4　指髓腔的结构和化脓性指头炎
手指髓腔被纤维索覆盖。

治疗相关的疾病分类及处理方法

- 如果未出现明显的脓肿，急性或慢性甲沟炎使用抗菌药（Gravit®等）即可得到缓解。
- 如已形成脓肿，如图5所示，必须根据症状的需要切开和拔除部分指甲[3]（嵌甲请参照 p.157）。
- 指髓腔感染的脓性指头炎，必须切开进行彻底的排脓。因此，需根据患者的病情进行相应切开处理（图6）。

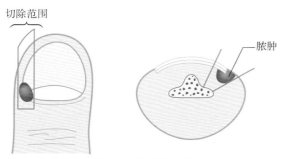

图 5　甲下脓肿的处理（切开范围）

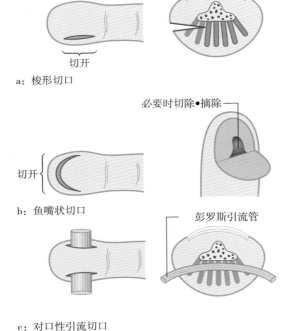

a：梭形切口

必要时切除●摘除

切开

b：鱼嘴状切口

彭罗斯引流管

c：对口性引流切口

图 6　脓性指头炎的切开方法

后期对症处理

应对保守性治疗的优点和缺点进行充分的说明。同时应指导患者养成正确的生活习惯，以防复发。

■ 应贮备的知识！

如果是甲沟炎，很多患者使用抗菌药即可有效缓解，无需切开。因此，对严重程度进行判定是非常重要的。

转诊时机

● 对于脓性指头炎，不仅要完全切开，还应根据患者的不同情况选择相应的切开方法。切开时可能会出血或损伤神经，应转诊给专科医生。

参考文献

[1] Wilson R, et al: Inflamatory lesions on every finger. Am Fam Physician 2005; 72: 317–8.

[2]Clark DC: Common acute hand infections. Am Fam Physician 2003; 68: 2167–76.

[3] 葛西　猛：ひょうそ，爪囲炎. 小外科マニュアル 1998；86–7.

嵌甲

平林康宏

重点提示

- 嵌甲是指甲边缘嵌入周围软组织后产生的一种病理状态。
- 易发部位为大踇趾,根据严重程度的不同,可以分为初期炎症期、排脓期、肉芽肿形成期。
- 首选是保守性治疗,可以用胶布法或引流法。
- 保守治疗无效时,应手术拔除(鬼塚法和苯酚法)。

疾病的概念及定义

嵌甲指的是指甲边缘嵌入周围软组织(甲沟部),出现疼痛、炎症、感染、形成肉芽组织等症状。

病因和病理

病因

- 大踇趾最容易发生。
- 主要的原因为指甲修剪过度(指甲剪得太深),由此产生的指甲边缘和指甲刺(spicule)及指甲的部分缺损,损伤了周围软组织(甲沟部)(图1)。

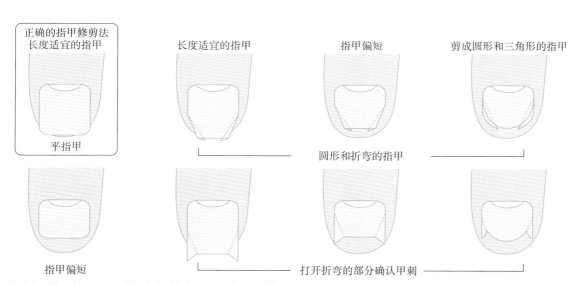

图1 错误的剪指甲方法和甲刺(spicule)的形成

(引自新井裕子等:嵌甲简单的保守性治疗方法——亚克力固定引流法、人工指甲法、以胶布为中心.临床皮肤科 2003;57:100-9.)

● 即使指甲不受压弯曲，短指甲的角也会因受到走路时从下而上的压力而嵌入周围软组织中造成损伤。

● 指甲不仅来自于甲床，还可以在指甲上再生。假如指甲是被斜切或有缺损部位，指甲就会从现有的指甲边缘开始呈荆棘状再生，形成指甲刺和参差不齐的指甲侧边缘。随着指甲的生长，它会越长越大，进而损伤软组织。

● 除了指甲剪得太深之外，不合脚的鞋子和袜子、脚趾受到碰撞时也都有可能造成嵌甲。

● 由于高跟鞋等狭窄鞋子的挤压，或类似情况容易形成嵌甲；相反，如果鞋子偏大，指甲反复与鞋尖部碰撞，容易造成外伤。

治疗相关的疾病分类

Heifetz 根据嵌甲的严重程度将嵌甲分为 1 期（初期炎症期）、2 期（排脓期）、3 期（肉芽肿形成期）。

处理方法

■ 轻或中度嵌甲应进行保守性治疗

● 保守性治疗包括内服抗菌药、外用肾上腺皮质激素、棉布包裹法、胶布法、引流法等。

胶布法：将弹性创可贴的一边固定在指甲角边缘的皮肤（侧面指甲轮廓）上，另一边呈螺旋状拉伸后粘贴固定在指端皮肤上。此方法对幼儿的手指特别有效。

引流法：即将金属软管纵向切开呈槽状。

①将塑料软管（翼状针的针套等）纵向切开呈槽状（图 2）。

②上抬指甲刺，修整形状，沿指甲边缘插入引流软管（图 3）。

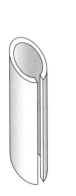 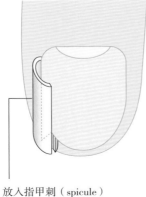

放入指甲刺（spicule）

图 2　引流法和引流软管的裁切方法

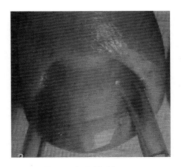

图 3　插入引流软管

（引自新井裕子等：嵌甲简单的保守性治疗方法－亚克力固定引流法、人工指甲法、以胶布为中心. 临床皮肤科 2003；57：100-9.）

③用 4-0 尼龙或亚克力板和多抹棒固定在指甲、甲床上。

④不剪断指甲刺。

■ 保守性治疗效果不佳时应实施手术

拔除部分指甲或甲床部分切除术（labiomatricectomy）：缩短甲床到指甲的宽度。

● 鬼塚法 [4]

①局部麻醉后将指甲边缘从甲床（指甲的根部）上切除，使指甲的宽度变窄。

②为防止指甲再长出来，应使用刮匙（curette）刮除末节骨的骨膜。

③进行褥式缝合，尽可能地将皮肤塞到指甲下面。

● 苯酚法 [5]

①部分拔除指甲后，在甲床上涂抹苯酚，然后用无水酒精和生理盐水进行清洗。

※ 切除指甲刺：去掉指甲刺时会有短暂的疼痛，但可以消炎处理，大约 3 周后指甲重新长出来后会再次疼痛，因此一般情况下不切除指甲刺。

※ 拔掉全部指甲：一般不会这么做，除非紧急情况。

■ 需提前了解的数据

● 各报道提示的再发率各不相同。

部分切除（拔除指甲）6%~83%、苯酚法 1.1%~20%、指甲全部拔除 12%~70%[6-10]。

● 虽然是自费诊疗项目，作为嵌甲和嵌入甲的治疗方法，形状记忆合金板法、超弹性钢丝法可有效改变指甲的形状并进行矫正，是非出血性疗法的一种，报告显示治疗效果良好。指甲较厚时可以削薄后矫正。

【处方】

● 需要镇痛时，应一次性服下洛索洛芬钠® （60mg）：1 片。

● 出现感染时应进行细菌培养，使用敏感抗菌药。

● 伴随有小肉芽的情况下，应涂抹强效的类固醇外用药。Derumobate® 软膏 1 天涂抹 2 次。

后期对症处理

指导患者保持脚部清洁。

剪指甲的指导：避免指（趾）甲剪得过深。

鞋子的指导：应选择宽松舒适的鞋子。

> **转诊时机**
>
> ● 患者希望使用形状记忆合金、超弹性钢丝法等非出血性疗法（自费诊疗）时，应转诊给专科医生。

参考文献

[1] 新井裕子ほか：陥入爪の簡単な保存的治療法—アクリル固定ガター法，人口爪法，テーピングを中心に．臨皮 2003；57：110-9.

[2] Heifetz CJ: Ingrown toe-nail. Am J Surg 1937; 38: 298-315.

[3] Wallace W, et al: Gutter treatment for ingrowing toenails. Br Med J 1979; 21: 128-33.

[4] 鬼塚卓弥：Ingrown nail 爪刺（陥入爪）について．形成外科 1967；10：96-105.

[5] Ross WR: Teatment of the ingrown toenail and a new anestheic method. Surg Chir North Am 1969; 49: 1499-504.

[6] Palmer BV, et al: Ingrowing toenails: the results of treatment. Br J Surg 1979; 66: 575-6.

[7] Robb JE: Surgical treatment of ingrowing toenails in infancy and childhood. Z Kinderchir 1982; 36: 63-5.

[8] Pettine KA, et al: Ingrown toenail: results of surgical treatment. Foot Ankle 1988; 9: 130-4.

[9] Grieg JD, et al: The surgical treatment of ingrowing toenails. J Bone Joint Surg Br 1991; 73, 131-3.

[10] Kimata Y, et al: Follow-up study of patients treated for ingrown nails with the nail matrix phenolization method. Plast Reconstr Surg 1995; 95: 719-24.

猫狗咬伤

管　聪

重点提示

- 对于猫狗咬伤，应同时考虑皮肤软组织的损伤和感染。
- 感染包括创伤部位皮下脓肿、蜂窝织炎和人畜共患病。
- 人畜共患病指的是破伤风、巴氏杆菌病以及罕见的二氧化碳嗜纤维菌感染和狂犬病。
- 从一般性治疗原则来说，如果是新伤口则应进行清洗，如果是开放性伤口、伤口感染则应进行排脓并使用抗生素，预防破伤风。

疾病的概念

被狗或猫咬过后的伤口。

定义

猫、狗咬伤造成的人体皮肤软组织损伤和感染症状。

病因和病理

病因

牙齿造成的擦伤、咬伤、表皮剥离、裂伤、挫伤等各种皮肤软组织损伤。动物口腔内的正常菌群较容易引起创伤感染。

还有可能会产生人畜共患病（Zoonosis）。

病理

造成创伤部位皮下脓肿和蜂窝织炎等伤口感染的概率极高（几乎100%）。受伤后几小时，伤口周围会出现发红、肿胀、疼痛等感染症状，如果是开放性伤口还会出现化脓。之后，伤口感染会逐渐稳定，并逐渐痊愈。

会引起破伤风、巴氏杆菌病（Pasteurella）以及罕见的二氧化碳嗜纤维菌感染（Capnocytophaga）和狂犬病等人畜共患病（Zoonosis）。

治疗相关的疾病分类及处理方法

有些人会在受伤后立即就医，也有人会在几小时甚至几天出现感染症状后再接受治疗。

治疗时应充分了解以下内容（图 1）。

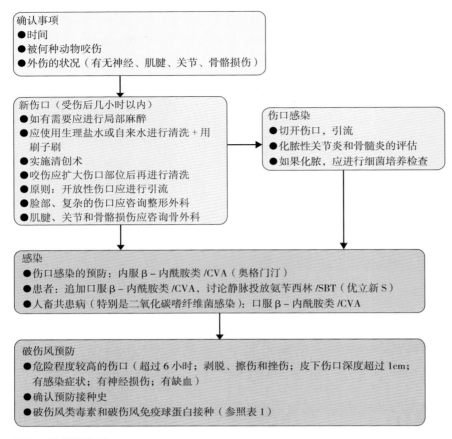

确认事项
- 时间
- 被何种动物咬伤
- 外伤的状况（有无神经、肌腱、关节、骨骼损伤）

新伤口（受伤后几小时以内）
- 如有需要应进行局部麻醉
- 应使用生理盐水或自来水进行清洗＋用刷子刷
- 实施清创术
- 咬伤应扩大伤口部位后再进行清洗
- 原则：开放性伤口应进行引流
- 脸部、复杂的伤口应咨询整形外科
- 肌腱、关节和骨骼损伤应咨询骨外科

伤口感染
- 切开伤口，引流
- 化脓性关节炎和骨髓炎的评估
- 如果化脓，应进行细菌培养检查

感染
- 伤口感染的预防：内服β－内酰胺类/CVA（奥格门汀）
- 患者：追加口服β－内酰胺类/CVA，讨论静脉投放氨苄西林/SBT（优立新S）
- 人畜共患病（特别是二氧化碳嗜纤维菌感染）：口服β－内酰胺类/CVA

破伤风预防
- 危险程度较高的伤口（超过6小时；剥脱、擦伤和挫伤；皮下伤口深度超过1cm；有感染症状；有神经损伤；有缺血）
- 确认预防接种史
- 破伤风类毒素和破伤风免疫球蛋白接种（参照表1）

图1　治疗流程图

■ 对伤口仔细的检查：应在就诊时进行

- 受伤事件
- 是否是被狗咬（如果被狗咬，应进行狂犬病疫苗的预防接种）
- 外伤的程度、深度、污染程度（有无肌腱、神经、关节、血管和骨骼损伤）

■ 伤口的处理

1. 新伤口（受伤后几小时内）

- 应对伤口进行评估，必要情况下应在局部麻醉下清洗伤口。
- 可以用生理盐水（或自来水）进行充分的清洗。或使用刷子进行清洗，必要情况下还应实施清创术。如果受伤后时间不长，充分的清洗即可预防伤口感染。
- 咬伤的情况下，因为动物牙齿较尖锐，伤口的开口部位十分小，所以清洗非常困难，也可以尝试用静脉留置针的针筒进行清洗。但是，也有人认为这样会促使皮下软组织的感染，不能施加压力进行清洗。施加压力时，最好切开伤口扩大开口部位，然后再进行清洗。

- 如果对伤口进行充分的清洗，感染的可能性并不高，但咬伤属于感染性伤口，应作为开放性伤口进行管理。
- 伤口出血或开口面积较大时，可能需要缝合，可以根据伤口的情况酌情处理，不用紧密缝合。
- 为防止异物残留造成感染，不能进行皮下缝合。

■ 伤口感染的处理：首初诊时伴有感染

- 若伤口感染，出现脓肿和蜂窝织炎的可能性很高，应切开伤口加速排脓。不能忽略化脓性关节炎、骨髓炎等并发症。
- 有报告显示抗菌药的广泛应用有可能造成耐药菌感染难以治疗的情况。如果有化脓，应进行细菌培养，使用敏感抗生素进行治疗。

【处方】

· 预防感染

成人：AMPC/CVA（阿莫西林＋克拉维酸钾）：1 次 250mg，3~4 次 / 天，3 天

· 针对感染患者

根据感染程度的不同，延长口服药的使用时间（4~5 天）。或者考虑静脉使用抗生素 ABPC/SBT（优立新 S®）

■ 破伤风预防

- 强直性痉挛是破伤风的典型症状，主要是破伤风毒素造成的，潜伏期（3~21 天）过后出现局部症状（苦笑面容、张口困难、吞咽困难等），然后转移到全身（呼吸困难和角弓反张等），严重的患者可能因呼吸肌麻痹造成窒息死亡。
- 近年来，报告显示每年大约有 40 名破伤风患者死亡（死亡率：约 30%），这些患者中 95% 以上都是 30 岁以上的成年人。

【处方】

破伤风类毒素的接种史为 0~2 次或接种次数不明确时，应在接种破伤风类毒素的同时，使用破伤风免疫球蛋白（表 1）。

表 1 破伤风创伤管理中的破伤风类毒素和破伤风免疫球蛋白

疫苗接种史	清洁·小创伤		其他创伤	
	类毒素	免疫球蛋白	类毒素	免疫球蛋白
不清楚或 < 3 次	是	否	是	是
≥ 3 次	否[*1]	否	否[*2]	否

*1）如果最后一次接种到现在至少已经过去 10 年了则为是

*2）如果最后一次接种到现在至少已经过去 5 年了则为是

（引自矢野邦夫：CDC 从 "医师专用海啸关联信息" 看地震·海啸灾害和感染症对策的要点。[http://ic.medica.co.jp/web/ index2.html]）

日本从 1968 年开始对包括破伤风类毒素在内的 3 种混合疫苗进行接种，可以认为在此之后的人员均完成了 3 次接种。

破伤风免疫球蛋白针对血液中游离的破伤风毒素有效，抗毒素效果大约可以持续 4 周。

■ 人畜共患病

猫或狗的咬伤多半合并抓伤。作为咬伤、抓伤引起的感染病，我们了解最多的就是狂犬病和猫抓病（表 2,3）。

表 2　日本猫或狗咬伤、抓伤感染的比较

	死亡率	患者报告	养动物的比例		对策
			狗	猫	
狂犬病	100%	无	0%	0%	疫苗
二氧化碳嗜纤维菌感染症	33.3%	有	74%	57%	抗生素
巴氏杆菌感染症	0%	有	75%	99%	抗生素

（引自荒岛康友：猫或狗咬伤抓伤感染症各论 1 Capnocytophaga 感染症应关注的新类型：死亡率 33.3% 昨天还精神饱满，今天突然就！. 大塚药报 2011；667：30-3.）

表 3　猫、狗咬伤造成的严重感染

	原因		潜伏期	局部症状和发病经过	预后和治疗
	狗	猫			
巴氏杆菌感染症	◎	◎	几小时至 2 天	肿胀、发红、发热（多为蜂窝织炎）渗出液会散发出精液一样的异臭	有死亡病例 AMPC/CVA
二氧化碳嗜纤维菌感染症 ★	○	○	约 5 天（2~ 14 天）	"昨天还精神饱满，今天突然就！"和咬伤伤口大小无关，发病非常罕见，但突发败血症的情况较多	死亡率 30% ~40% AMPC/CVA（有基础疾病 50%，无 43%）
猫抓病	△	◎	18.9 ± 13.2 天（4~ 50 天）	3~10 天后患病部位小丘疹 12 天后（5~50 天）淋巴结肿胀（95%）、不明原因发热。淋巴结肿胀的鉴别疾病很少，一般为肝脾肿大病、脑病	无死亡病例（0.25% 为脑病发病）。以跳蚤为媒介，夏、秋季节发病较多 CAM、AZM、MINO 等非常有效
狂犬病	◎	○	10~90 天（~ 几年）	治愈后的皮肤感觉过敏、疼痛、发热、不安、倦怠感、恐水症	死亡率 100% 感染后免疫球蛋白疫苗（狗用和人用）
破伤风	△		几天（很少超过 20 天）	污染程度较高时多半为疑似毒素造成的症状，初期病症以张口困难居多	防止感染，提前预防 咬伤引起发病的报告很少

★也有患者只是被舔了一下就被传染

◎：频率较高的原因；△：很少出现的原因

（对荒岛康友：猫和狗咬伤刮伤感染症总论 . 大塚药报 2011；665：34-8. 进行了部分改编）

■ **需提前了解的数据**

①二氧化碳嗜纤维菌感染症虽然罕见，但咬伤后第二天出现败血症时，死亡率高达33.3%，所以是非常重要的一种感染。二氧化碳嗜纤维菌感染是从2000年开始出现在报告中的，日本2010年也出现了15例患者报告。给人体带来严重病症的二氧化碳嗜纤维菌感染并不仅仅是咬伤和抓伤，有报告显示即使只是皮肤和黏膜被舔了一下也有可能会受到感染，所以可以说是猫或狗咬伤或抓伤后最应引起注意的感染症。AMPC/CVA非常有效，建议预防使用。同时，即使是轻微的咬伤或抓伤也有可能出现本病，请务必引起注意。

②狂犬病在日本已经超过50年没有发生了，只存在外来患者。在国内，作为防止感染的预防措施，包括进行局部接种的抗狂犬病免疫球蛋白，但这在国内尚未得到承认，在国外受伤时，必须在当地进行初期相关处理。然后使用组织培养灭活狂犬病疫苗。作为感染前的预防，如果接种了狂犬病疫苗，则暴露后无需使用免疫球蛋白，所以长期在流行地区逗留时，建议进行疫苗接种。

【现场可进行的处理】

- 应使用自来水和肥皂水进行充分的清洗。
- 出血严重时，无需挤血，只需对出血部位进行压迫止血即可。

后期对症处理

应对可能出现的重度感染（化脓性关节炎、骨髓炎等）情况进行说明。

应特别注意包括伤口状态、神经症状和全身情况的变化，并进行随访观察。

很多情况下患者都伴有脸部和嘴唇的外伤，如果伤口复杂应咨询整形外科。

如果有肌腱断裂、关节和骨骼的损伤等，应咨询骨外科。

转诊时机

- 如果出现神经症状，疑似为破伤风，应立即转诊给专科医生。
- 如果脸部和嘴唇存在复杂的伤口，应转诊整形外科医生。
- 如果伴有肌腱断裂、关节和骨骼损伤，应转诊整形外科的专科医生。

参考文献

[1] 萩野隆光：外傷と感染症. 感染防止 2009；19：10–7.
[2] Atkinson W, et al, eds: Tetanus. Epidemiology and Prevention of Vaccine-Preventable Diseases（12th ed）. Washington, DC: Public Health Foundation; 2011. p291–300.

[3] 荒島康友：犬・猫の咬掻傷感染症総論. 大塚薬報 2011；665：34-8.

[4] 荒島康友：犬・猫の咬掻傷感染症各論 1 Capnocytophaga 感染症注目すべきニュータイプ：死亡率33.3%　昨日元気で，今日ショック！. 大塚薬報 2011；667：30-3.

[5] 山本舜悟：狂犬病. アレルギー・免疫 2008；15：1521-7.

虫蜇伤（蜂类）

赤木智德

重点提示

● 被蜂类蜇伤不仅会出现局部反应，还可能造成全身过敏反应。

● 虽然很多过敏反应是一过性的，但应注意大范围的局部反应和二次感染。

● 在日本，每年大约有 20~30 人因全身过敏反应（过敏性反应）而死亡。

● 全身性过敏反应治愈后，为避免再次被蜜蜂蜇伤而引起的全身过敏，应考虑免疫疗法和药物治疗。

疾病概念

被有翅膀的膜翅目（winged hymenoptera）胡蜂科或蜜蜂科的昆虫（图 1）蜇咬造成的伤害。

a

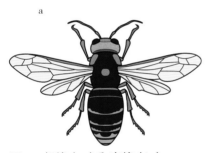

b

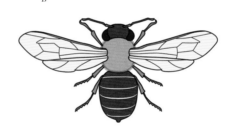

图 1　胡蜂（a）和蜜蜂（b）

定义

蜂类蜇伤引起的局部反应（local reaction）和全身过敏反应（systemic allergic reaction）。

病因和病理

■病因

蜂类的毒液是各种生理活性物质的混合物，包括组胺、神经毒素（血清素、乙酰胆碱）、乌肽（马蜂奎宁、黄蜂毒素、金环胡蜂毒素、vespa 奎宁）、蛋白质（磷脂酶、蛋白酶）等。这些活性酶类物质会酶解组织，使组织间出现空隙，有利于其他活性成分快速扩散到皮下组织，再通过血液系统散发出去，严重时可能扩散到全身，引起过敏反应。

167

■ 病理

根据人体反应的不同，可以分为 2 类。

1. 局部反应

症状仅限于伤口及其周围（灼热感、疼痛、发红、水疱）。反应程度一般，均为一次性（几小时），但部分患者可能会出现大范围的局部反应和二次感染。

大面积局部反应：大约 10% 的大面积局部反应会发红，肿胀在 1~2 天内慢慢变大，大约需要 5~10 天才能改善。我们把这种症状称为大面积局部反应。典型肿胀范围的直径可能达到 10cm[1,2]。

2. 全身过敏反应

毒针造成的最危险、最严重的反应为全身过敏反应。也被称为过敏性反应，可能在短时间内引起患者死亡。在日本，每年大约会出现 20~30 例死亡病例。

有一次蜇伤有可能会引起严重的免疫反应，但有时过敏反应不能被肾上腺素所缓解。被蜂类蜇伤患者中大约 0.3%~3% 的人会出现过敏反应[3~5]。

治疗相关的疾病分类及处理方法

应根据分类决定治疗方针。

■ 局部反应

1. 局部症状

● 被蜂类刺伤后典型的局部症状是发红，并出现 1~5cm 范围内的疼痛和肿胀，该蜇伤部位的症状会在受伤后几分钟内出现，几小时后消失。有时肿胀会持续 24~48 小时。

● 对于未出现并发症的局部反应，应进行加压冷敷（一次冷敷 15 分钟，休息 15 分钟）。

【处方】

必须止痛的情况下，应一次性使用洛索洛芬钠®（60mg）：1 片。

为减轻或预防瘙痒，应口服抗组胺药右氯苯那敏®（2mg）：1 片，1 天 1~4 次。此外，类固醇外用乳膏 Oiracs H®（5g）：1 支，也是非常有用的。

2. 大面积局部症状

未发现与本病治疗方法相关的讨论报告。

【一般对症处理】

①应迅速进行加压冷敷。如果蜇伤部位为四肢，应抬高患肢（图 2）。

②口服类固醇激素，可以有效改善肿胀。

③也可使用非甾体抗炎药（NSAIDs）缓解疼痛。

④对于瘙痒，应使用抗组胺药或类固醇。

【现场处理】

①如果有刺残留，应去除（图3）。

②用水清洗。

③四肢被蜇伤时，为防止毒素扩散，应轻轻紧紧捆扎肢体靠近中枢侧。

④涂抹氨水后可能未必有效，如果已经涂抹，则应在涂抹抗组胺软膏后用水冷敷。

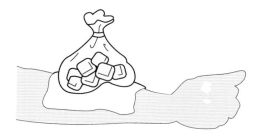

图2　加压冷敷

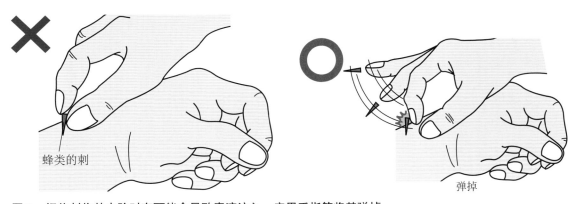

蜂类的刺

弹掉

图3　捏住刺将其去除时有可能会导致毒液注入，应用手指等将其弹掉

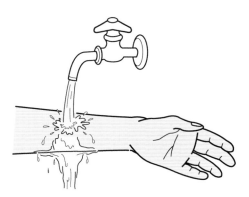

图4　用水冲洗

【处方】

- 除了局部反应对症用药时的处方之外，还应开具全身类固醇的处方。口服 40~60mg 氢化泼尼松（5mg），观察 2~5 天会有所缓解。

■ **需提前了解的数据**

报告显示，通过研究观察，有大面积局部反应病史的患者，10% 左右存在引起全身过敏反应的风险 [6]。

3. 二次感染

一般情况下不会引起感染。如果出现感染，推测是由蜂类传播腐蚀食物的细菌而造成的感染。蜇伤后 3~5 天后仍有发红、肿胀、疼痛恶化的趋势，如果出现发热症状，应疑似为感染。

无论症状多么轻微，只要疑似感染，就应使用抗生素，并用水清洗。

■ **全身过敏反应**

也称为过敏性反应，有可能在短时间内发病死亡。出现这种症状时，应采取急救处理（详见过敏反应治疗）。

【处方】

- 确保呼吸道通畅，给予氧气吸入。
- 确保快速静脉滴注，1000~1500ml/h。
- 可能因支气管痉挛出现哮喘，用 20ml 浓度为 5% 的葡萄糖稀释氨茶碱®（250mg）：1 支，10 分钟内静脉推注。
- 肾上腺素®（1mg）：0.3~0.5mg（1/3 ~ 1/2 支）1 次静脉推注。
- 为稳定血压，应按照 3~5ml/h 的速度静点盐酸多巴胺：600mg/200ml（3000μg/ml）
- 类固醇（静脉注射甲泼尼龙：0.2 mg/kg 或 125mg）
- 为了拮抗组胺受体应静脉推注至少 1 分钟的右氯苯那敏®（5mg：1 支），同时用生理盐水将法莫替丁®（20mg：1 支）稀释到 20ml，然后进行单次静脉推注。

后期对症处理

过敏反应急性期治疗后的预防应对措施：

通过毒液免疫疗法治疗后，即使再次受到蜂类毒液伤害，也可有效控制过敏反应。出院前应将患者转诊给过敏/免疫专业医生或进行咨询。通过这种免疫疗法，再次出现过敏反应的风险为 30%~60%，或可减小到 10% 以下 [7]。

有时需进入深山作业，因无法预估蜂类毒液引起的过敏反应程度时，应在签署知情同意书的前提下，携带 1 支 EpiPen® 肾上腺素笔备用。

> **转诊时机**
>
> ● 为防止过敏反应急性期治疗后再次受到蜂类蜇伤出现过敏反应，应转诊给专科医生，指导其接受免疫治疗。

参考文献

[1] Moffitt JE, Golden DB, Reisman RE, Lee R, Nicklas R, Tilles SA, et al: Stinging insect hypersensitivity: a practice parameter update. J Allergy Clin Immunol 2004; 114: 869–86.

[2] Severino M, Bonadonna P, Passalacqua G: Large local reactions from stinging insects: from epidemiology to management. Curr Opin Allergy Clin Immunol 2009; 9: 334–7.

[3] Sampson HA, Muñoz-Furlong A, Campbell RL, Adkinson NF Jr, Bock SA, Decker WW, et al: Second symposium on the definition and management of anaphylaxis: summary report––Second National Institute of Allergy and Infectious Disease/Food Allergy and Anaphylaxis Network symposium. J Allergy Clin Immunol 2006; 117: 391–7.

[4] Graif Y, Romano-Zelekha O, Livne I, Green MS, Shohat T: Allergic reactions to insect stings: results from a national survey of 10,000 junior high school children in Israel. J Allergy Clin Immunol 2006; 117: 1435–9.

[5] Golden DB: Insect sting anaphylaxis. Immunol Allergy Clin North Am 2007; 27: 261–72.

[6] Freeman TM: Clinical practice. Hypersensitivity to hymenoptera stings. N Engl J Med 2004; 351: 1978–84.

[7] Reisman RE: Natural history of insect sting allergy: relationship of severity of symptoms of initial sting anaphylaxis to re-sting reactions. J Allergy Clin Immunol 1992; 90(3 Pt 1): 335–9.

蝮蛇咬伤

川野雄一郎

重点提示

- 蝮蛇出没的时间一般为春季到秋季（特别是 7~9 月）。
- 蝮蛇的毒为血循毒蛇毒素。
- 治疗基本包括局部治疗（消毒、切开及排毒、切开减张）和全身治疗。
- 决定治疗方案的指标为局部肿胀的范围大小（Grade 分类）。

疾病的概念

蝮蛇咬伤指的是被蝮蛇（蝮蛇，*Gloydius blomhoffii*：图 1 ），毒蛇科毒蛇属的毒蛇咬伤的伤口。

定义

因被蝮蛇咬伤后造成的人体局部及全身反应。

病因和病理

■ 病因（毒素）

蝮蛇的毒是一种血循毒蛇毒素，小鼠腹腔内给药半数致死量（ LD_{50} 值）为 $1.22 \pm 0.40mg/kg$[1]。

【主要成分和作用】

- 缓激肽增强肽：扩张末梢血管，使血压降低。
- 磷脂酶 A_2：参与溶血作用。
- 凝血酶：作用于溶解细胞膜的酶和血液凝固系统。
- 蛋白水解酶、肽链内切酶：是蛋白质分解酶，具有促使咬伤部位骨骼肌变性的作用。
- 溶血素：作用于毛细血管，引起组织内出血。

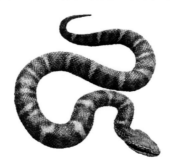

图 1　日本蝮蛇

治疗相关的疾病分类及处理方法

■ 来医院前的处理

①受伤部位的处理

● 紧紧绑住近心端上方：用仅压迫皮下静脉的力度捆扎咬伤部位10~20cm 上方。

● 保持安静状态：保持安静，使伤口位置低于心脏。

②立即送医院

● 惊慌跑动可能造成局部毒性扩散至全身，应指导患者保持安静并快速送往医院就诊。

■ 来医院后的治疗（图2）[2]

1. 检查

● 根据局部症状确认是否被蝮蛇所咬伤。如果是被蝮蛇咬伤的，多数会有 2 个清晰的齿痕（图 3），还会有肿胀和疼痛。

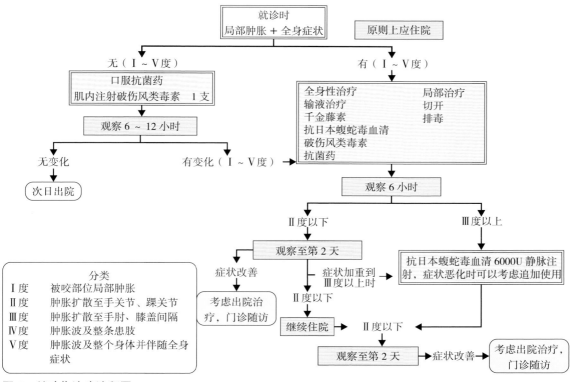

图2　蛇咬伤治疗流程图

（引自化研生药株式会社网站主页）

主编：佐贺大学医学部救命急救中心

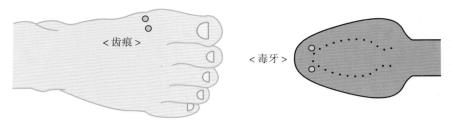

图 3　齿痕
（引自化研生药株式会社网站主页）

● 检查患者生命体征、全身症状、过敏及抗血清治疗的既往史。全身症状包括复视、视物模糊、呕吐、心悸、亢奋、少尿等症状，多个全身症状同时出现应作为重症处理。

有过敏史和抗血清治疗史的患者，可能因过敏性休克和血清病造成休克。

● 根据局部症状评估肿胀的进展程度（Grade）（图 2）。

● 输液和采血：进行充分的输液，并进行采血检查。

应对出现肿胀的全部患者抽血，进行各项检查（WBC、PLT、CRP、AST、LDH、CPK、BUN 和 Cr 等）。

肿胀会造成 Hb、Ht、BUN、WBC 上升，肌肉坏死会造成 GOT、GPT、LDH 和 CPK 上升[3]。

2. 治疗

● 局部治疗（消毒、切开、排毒和减张切开）

应使用碘酒®等进行消毒，局部麻醉后沿齿痕切开大约 5cm。尽量通过局部挤压和吸引将毒液排出，然后用生理盐水进行局部清洗。

● 全身性治疗

a. 建立静脉通路

· 按照每小时 5~20ml/kg 的速度滴注 1 号输液或乳酸林格液体。

· 目标是实现 1ml/（kg·h）以上的利尿。

b. 静脉注射千金藤素®1 支（10mg）+ 生理盐水 20ml

· 因为基本没有副作用，所以应连续输注直至肿胀全部消退。

· 千金藤素具有生物膜稳定作用，可阻止蝮蛇蛇毒引起的溶血，但尚无明确证据证明其有效性[4,5]。

c. 抗蝮蛇毒素血清 A（6000U）+ 生理盐水 100ml 从侧管进行静脉注射

· 受伤后 1~2 小时的症状达到或超过 Ⅲ 度时使用。

· 使用前必须进行过敏测试。

· 从副作用来看，约有 5% 会出现过敏性休克，有 10%~20% 会出现血清病[6]。使用前必须向患者充分说明，需要征得对方的同意。

· 最近重症患者使用率越来越高 [7,8]。

d. 肌内注射破伤风类毒素 1 支（0.5ml）

· 几乎所有患者都应使用。

e. 广谱抗生素：静脉注射

· 为预防创伤部位感染，所有的患者都应使用。

· 也可以第二天开始口服使用。

f. 减张切开

· 关于是否对肿胀部位进行减张切开，意见不统一，但报告显示这种方法可有效缓解痛苦 [9]。

g. 重症时静脉注射蛋白酶抑制剂

· 为预防和改善因各种活性物质引起的全身性反应，应考虑对所有重症患者使用蛋白酶抑制剂。

· 有报告显示会出现呼吸衰竭 [10]，必须仔细观察全身状态。

h. 急性肾功能障碍时：应考虑持续的血液透析（continuous hemodiafiltration，CHDF）

后期对症处理

如果患者出现肿胀，应继续住院、随访观察。

如果没有出现肿胀，也应住院观察，防止出现其他迟发性疾病。

■ 需提前了解的数据

除琉球群岛之外，蝮蛇遍布整个日本。春季到秋季，特别是 7~9 月比较常见。体长 45~60cm，身体粗，尾巴短。被蝮蛇咬伤的情况近年来呈逐渐下降的趋势，特别是在城市地区已经基本看不到了。但是，在农村、山区等依然较为常见，报告显示整个日本每年大约有 1000 例以上的患者被蛇咬伤，据报道每年的死亡人数也在 10 人左右 [11]。

转诊时机

● 呼吸功能和肾功能不佳的患者出现呼吸困难、肾功能不全的可能性非常高，所以应立即转诊给专科医生。

参考文献

[1] 阿部　岳ほか：ニホンマムシ毒（ Agkistyodon halys blomhoffi）毒による致死および循環器障害に対する Cepharanthin の作用．日薬理誌 1991；98: 327–36.

[2] 化研生薬株式会社ホームページ．（ http://www.kakenshoyaku.com/01/index2.html ）

[3] 真栄城優夫ほか：毒蛇咬傷．救急医 1979；3：1378–83.

[4] 海老沢功ほか：マムシ咬傷に対するセファランチン療法の問題点．日本医事新報 1994；3677：46–9.

[5] 石川浩史ほか：マムシ咬傷 40 例の臨床的検討．日外感染症会誌 2008；5：33–7.

[6] 上里浩史：毒蛇咬症．最新皮膚科学大系（ 2 巻）．中山書店，東京，2003．p303–16.

[7] 内藤宏道ほか：マムシ咬傷．中毒研究 2007；20：217–21.

[8] 上田厚登ほか：マムシ咬傷 21 症例の臨床的検討．西日皮 2007；69；542–6.

[9] 岡村直孝ほか：マムシ咬傷における苦痛緩和のための減張切開の効果；減張切開の 2 例と非切開の 1 例の比較検討．救急医 2009；33；1109–13.

[10] 中村賢二ほか：マムシ咬傷により急性腎不全および呼吸不全を呈したが救命しえた 1 例．日救急医会誌 2010；21；843–8.

[11] 瀧　健治ほか：マムシ咬傷の治療法の変遷．新薬と臨床 2006；55；177–92.

软组织异物残留

井上崇弘、籽井真二

重点提示

- 根据刺入异物的种类不同和肉眼是否可见，处理方式也不同。
- 确认异物刺入部位，用钳子将其夹住后摘除，或切开后摘除。
- 体表无法确认异物时，应通过 X 线或超声确认异物位置和深度，进行切开和摘除。
- 如果是鱼钩，应在对其进行"倒转"处理后再将其摘除。刺入指甲下时，应呈 V 字形切开指甲后再将其摘除。

疾病的概念及定义

软组织异物残留指的是缝纫针和鱼钩等细针或顶端尖锐的物品刺入体内，从体表无法看到，埋入皮下组织、肌肉或关节内等的状态。

病因和病理

有可能因异物刺入引起炎症反应，或因感染等并发症造成局部疼痛、发红和肿胀等症状。

也有可能不出现炎症反应或感染并发症，或呈现很长的潜伏过程。

对于新发患者和感染并发症患者，应立即摘除，但如果是没有症状的旧患，则无需当场紧急摘除，可以择期准备充分的情况下再摘除。

治疗相关的疾病分类

虽然没有特别分类，但根据刺入异物的种类不同和肉眼是否可见，诊断方法和处理方法也各不相同，因此应牢记这些差异，进行诊断和处理，这一点至关重要。

处理方法

■ 诊断

- 首先应详细的问诊，推断刺入异物的种类、部位和深度等。
- 如果是金属针等 X 线无法穿透的异物，应至少在两个方向进行 X 线拍摄，确定异物的位置。即使是玻璃碎片、木头碎片等 X 线可以穿透的异物，也可以通过软 X 线摄影描绘出异物。

- 如果异物刺入位置较深，有时也可以使用 CT。
- 最近，有报告显示用体表探头（10MHz 左右）超声进行异物搜寻也是非常有用的。

■ 需提前了解的数据

Blankstein 等人的报告显示，疑似 X 线阴性的软组织异物的 21 例患者中，有 19 例可以通过超声检测出异物。

■ 麻醉和止血

- 麻醉可采取局部麻醉和神经阻滞的方法，如果是四肢深部的异物，也可以考虑臂神经丛阻滞和脊椎麻醉。局部麻醉可能因组织出血而妨碍异物搜寻，因此建议使用神经阻滞或用添加肾上腺素局部麻醉药的局部麻醉（不包手指和脚趾）。
- 手指和脚趾的神经阻滞包括掌神经阻滞和 Oberst 麻醉，但 Oberst 麻醉可能造成末梢循环功能障碍，所以推荐使用掌神经阻滞（使用 6ml 左右不添加肾上腺素的局部麻醉药：图 1）。如果是手指和脚趾，有可能会造成末梢的循环功能障碍，所以不能使用添加有肾上腺素的局部麻醉药（参照 p.344）。
- 因为出血会妨碍异物探查，所以最好进行止血。如果是手指等，用 Nelaton 导管和橡胶手套进行止血非常有效（图 2）。如果是四肢深层部位的异物，也可以考虑使用止血带。

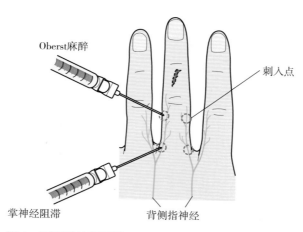

图 1　手指的神经阻滞

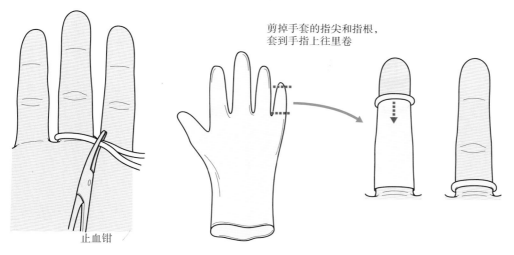

剪掉手套的指尖和指根，
套到手指上往里卷

止血钳

a. 用 Nelaton 软管制作成的止血带　　　　　b. 用橡胶手套制作成的止血带

图 2　止血

■ 处理

1. 异物露在刺入部位外面，可以通过刺入部位确认时

● 异物露在刺入部位外面时，应使用蚊式止血钳和异物镊子夹住异物然后将其摘除（但是应注意力度，禁止用力过度，以防异物破损后有部分残留）。即使未露在外面但可以通过表面确认到时，有时可以通过扩大伤口或切开小口直接将其摘除。

2. 无法从体表确认到异物时

● 可以通过 X 线确认时，应在 X 线透视下进行摘除。如果异物的位置较深，应在 X 线下用 23G 左右的注射针插入异物两端附近，作为异物立体性位置的标记（图 3）。

● 通过超声探测到异物时，可以给探头套一个杀菌套，然后通过超声一边探寻一边将其摘除。

● 原则上沿和异物长轴方向垂直相交的方向切开，更容易找到异物（图 4）。

● 脚底等异物位于较深部位时，应呈 V 字形切开，这样可以确保视野更宽阔（图 5）。

● 如果是关节相关部分，沿与关节正中皱褶垂直相交的方向切开时，可能会造成挛缩，所以应呈 Z 字形切开（图 6）。

● 用蚊式钳等沿切开伤口朝异物方向进行剥离、寻找异物时，应使用异物钳和镊子将异物牢牢夹住然后将其摘除。切开和剥离时，注意不要损伤血管和神经。

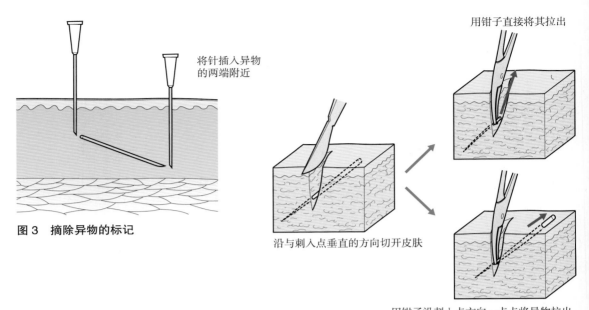

将针插入异物的两端附近

图3 摘除异物的标记

用钳子直接将其拉出

沿与刺入点垂直的方向切开皮肤

用钳子沿刺入点方向一点点将异物拉出

图4 切开摘除异物

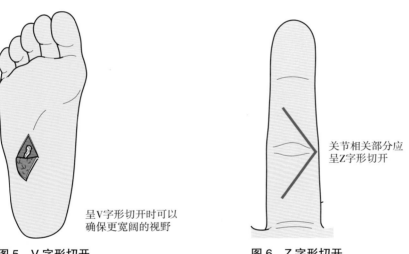

呈V字形切开时可以确保更宽阔的视野

图5 V字形切开

关节相关部分应呈Z字形切开

图6 Z字形切开

● 异物摘除后确认伤口已经止血且没有异物残留，用大量的无菌水和生理盐水清洗伤口内部（用注射器喷射，物理清洗效果更好）后，用3-0至5-0的尼龙线缝合伤口。如果是感染并发症患者和感染风险较高的患者，应考虑采取开放式伤口的方式，或插入引流管。处理结束后应再次进行X线拍摄，确认没有异物残留。

3. 通过影像也无法检测到异物时

- 应通过问诊等判断异物残留的可能性，如果遗留的可能性较高，且受伤后时间并不长，则可以根据刺入部位的位置和方向推断异物的位置，尝试切开和摘除。
- 根本就无法找到异物时应随访观察，在出现炎症时进行相应处理。

4. 鱼钩

- 鱼钩有所谓的"倒钩"，直接拔出比较困难。钳住钩子先将其往里推，将"倒钩"穿透皮肤再将其剪断，即可拔出（图7）。不能用这种方法去除异物或污染较严重需清洗时，也可以切开皮肤将其摘除。

5. 甲下有异物刺入时

- 甲下有异物刺入时，用脑骨碎片镊等将指甲和甲床剥离开，然后V形切除指甲，即可简单去除异物（图8）。

6. 处理时的注意事项

- 根据皮下异物的种类、部位和深度的不同，其处理的难易度也有很大差异，因此异物的发现和摘除可能比想象的更加困难。处理时应做好充分的准备，预留足够的时间进行处理。
- 疑似肌肉或肌腱和血管或神经等受到损伤时，应考虑咨询整形外科医生。

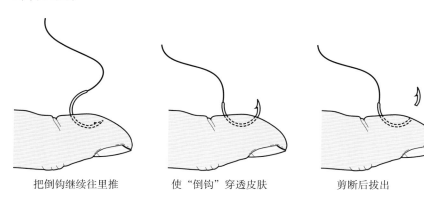

把倒钩继续往里推　　　　使"倒钩"穿透皮肤　　　　剪断后拔出

图7　鱼钩的拔出

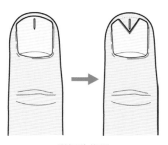

V形切除指甲

图8　甲下异物的摘除

后期对症处理

● 使用抗菌药时应考虑伤口的深度和污染程度。伤口较浅且污染较少时无需使用抗菌药；如果伤口较深且污染较轻，应口服几天头孢类抗菌药。如果感染越来越严重，则应静脉注射几天头孢类针剂。

● 为预防破伤风，最好给予破伤风类毒素。如果感染越来越严重，则应考虑使用破伤风免疫球蛋白。

● 如果可能存在肉眼和影像无法找寻的异物残留，应对异物存在的可能性及可能伴随的感染和疼痛等症状向患者进行说明。

● 应在考虑可能存在感染和异物残留的同时，进行随访观察。

【处方】

· 污染较轻微时

头孢卡品®（100mg）：3 片，分 3 次或

头孢泊肟酯®（100mg）：2 片，分 2 次

· 污染较严重时

头孢唑林 α®（1g）：2 片，分 2 次或

罗氏芬®（1g）：1~2 片，分 1~2 次

破伤风类毒素

破伤风类毒素（0.5ml）：1 剂，肌内注射或皮下注射

破伤风免疫球蛋白

破伤风免疫球蛋白®（250 单位）：1 剂，肌内注射 或

破伤风免疫球蛋白 IHR（250 单位）：1 剂，静脉注射

· 疼痛时

洛索洛芬钠®（60mg）：1 片，顿服等

转诊时机

● 疑似肌肉或肌腱和血管或神经损伤时，应转诊给专科医生。

参考文献

[1] 伊卷尚平ほか：異物（伏針，木片，その他）. 救急医 2004；28：1423-6.

[2] 高島　勉ほか：伏針の治療. 外科 2008；70：1398-402.

[3] 樽井武彦ほか：伏針. 消外 2010；33：616-8.

[4] 漆舘聡志ほか：異物（伏針，木片，その他）. 救急医 2010；34：826-8.

[5] Halaas GW: Management of foreign bodies in the skin. Am Fam Physician 2007; 76: 683-8.

铅笔芯刺伤

吉住文孝

重点提示

- 铅笔芯刺伤，有可能因黑色斑和笔芯的残留造成迟发性异物反应。
- 笔芯成分的毒性较低，不会造成铅中毒。
- 异物残留的可能性极低。疑似为异物残留时，应进行 X 线检查或超声检查。
- 治疗原则为去除异物、预防黑色斑和感染。

疾病的概念·定义

铅笔芯刺伤指的是被尖锐的铅笔（自动铅笔）的笔芯刺伤时，笔芯刺入皮肤的状态。受伤部位皮肤会残留有黑色斑（图 1）。

病因和病理

■ 病因

铅笔的笔芯是对石墨（碳素构成的元素矿物，石墨）和黏土进行陶瓷化处理后，将其浸泡到食用油脂中之后制成的。笔芯的主要成分石墨、黏土中含有的硅元素、油脂等的毒性都较低，和铅中毒无关联[1]。

■ 病理

- 铅笔的笔芯虽然毒性低，但有报告显示，如果有笔芯残留时会引起迟发性的异物反应（表 1）[2]。
- 在长达几年到几十年的潜伏期内，笔芯会分解，石墨会浸透到组织中，浸入组织的石墨会引发巨噬细胞的活化反应，有可能形成肉芽肿[1~3]。

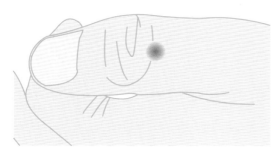

图 1　铅笔（铅笔尖）的笔芯造成的刺伤

表 1　国内外迟发性异物反应报告患者汇总

年龄	3~74 岁（成人 13 例，幼儿 6 例，不明 1 例）
性别	男性 9 例，女性 11 例
潜伏期	1~59 年（成人 5~59 年，幼儿 1~6 年）
部位	头颈部　6 例　　前臂　1 例　　手　5 例 大腿　1 例　　小腿　2 例　　脚　5 例

（引自石川惠美等：Pencil-core granuloma 的 1 例。临床皮肤科 2007；61:1078-80。）

治疗相关的疾病分类及处理方法

● 对受伤部位进行触诊、视诊，确认有无异物。不明确时应进行X线检查和超声检查，排除异物的存在。

● 大多数情况下都不会有异物残留，只能看到黑色斑，就像异物残留一样。从处理方法来说首先应考虑的是黑色斑的预防。

【现场可进行的处理】

• 如果有异物残留，应将其去除。

• 清洗伤口部位。

• 为减少黑色斑的面积，应对伤口部位进行局部麻醉，然后用手术刀刀尖进行削皮（图 2）。

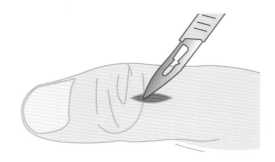

图 2　黑色斑皮肤的削皮

【初次诊断时的禁忌】

• 手术后的疤痕多半比黑色斑更加丑陋，禁止在初诊时切除整个伤口。

• 形成肉芽肿时：应进行 X 线检查和超声检查，确认有无异物，并将其去除。

■ 应贮备的知识！

绝大多数情况下都不会有铅笔芯残留，但多数会有石墨微粒残留。作为处理要点，首先应考虑的不是施行切除等措施，而是预防黑色斑。

后期对症处理

应提醒患者注意感染时可能出现的症状。

虽然黑色斑可能永久残留，但以后是可以切除的，应对患者进行告知。

转诊时机

- 考虑去除残留笔芯和肉芽肿组织，会造成皮肤缺损较大，应转诊给专科医生。

参考文献

[1] 井川哲子ほか：Pencil Core Granuloma の 1 例．皮膚臨床 2007；49：727-30.

[2] 石川めぐみほか：Pencil-core granuloma の 1 例．臨皮 2007；61：1078-80.

[3] 加藤愛子ほか：Pencil-core Granuloma の一例．日形会誌 2001；21：711-3.

戒指的摘除

其田和也

> **重点提示**
> - 如果因手指肿胀造成戒指出现了"太紧"的状况，应注意手指卡压病。
> - 摘除戒指的方法包括用手去除，用胶布、细绳去除和割断戒指等方法。
> - 如果用手摘除，关键是充分润滑手指、消除水肿。
> - 疑似存在因外伤造成的骨折时，建议割断戒指。

疾病的概念及定义

是指手指因各种原因出现肿胀，导致戒指无法摘下而必须去除的情况。

病因和病理

如果是因外伤和各种全身疾病等造成手指肿胀后无法将戒指摘下时，戒指会紧箍在皮肤上，阻碍淋巴和静脉循环，有可能进一步加重水肿。如果放任不管，还有可能因血流障碍而出现手指坏死（手指卡压病）[1]。

■ 应贮备的知识！

手指卡压病（tourniquet syndrome）

因戒指和橡皮筋等造成手指被紧箍时，淋巴和静脉循环受阻，会进一步加剧水肿，还有可能造成血流障碍。如果放任不管，手指就有可能出现坏死，卡压部位还有可能出现细菌感染、骨髓炎等并发症。

治疗相关的疾病分类及处理方法

■ 摘除戒指前的准备事项 [2,3]

- 仔细观察手指是否有循环功能障碍（苍白、青紫、疼痛、肿胀加剧等）。
- 根据受伤机制、有无手指变形和手指的损伤程度等，怀疑为骨折时，应考虑 X 线检查。此外，发生骨折的情况下，为维持骨折部位的稳定，应在割断戒指后再去除更安全。
- 对戒指周围的皮肤进行冷却、按摩，抬高患侧手指等，可减轻水肿（→现场也可实行的措施）。

●疼痛剧烈时，考虑对手指进行封闭麻醉。

■ 摘除过程

1. 徒手去除

涂抹肥皂水、油、凝胶等，使皮肤充分润滑后，左右旋转戒指的同时将其拔出（图1）。可以牵引手指拉伸皮肤。用这种方法无法去除时，可以给手指缠绕止血带，上举15分钟左右后，在同一侧的上臂缠绕血压计袖带，将收缩期血压加压大约50~75mmHg，然后再次尝试徒手摘除戒指（图2）[2]。

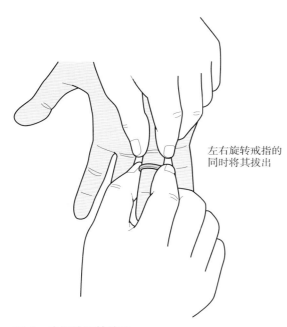

左右旋转戒指的同时将其拔出

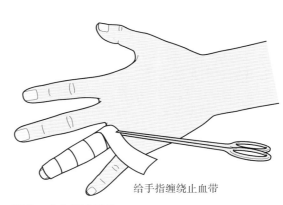

给手指缠绕止血带

图1　戒指的旋转摘除
牵拉皮肤使其紧绷后在旋转戒指的同时将其摘除。
（引用改编自 Philip Buttraravoli 编著，大龙纯司监译。戒指的去除。一般性突发事件，医牙药出版社，东京，2009. p593-7.）

图2　止血带去除法
（引用改编自 Philip Buttraravoli 编著，大龙纯司监译。戒指的去除。一般性突发事件，医牙药出版社，东京，2009. p593-7.）

2. 胶布和细绳去除法

①准备细绳（风筝线）或棉胶布、血管胶布。

②从指根侧将细绳从戒指下穿过去，捏住一端。可以先在戒指周围涂抹油或凝胶。

③稍用力将细绳从戒指下端缠绕到近侧指间关节附近，然后用胶布固定绳的另一端（图3a）。

④拉住指根侧的细绳，向指尖方向拉伸，呈螺旋状将其散开，这样戒指就可以沿细绳移动了（图3b）。当戒指越过近侧指间关节时就可以将其摘下了。

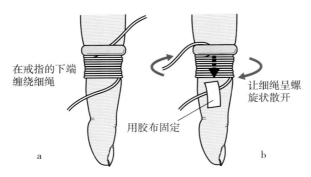

图 3　胶布和细绳去除法

（引用改编自高田让二等：戒指的取出，临床外科 2004；59：321.）

■ 割断戒指后去除 [3,4,5]

无法用上述方法去除时，应在本人同意下割断戒指。

1. 用环形切管器切割（图 4）

环形切管器是消防署、医院、宝石店等的常备工具。沿戒指底座另一侧焊接部位切开。一般是在掌侧切开，虽然掌侧皮肤软组织可能受到某些损伤，但这是唯一的方法了。

2. 其他切割方法

整形外科手术用的钢丝钳和钳子等工具、牙科治疗用的钻头（气涡轮机）等也非常有用。

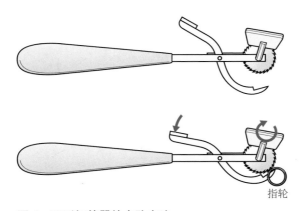

图 4　环形切管器的去除方法

（引用改编自葛西猛：戒指的去除。日医杂志临时增刊号小儿外科手册。1995；113：82-3.）

后期对症处理

戒指去除后，应仔细检查戴戒指部位。如果有裂伤和擦伤等，应立即进行治疗，有骨折时应立即转诊骨外科。

> **转诊时机**
>
> ● 造成手指坏死或有骨折时，应立即转诊给专科医生。

参考文献

[1] Peckler B, et al: Tourniquet syndrome: A review of constricting band removal. J Emerg Med 2001; 20: 253–62.

[2] Philip Buttraravoli 著，大滝純司監訳．指輪の除去．マイナーエマージェンシー．医歯薬出版，東京，2009．p593-7.

[3] 武山佳洋：指輪が取れない．救急医 2010；34：806-7.

[4] 高田讓二ほか：指輪の除去．臨外 2004；59：321.

[5] 葛西　猛：指輪の除去．日医雑誌臨時増刊号小外科マニュアル．1995；113：82-3.

拉链咬入事故（阴茎、下巴）

平塚孝宏

重点提示

- 门诊患者大约每 4000 人中有 1 人会发生此类事故，以白天时间段居多。
- 处理时重要的是拉头和咬入位置的关系。
- 被拉头和链齿夹住时，应牵引拉头进行解除，或分离拉头。
- 被夹到链齿间时，应剪开衣服然后左右牵拉拉链。

疾病概念

主要是指是儿童在拉拉链时，不慎将阴茎皮肤或下巴部位的皮肤夹到了拉链的链齿和拉链的拉头（图 1）之间，造成疼痛等症状。

定义

拉链的链齿及拉头造成皮肤的挤压损伤。

病因和病理学分类

皮肤长时间受到挤压时，有可能造成该部位皮肤坏死、感染。

治疗相关的疾病分类

■ 拉链咬入事故的分类 [1]

1. 皮肤被拉头和链齿夹住（通常这种情况居多）
2. 拉头穿过被咬入的部分，皮肤被链齿夹住

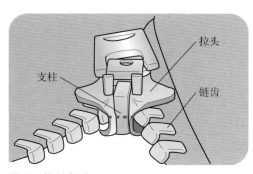

拉头

支柱

链齿

图 1　拉链部分

处理方法

■ 被拉头和链齿夹住时

1. 对受伤部位皮肤消毒后，用浓度为 1% 的利多卡因进行浸润麻醉

也可以用含有利多卡因的凝胶等，但起效时间大约为 30~60 分钟 [2]。

2. 牵拉拉头，松开被咬入的皮肤

如果无法解除，则可以尝试以下任意一种方法：

①割断（使用钳子、钢丝、小锯子、骨骼用切割器等。必须注意防止器具滑动）拉头的支柱（图 1 的虚线部分）[2-5]，使拉链上下分离（图 2）。然后左右牵拉并打开露在外面的拉链的链齿。

②用十字螺丝刀插入拉头和链齿之间，如图 3 所示进行旋转（螺丝刀较为常用，无需过度用力即可分离皮肤）[6]。

■ 被链齿夹住时

如图 4 所示，剪开衣服，割断被夹皮肤部分以下的链齿，然后左右牵拉打开。

■ 需提前了解的数据

● 阴茎被拉链咬入的事故

频率：每 4068 名门诊患者中有 1 人 [1]。

发生时间段：57% 的情况发生在 9~17 点（正常上班的时间段）。

受伤原因：60% 是穿裤子时，84% 是患者自己拉拉链不慎引起的 [1]。

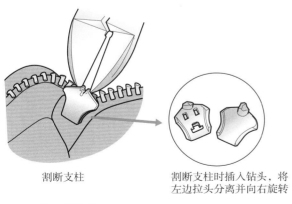

割断支柱

割断支柱时插入钻头，将左边拉头分离并向右旋转

图 2　拉头的分离

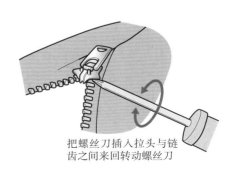

把螺丝刀插入拉头与链齿之间来回转动螺丝刀

图 3　插入螺丝刀

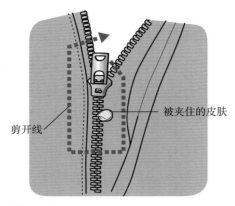

图 4 切开

被夹住的皮肤

剪开线

【现场可进行的处理】

在受伤部位涂抹矿物油，使拉头变得易拉动，即可牵引拉头尝试解除[1,3,4]。但若受伤时间较长，皮肤因水肿造成失败的情况也不少见[3]。

后期对症处理

应注意受伤部位皮肤的感染和坏死，如有必要应咨询泌尿外科专业医生。

转诊时机

● 疑似阴茎皮肤和龟头部位受到感染时，应立即将其转诊给泌尿科专业医生。

参考文献

[1] Wyatt JP, et al: The management of penile zip entrapment in children. Injury 1994; 25: 59–60.

[2] Philip Buttraravoli 著，大滝純司監訳．ファスナーの食い込み事故．マイナーエマージェンシー．医歯薬出版，東京，2009.

[3] Kanegaye JT, et al: Penile zipper entrapment: a simple and less threatening approach using mineral oil. Pediatr Emerg Care 1993; 9: 90–1.

[4] Strait RT: A novel method for removal of penile zipper entrapment. Pediatr Emerg Care 1999; 15: 412–3.

[5] Nolan JF, et al: Acute management of the zipper–entrapped penis. J Emerg Med 1990; 8: 305–7.

[6] Raveenthiran V: Releasing of zipper–entrapped foreskin: a novel nonsurgical technique. Pediatr Emerg Care 2007; 23: 463–4.

腱鞘囊肿

川口孝二

重点提示

- 腱鞘囊肿指的是关节、腱鞘或关节囊中产生的包含黏液性物质的囊肿。
- 虽然不与皮肤粘连，但活动性很差。
- 最基本的措施是进行随访观察，如果有不适或运动障碍应进行穿刺。
- 虽然可以手术，但再发率高达 10%~40%。

疾病的概念及定义

- 腱鞘囊肿指的是腱鞘或关节囊中发生的、含有胶状透明黏液性物质的与这些部位相通的囊肿。
- 易发部位为活动较多、受力较大的部位，特别是腕关节的掌侧。此外，腕关节的背侧、脚背、手指、脚趾等也会发生（图 1）[1]。

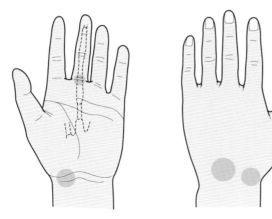

图 1　容易形成腱鞘囊肿的位置
（引自日本整形外科学会主页）

病因和病理

病因

- 含蛋白较多的结缔组织发生退行性变后形成囊肿。
- 黏液状物质产生过多一般都是由腕关节和伸肌腱腱鞘的细微异常（陈旧性软骨和肌腱的损伤、支撑肌肉力量的降低、支撑韧带的松弛造成的过度摩擦等）造成的。

■ 病理（图2）

- 常常偶然发现肿物。
- 直径 ≥ 2cm 时，会产生不适和轻微的运动功能障碍。
- 虽然没有和皮肤粘连，但活动性较差。
- 基本上不需要进行 X 线检查（MRI 显示为 T1WI 低信号、T2WI 高信号的边缘清楚光滑、内容均匀的囊肿）[2]。

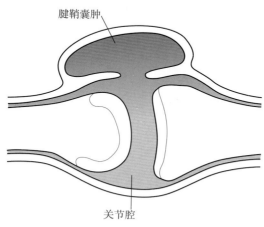

图 2　腱鞘囊肿的解剖图

治疗相关的疾病分类及处理方法

■ 步骤 1

- 首先应进行保守治疗和随访观察。

■ 步骤 2

- 出现扩大趋势，产生不适和轻微的运动功能障碍时：穿刺引流。
- 仅根据内容物即可确诊，即内容物为高度黏稠且几乎无色。
- 穿刺引流的方法：

①无需局部麻醉。

②以穿刺部位为中心，用碘酒进行消毒。

③穿刺点为肿物最突出处。实施手术的医生应用大拇指和食指固定住肿物。一边抽动活塞柄一边推进针头（建议使用 18~21G 以上的针头），将胶状的物质抽吸出来以后，再用左手大拇指和食指压迫肿物，尽可能地将更多的物质抽吸出来（图 3）[3]。

④拔出针头后，还可将内容物从穿刺孔中挤压出来，也很有效。

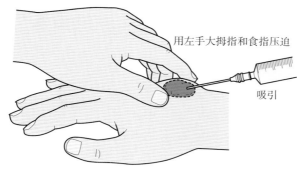

用左手大拇指和食指压迫

吸引

图3 穿刺引流的方法

■ **步骤3**

● 还可以手术治疗。请务必咨询外科医生（根据临床经验，摘除后再发率高达 10%~40%）。

后期对症处理

穿刺后为防止再发，应包上厚厚的纱布加压包扎。

虽然有半数患者采用穿刺治疗，但应对穿刺后再发风险进行告知[4]。

切除困难时，务必咨询外科医生。

此外，还可以选择封闭疗法等。

■ **应贮备的知识!**

手部最多见。因腱鞘囊肿产生疼痛、不适和运动功能障碍时，务必咨询外科医生。

转诊时机

● 穿刺引流后再次复发，同时难以完全切除时，应将患者转诊给专科医生。

参考文献

[1] Andrén L, et al: Arthrographic studies of wrist ganglions. J Bone Joint Surg Am 1971; 53: 299–302.

[2] Vo P, et al: Evaluating dorsal wrist pain: MRI diagnosis of occult dorsal wrist ganglion. J Hand Surg Am 1995; 20: 667–70.

[3] Angelides AC, et al: The dorsal ganglion of the wrist: its pathogenesis, gross and microscopic anatomy, and surgical treatment. J Hand Surg Am 1976; 1: 228–35.

[4] Clay NR, et al: The treatment of dorsal wrist ganglia by radical excision. J Hand Surg Br 1988; 13: 187–91.

小面积烫伤

船田幸宏

重点提示

● 因受热造成的组织损伤是由接触的温度和时间决定的。

● 治疗烫伤时，重要的是判断烫伤的深度、面积和受伤部位。

● 可通过门诊进行处理的小面积烫伤，Ⅱ度烫伤应小于体表面积的 15%，Ⅲ度烫伤应小于 2%。

● 小面积烫伤后立即应采取的措施是冷却，局部疗法是保护创面、缓解疼痛、促进创伤愈合、防治感染。

疾病概念

烫伤指的是受热后造成的体表组织（皮肤、皮下组织等）的损伤。

定义

小面积烫伤指的是可以通过门诊局部疗法进行治疗的轻微烫伤（Ⅱ度烫伤应小于体表面积的 15%，Ⅲ度烫伤应小于 2%）。

病因和病理

■ 病因

因受热造成组织损伤后，细胞遭到破坏时，巨噬细胞、淋巴细胞、中性粒细胞等免疫相关细胞就会被激活，产生肿瘤坏死因子（TNF-α）、白细胞介素（IL-1，IL-6，IL-8）等炎症细胞。同时，还会释放出组胺、缓激肽、前列腺素等血管活性物质，引起血管通透性增高和微小循环障碍，在局部位置引起一系列的炎症反应[1,2]。

■ 病理

根据其损伤程度的不同，烫伤组织可以分为 3 个区域（zone）（图 1）[3]。

①中心部位凝固坏死，血流中断的凝固区。

②中间部位因血流速度降低可以看到淤血，缺血状态加剧的淤滞区。

③周边部位伴随有炎症反应，血流增加，可以看到充血状态的充血区。

治疗时重点是维持中间部位的血液循环，挽救处于缺血状态的细胞。防止中间部位的损伤扩大，通过自我溶解或切除方式去除中心部位的坏死组织，积极修复周边部位炎症反应造成的创伤，这就是治疗目标[4]。

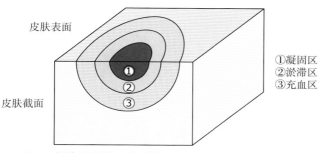

①凝固区
②淤滞区
③充血区

皮肤表面
皮肤截面

图1　烫伤组织的3个区域
（引用改编自 Jackson DM: The diagnosis of the depth
of burning. Br J Surg 1953; 40: 588– 96.）

治疗相关的疾病分类

- 应根据烫伤深度、面积、受伤部位等判断是否可以在门诊治疗。
- 烫伤深度可以分为以下4度（图2）。
- Ⅰ度烫伤(epidermal burn, EB)：仅在表皮浅层的烫伤，伴有疼痛、发红、烧灼感，几天后即可痊愈，不会留下疤痕。
- Ⅱ度烫伤：超过表皮伤及真皮的烫伤。特征是伤及真皮中层的烫伤，形成水疱。

a. 浅Ⅱ度烫伤（superficial dermal burn，SDB）：烫伤水疱底真皮呈现红色，疼痛较剧烈，正常1~2周后可以痊愈，一般情况下不会留下疤痕。

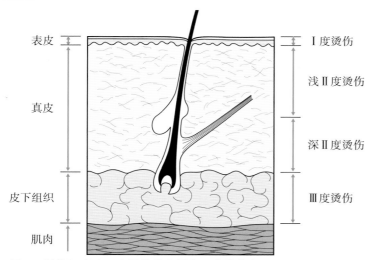

表皮
真皮
皮下组织
肌肉

Ⅰ度烫伤
浅Ⅱ度烫伤
深Ⅱ度烫伤
Ⅲ度烫伤

图2　烫伤深度（日本烫伤学会烫伤深度分类）

b. 深 II 度烫伤（deep dermal burn，DDB）：伤及真皮深层的烫伤。水疱底的真皮为白色，呈贫血状，疼痛感觉麻木。上皮化需要 3~4 周时间，留下疤痕的可能性很大。

· III 度烫伤（deep burn，DB）：波及皮肤全层的烫伤。

皮肤全层坏死，呈白色到褐色，甚至是炭化后的黑色，无痛。创伤部位无法过渡到正常上皮化修复，仅限极小范围内会因伤口收缩和周围皮肤的上皮化而被修复。治愈至少需要 1~3 个月[5]。

● 估算烫伤面积时可使用 9 分法、5 分法、Lund-Browder 法（图 3）。局部建议使用手掌法（大约 1%）。

● 作为烫伤的特殊部位，必须注意面部、手脚的关节部位和会阴部位。

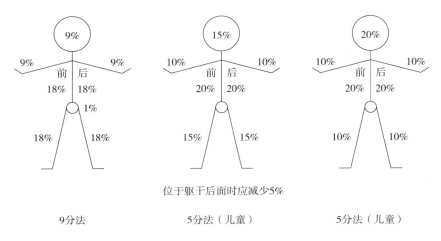

9分法　　　　　5分法（儿童）　　　　　5分法（儿童）

图 3　烫伤面积的估算方法

处理方法

● 应立即进行局部冷却。去除组织的热能，抑制水肿和淤血，防止烫伤组织扩大。同时缓解疼痛。可以用自来水冷却 20 分钟（图 4a），或用冰袋进行冷敷（图 4b）。如果是幼儿和老年人，应注意防止低体温。

● 同时进行清洗。附着在创面的异物容易成为感染源，所以应使用纱布仔细地清洗伤口。

● 如果采用局部疗法，保护创面、缓解疼痛、促进创面愈合、防治感染、维持创面的湿润环境都非常重要。因此，作为局部疗法的产品，很多外用药和创伤敷料市面上都有销售。但是很多材料等级较低，可推荐的东西非常少。应根据使用目的适当区分使用[6]。

● 很多外用药都是以凡士林为基材，主剂包括抗菌药、类固醇、

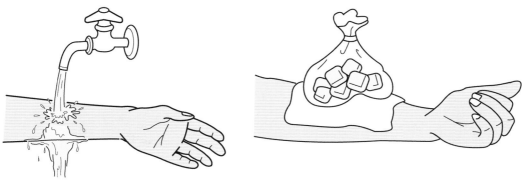

a. 用自来水冷却　　　　　　　　　　　　b. 用冰袋冷敷

图4　受伤部位的冷却

抗炎药等。含类固醇的软膏仅限烫伤程度不超过浅Ⅱ度时短期使用。创伤敷料最适合浅Ⅱ度烫伤。

● 如果是Ⅰ度烫伤只需进行局部冷却即可。也可以为了消炎镇痛使用类固醇软膏。

● 如果是Ⅱ度烫伤，应尽量避免水疱破裂。饱满的水疱应通过穿刺或小切口排出水疱液，使用生物学敷料（biological dressing）包。应涂抹凡士林软膏用纱布覆盖，或粘贴创伤敷料。也可以考虑使用成纤维细胞生长因子制剂（Fibroblast® 喷雾）。

■ 需提前了解的数据

烫伤程度取决于接触温度和接触时间。红线表示的是引起了不可逆性的表皮损伤，紫线表示的是引起了表皮坏死。如果在70℃条件下只需接触1秒即可发生烫伤，而在45℃大约需要3小时（图5）。

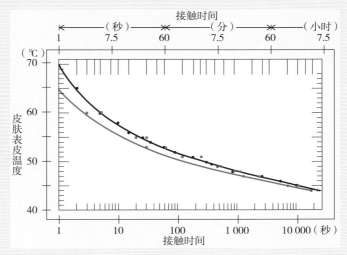

图5　温度和时间对烫伤产生的影响

（Moritz AR, et al: Studies of Thermal Inermal Injury: Ⅱ .The Relative Importance of Time and Surface Temperature in the Causation of Cutaneous Bums. Am J Pathol 1947; 23:695-720.）

【处理方法】

● Linderon®VG 软膏，Exalbe® 软膏，庆大霉素® 软膏，Baramycin® 软膏，Aznol® 软膏等。

● 创伤口覆盖材料：使用 Tegaderm™，Opsite®，Omiderm®，Duoactive®，Hydrosite® 等。

● 对于小范围的Ⅲ度烧伤，应清除坏死组织，然后使用 Bromelain® 软膏（菠萝蛋白酶软膏）或 Solcoceryl® 软膏。

● 对于小面积烧伤，原则上不需要使用全身性抗菌药物。

【现场可能的处置】

在来院之前，要进行局部冰敷和清洗。

后期对症处理

烧伤程度通常很难在受伤后立即判定，至少要经过 1 天再进行判断。

如果合并感染，烧伤深度变深，则应进行扩创处理。应注意观察发红、疼痛等感染症状。如果发现感染，应切除水疱膜，必要时应用抗菌药物。

转诊时机

● 如果是老年人和幼儿烫伤后并发感染，即使烫伤面积较小，只要烫伤程度变深就很难愈合，应转诊给专科医生。

参考文献

[1] Garner WL, et al: Acute skin injury releases neutrophil chemoattractants. Surgery 1994; 116: 42–8.

[2] Arturson G: Pathophysiology of the burn wound and pharmacological treatment. The Rudi Hermans Lecture, 1995. Burns 1996; 22: 255–74.

[3] Jackson DM: The diagnosis of the depth of burning. Br J Surg 1953; 40: 588–96.

[4] Işik S, et al: Saving the zone of stasis in burns with recombinant tissue–type plasminogen activator (r–tPA): an experimental study in rats. Burns 1998; 24: 217–23.

[5] 日本熱傷学会用語委員会編：熱傷用語集（改訂版）. 1996.

[6] 日本熱傷学会学術委員会編：熱傷診療ガイドライン. 2009.

疖和痈

柏木孝仁

重点提示

- 疖是毛囊组织被破坏后形成的脓肿。
- 痈是炎症波及周边毛囊后形成的脓肿。
- 治疗方法包括切开排脓和使用抗菌药。
- 需进行鉴别诊断的是感染性类皮脂腺囊肿。

疾病概念

毛囊炎加剧，毛囊组织受到破坏后形成的脓肿称为"疖子（疖）"，炎症波及周围毛囊后形成的脓肿称为"痈"。基本都是葡萄球菌感染引起的。

定义

毛囊被化脓菌感染后，整个毛囊及其周围的炎症为疖，波及周边毛囊的炎症为痈。

病因和病理

病因

1. 疖

受毛孔微小外伤、挠破、出汗过多等的影响，被表皮葡萄球菌感染，形成毛囊炎。毛囊炎进一步加剧，炎症沿毛囊波及真皮和皮下组织，形成脓肿。皮肤会发红，形成圆锥状突起，顶部出现毛发脓栓可以确诊。

2. 痈疽

毛囊炎进一步加剧波及相邻的毛囊，形成以皮下为中心的脓肿。皮肤大面积发红，呈圆盘状隆起。大多有压痛、自发痛，甚至出现发热等全身症状（图1）。

治疗相关的疾病分类及处理方法

- 毛囊炎和小的疖子可以通过避免挤压、搔抓等刺激和涂抹外用抗菌药等进行治疗。

- 形成脓肿的疖和痈必须使用抗菌药和切开排脓。切开时机取决于触诊是否有波动感，或者通过胀看到颜色色调变化，即可切开。

- 出现全身症状时，应考虑静脉注射抗菌药，以葡萄球菌感染为主选用头孢菌素类、碳青酶烯类、亚胺培南、美罗培南、厄他培南、大环内酯类、庆大霉素等。

- 关于切开排脓，很多情况下都无需进行局部麻醉。如果是大的脓肿，应使用 26G 针将麻药注射到切开部位的浅层皮下，再使用尖锐锋利的刀进行切开。如果是小脓肿，也可以用 18G 的针头刺破患处代替切开（图 2）。

- 切开后应充分将脓排出，然后用生理盐水清洗，为防止皮肤闭合应用导管和纱布进行引流。无需进行"十"字切开。

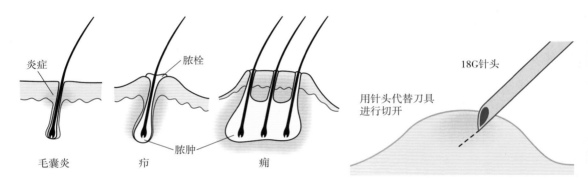

炎症　脓栓　脓肿　18G针头

毛囊炎　疖　痈　用针头代替刀具进行切开

图 1　疖和痈疽　　　　　　　　　　图 2　用 18G 针切开

后期对症处理

恶化为痈的患者大部分为老年人，但如果存在严重的全身性疾病，治疗时应始终关注该疾病的相关情况。

■ 应贮备的知识！

应进行鉴别诊断的疾病包括感染性类皮脂腺囊肿，在这种情况下如果不清除囊壁就不可能完全治愈。

通过细菌培养检测到有耐甲氧西林金黄色葡萄球菌（MRSA）时，多半难以治疗，应使用新型喹诺酮类、万古霉素®或阿贝卡星®等抗菌药[1]。

> **转诊时机**
>
> ● 患有特异性皮炎等头部皮肤病的患者、糖尿病、正在服用类固醇等易感染的患者难以治疗的可能性很高，应转诊给专科医生。

参考文献

[1] 立花隆夫：壊死性筋膜炎・軟部組織感染症. 糖尿病 2010；2（13）：120-1.

面部疖、痈和蜂窝织炎

田岛正晃

重点提示

- 面部疖、痈是面部发生的疖、痈等毛囊和皮脂腺被细菌感染后引起的皮肤炎症。
- 上唇、鼻周围的面部疖、痈可能通过眼部静脉波及海绵窦而形成脑膜炎。
- 蜂窝织炎是皮肤及皮下组织产生的急性感染性炎症，致病菌多为 A 族 β 溶血性链球菌和金黄色葡萄球菌。
- 蜂窝织炎的鉴别诊断包括淤积性皮炎、接触性皮炎、血栓性静脉炎、脂肪组织炎、游走性红斑。不能忽略的疾病是坏死性筋膜炎和气性坏疽。

■ 面部疖、痈

疾病概念

长在颜面部的疖子（疖）、痈等，始于毛囊的皮肤炎症。

定义

颜面部发生的毛囊和皮脂腺的细菌性感染。

病因和病理

由于面部有丰富的静脉网（图 1），且缺少静脉瓣，所以静脉一旦因水肿、炎症等出现堵塞，静脉血很容易出现逆流。特别是上唇、鼻周围的疖、痈一旦逆流至眼部静脉并通过眼部静脉波及头颅内的海绵窦（血栓性静脉炎：thrombophlebitis），就有可能引起脑膜炎，有致命的危险。

治疗相关的疾病分类及处理方法

- 参照疖和痈一节(P.201)，必须进行切开和排脓时，因为位于面部，所以必须注意切开线、切口大小等。
- 怀疑病情加重时，应住院静脉滴注抗生素。

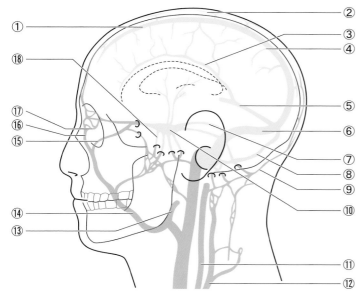

①上矢状窦
②板障静脉
③下矢状窦
④导静脉
⑤直窦
⑥横窦
⑦岩上窦
⑧枕窦
⑨枕静脉
⑩海绵窦
⑪颈外静脉
⑫颈深静脉
⑬下颌后静脉
⑭面静脉
⑮眼下静脉
⑯眼角静脉
⑰眼上静脉
⑱翼静脉丛

图 1 头部静脉系统侧支循环

■ 蜂窝织炎

疾病的概念及定义

皮肤及皮下组织中的急性化脓性炎症。

病因和病理

■病因

● 除皮肤外伤（擦伤、耳洞、动物咬伤、给药）之外，足癣和甲癣也会因局部炎症造成皮肤破损，细菌从这些破损伤口入侵后可能形成蜂窝织炎。

● 致病菌包括 A 族 β 溶血性链球菌和金黄色葡萄球菌（包括 MRSA）等。近年来，在城市地区，社区获得型耐甲氧西林金黄色葡萄球菌（communitiy acquired MRSA，CA-MRSA）感染的病例也越来越多。不仅仅是外伤，既往接受过下肢静脉瘤和淋巴结清除术、脂肪吸引、放射治疗等，正常淋巴结和血液流动就会产生变化，有可能成为皮肤炎症的诱因。

● 糖尿病和 HIV 感染、类固醇类药物、恶性疾病、免疫抑制剂的使用和器官移植等的既往史，也有可能因免疫力降低而成为蜂窝织炎发病和恶化的重要因素。

■ 病理

● 深部的皮下组织及皮下脂肪受侵，皮肤表面伴随有红、肿、热、痛，红肿边界不清楚。病变加重后，可以看到水疱、脓疱和坏死。随着病情的恶化，会出现发热、发冷、寒战等全身症状，还有可能转化为脓毒症及多脏器功能衰竭。皮肤深处形成的脓肿，可触及波动感。

治疗相关的疾病分类及处理方法

首先必须对蜂窝织炎进行正确的判断，这一点非常重要。应与淤积性皮炎、接触性皮炎、血栓性静脉炎、脂肪组织炎、游走性红斑等进行鉴别。鉴别的重点见表 1。

不能忽视的疾病包括坏死性筋膜炎、气性坏疽。这两种疾病都需要早期外科介入（清创术、创伤切开等）。

■ 检查

血液学检查：白细胞数正常或略微有所增加。

表 1　蜂窝织炎的鉴别诊断

诊断名称	临床特异性鉴别要点
淤积性皮炎	两侧发病较多 内踝上部比较明显 炎症后出现色素沉着 抬高下肢、压迫、局部使用类固醇药物有效
接触性皮炎	伴随有瘙痒 典型的皮疹分布 曾有刺激性物质暴露史
血栓性静脉炎	有静脉血栓病的风险（活动性恶性肿瘤、长期卧床、家族病史） D- 二聚体升高 压迫征阳性（超声检查）
皮下脂肪组织炎 （结节性红斑最多见）	多为多发 容易复发 曾有相同皮肤病的既往史
游走性红斑 （莱姆病早期的皮疹）	圆形红斑（中心透明） 曾被螨虫叮咬过 曾去过流行地区
蜂窝织炎	出现红、肿、痛、热 大部分是单侧的 平坦且界限不清 存在造成该病的某种原因（皮肤的外伤、白癣、免疫抑制状态）

（引自 Bailey E, et al: Cellulitis: diagnosis and management. Dermatol Ther 2011; 24: 229–39. ）

组织培养检查：由于抽取水疱和脓疱液进行组织液培养损伤相对较小，所以推荐对这两种组织液进行培养。通过穿刺引流采集样本的阳性率较低，不推荐。血培养的阳性率也较低，所以也不推荐。但如果是重症患者、老年人、易感染患者，则不受此限制。

单纯 X 线检查：如果软组织内出现了气体，疑似为坏死性筋膜炎和气性坏疽。虽然特异度较高，但其灵敏度较低。

超声检查：当皮下疑似出现脓肿时，<u>应进行该项检查</u>。

■ 治疗（处方实例）

1.MRSA 可能性较低时

阿莫西林（250mg）：1 粒，3 次 / 天；或头孢氨苄（250g）：2 粒，或头孢唑林®α（1g）：1 剂（静脉滴注），每隔 8 个小时

2.疑似为 MRSA 时，或对青霉素过敏时

强力霉素®（100mg）：2 片，分 2 次，孕妇、8 岁以下的幼儿不可使用，或克林霉素（600mg）：1 支（静脉滴注），每隔 8 小时

3.疑似为 MRSA，或青霉素林严重过敏的患者，初期治疗无改善时

应考虑使用万古霉素、利奈唑胺。

■ 应贮备的知识！

免疫功能不全的患者有可能会引起二次感染，此时的致病菌 50% 以上为真菌，其余多是耐药菌引起的[2]。

■ 用药时间

虽然目前尚未形成统一的定论，但大多数认为一般情况下至少需要用药 5~10 天，根据治疗效果的不同，可能需要酌情延长治疗时间[2]。根据《Sanford 抗微生物治疗指南 2010》，急性炎症消退后建议继续用药 3 天[3]。还有报告显示，如果是轻微的蜂窝织炎，使用 5 天和使用 10 天没有差别，98% 可以得到缓解[4]。

■ 辅助性治疗

对水肿的治疗，治疗时间可以缩短，并预防再发。用弹力袜等进行压迫、抬高患肢、使用利尿药等有时也有效。关于偶尔使用的雷佛奴尔外用治疗，尚未有人对其有效性进行报告。

转诊时机

● 怀疑为坏死性筋膜炎、气性坏疽时，应立即转诊给专科医生。

参考文献

[1] Gunderson CG: Cellulitis: definition, etiology, and clinical features. Am J Med 2011; 124: 1113–22.

[2] Bailey E, et al: Cellulitis: diagnosis and management. Dermatol Ther 2011; 24: 229–39.

[3] Gilbert DN, et al, eds: The Sanford Guide to Antimicrobial Tehrapy, 2010. Antimicrobial Therapy: 2010. p115–7.

[4] Hepburn MJ, et al: Comparison of short–course (5 days) and standard (10 days) treatment for uncomplicated cellulitis. Arch Intern Med 2004; 164: 1669–74.

皮脂腺囊肿

梅田健二，足立英辅

重点提示

- 皮脂腺囊肿是以脱落的皮屑（角质）和皮脂为内容物的皮下囊肿。
- 一般为良性（癌变率 0.5%），未形成二次感染或影响生活，则无需处理。
- 如果是感染性皮脂腺囊肿，应按照如下顺序进行治疗：①冷敷和使用抗菌药；②触及波动感时切开排脓；③等炎症稳定后将其摘除。
- 摘除时，应注意邻近的腋窝、腹股沟部位和肘前窝的主要血管。

疾病的概念及定义

皮脂腺囊肿又称表皮囊肿，是由皮脂腺上皮形成的囊肿。

在表皮下面形成袋状结构，从皮肤上脱落下来的皮屑（角质）和皮脂直接潴留其中形成的囊肿的总称[1]。

鉴别诊断

①表皮样囊肿：由于外伤和炎症造成表皮细胞植入皮下组织生长而形成。

②脂肪瘤：脂肪细胞增生形成的良性肿瘤。

病因和病理

病因

①来自毛囊漏斗部的表皮细胞增殖，囊壁内层由扁平上皮细胞构成，外层由纤维结缔组织构成。

②里面会出现角蛋白增生且与皮肤表面联接中断，然后增大。

中断的点很多情况下是一个黑点（图 1）。

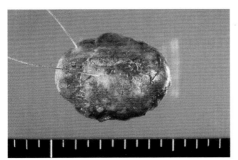

a. 肉眼观（摘除标本）

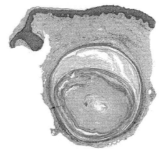

b. 病理特征

图 1　粉瘤

③皮脂腺会在囊内继续分泌，所以皮脂不断积存。

④囊肿大小不一，小如米粒，大似手掌，小的比较硬，但增大后会软化成泥状。

■ 好发年龄 [2]

该病好发于皮脂腺发育旺盛的青春期。

■ 好发部位 [2]

头部有头发的部位、面部（特别是脸颊、耳垂、下腭、腮腺）、颈部、背部和臀部。

病因和病理学分类

■ 非感染性粉瘤

1. 概况

因为是良性肿瘤，如果不影响容貌和日常生活，可以不用处理。但是，若造成二次感染，应尽快将其摘除。

> **■ 应贮备的知识！**
>
> 虽然基本上都是良性肿瘤，但粉瘤长期发展或反复出现时，有可能会出现癌变。一般概率较低，大约为5%，通常老年男性的腰背部比较多 [2]。

2. 触诊

触诊可及无痛的活动性肿块。表皮样囊肿会和深层组织粘连到一起。

3. 超声检查

- 多为圆形、椭圆形的肿物。
- 发生部位为皮肤，在皮肤表面或嵌入皮肤中。
- 图像多半为界限清晰且内部回声较低的囊肿，后方回声增强。
- 多普勒扫描内部无血流。

* 如果与皮肤无粘连，且内部有血流的情况则除外粉瘤。

4. 治疗

a. 纺锤形切除术（图2）

- 在局部麻醉下切开皮肤，固定囊壁防止戳破，然后一边牵引一边将其彻底地从周围组织上剥离下来。若囊壁破裂，应用钳子夹住损伤部位，然后将其摘除。
- 如果有内容物残留，引发二次感染的风险会增加，最终须行引流。

b. 挖除法（图 3）

● 包括顶部毛孔在内，用直径为 4mm 左右的针头穿一个孔，挤出角质后，将囊壁从周围组织上剥离后再摘除。

● 尽可能地使疤痕最小化。发炎时也适用这种方法。

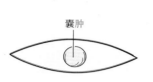
呈纺锤形切开皮肤

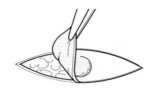
剥离时注意防止损坏囊壁

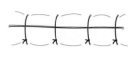
缝合

图 2　纺锤形切除术

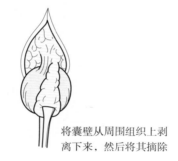
将囊壁从周围组织上剥离下来，然后将其摘除

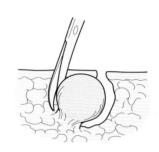

图 3　挖除法

■ 感染性粉瘤（急诊接诊时大部分为此种情况）

● 细菌从黑点处（皮脂腺排泄口）入侵，囊壁遭到破坏后引发异物反应。

● 伴有发红、发热，有波动感。

● 超声检查可探及界限不清晰，囊肿周围伴有高回声带。

1. 治疗

感染的控制

a. 第一阶段

● 初期出现红、肿时，应冷敷和使用抗菌药。此时不宜切开排脓！

【处方】

头孢地尼 [Cefzon®（100mg）]：1 粒，3 次 / 天，餐后服用，共 3 天。

● 待囊肿溃烂，触及波动（内容物为液态）时，应进行切开排脓。

【处方】

①使用碘酒消毒后，用浓度为 1% 的赛洛卡因等对粉瘤的周围进行充分的浸润麻醉。

②切开皮肤使得内腔可以进行充分的引流。

用 11 或 15 号手术刀切开皮肤最薄、波动最明显的部位。切口大小应适度，防止疤痕扩大，应沿皮肤张力松弛线［relaxed skin tension line（RSTL）］进行[3]。

　　RSTL：在肌肉松弛状态下，在皮肤上显示的最紧张方向的线。

　　③用锐匙等尽可能地将囊肿内的脓液去除。

　　④用小纱布填充囊肿内部，进行引流。囊肿内填满纱布是最理想的。

　　⑤给予头孢地尼 [Cefzon®（100mg）]：3粒，分3次；洛索洛芬®（60mg）：1片，顿服。

　　⑥脓液排净之前，应通过门诊检查进行清洗和更换纱布。

b. 第二阶段

　　在炎症稳定后，再将整个囊肿摘除。

■ 应贮备的知识！

切开时的注意事项[3]：

　　①触及搏动时，或接近腋窝、腹股沟和肘前窝等主要血管时，应通过穿刺或回声确认后再行切开，不能盲目操作。

　　②禁止用过多的纱布填充囊腔，会阻碍排脓，使疤痕变大。

后期对症处理

　　急诊患者几乎都是感染性粉瘤，应切开处理后咨询皮肤科医生。或者，如果在可以咨询皮肤科医生的状况下，考虑到日后整容，将其转诊给皮肤科医生。

转诊时机

● 头颈部的皮脂腺囊肿应咨询皮肤科专业医生。

参考文献

[1] 外科感染症管理マニュアル. 医学書院，東京，1985，p176-7.

[2] 上出良一，斎田俊明ほか編：今日の皮膚疾患治療指針（第3版）. 医学書院，東京，2002，p475-6.

[3] Buttaravoli P: Minor emergencies (2nd ed). Mosby, 2007, p639-43.

[4] Brook I: The role of anaerobic bacteria in cutaneous and soft tissue abscesses and infected cysts. Anaerobe 2007; 13: 171-7.

[5] Bhumbra NA, et al: Skin and subcutaneous infections. Prim Care 2003; 30: 1-24.

鸡眼和胼胝（老茧）

泉　公一

重点提示

- 鸡眼和胼胝是以局限性角质增生性损害，鸡眼是沿垂直方向嵌入增生形成的，老茧是沿水平方向在皮肤表面增生形成的。
- 应与棘细胞癌和恶性黑色瘤等皮肤癌表面角质化后的病变相鉴别。
- 治疗只限于出现疼痛时。
- 治疗包括去除病因、角质的软化和去除。

疾病的概念

长时间受压、摩擦造成的脚底和手指比较多发的局限性角质肥厚、增生。

疾病的定义

胼胝沿外侧方向，鸡眼沿皮下方向呈楔状角质增生。

病因和病理

病因

- 是长时间沿垂直方向承受压力负荷和沿前后方向摩擦后产生的。
- 如果是足底，多半为大踇趾外翻造成骨偏移后荷重产生的。
- 确认是否有基础病。
- 原因有可能是风湿性关节病等造成脚趾变形、遗传性神经疾病、糖尿病等造成感觉麻木，精神病反复发作等。

病理（图1）

1. 胼胝

感觉麻木无压痛，角质增生多为板状，累及范围不清晰。

根据职业和习惯的不同，出现部位也有所差异（笔茧、坐茧、吸吮茧等）。

2. 鸡眼

伴随有疼痛，比较小，呈圆形，角质增生呈圆锥状内嵌，局部肥厚部分的中间部有角质栓。

足底跟骨部位、脚趾外侧、趾间等部位比较多发。

棘细胞癌和恶性黑色瘤等皮肤癌的表面角质增生后，可能会呈现类似的形态，这一点必须引起注意。必须咨询皮肤科医生。

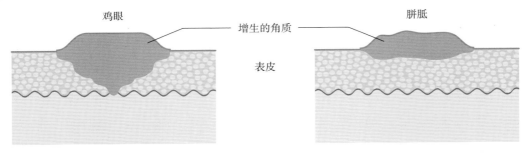

图 1　鸡眼和胼胝的形态

治疗相关的疾病分类及处理方法

治疗的重点是去除发病原因，如果无法避免慢性的机械性刺激可能复发。

（例如）穿合适的鞋子，避免高跟鞋和尺寸不合适的鞋子等。

胼胝通常出现疼痛时才需要治疗，如果是职业性胼胝无需治疗。治疗时应参照以下标准。

● 伴有疼痛的鸡眼应按照以下步骤对角质进行软化，再去除（图 2）。

①外用水杨酸［水杨酸苯酚膏（鸡眼膏）、水杨酸凡士林油］

沿病变部位少量粘贴一圈鸡眼膏，用创口贴进行固定（为防止损伤周围健康皮肤引起感染，所以只粘贴少量的一圈）。

可以用甜甜圈状的贴膏将周围围住，也可以使用市面上销售的鸡眼贴膏。

②3~5 天后用手术刀和安全剃须刀等将白色浸软的角质削除。

③剩余部分再次粘贴鸡眼膏。

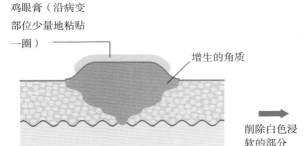
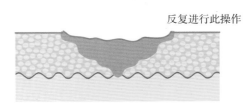

图 2　伴有疼痛的鸡眼的处理

● 此外还有液氮冷冻疗法、切除、鸡眼角质核剜出法等方法，但一般不使用。

后期对症处理

● 应向患者说明，如果无法避免慢性的机械性刺激，则有可能复发。

● 给日常生活带来不便时，应咨询皮肤科医生。

● 同时患有整形外科疾病和精神神经疾病等基础疾病，则必须进行各科会诊。

■ 应贮备的知识！

　　胼胝、鸡眼是常见疾病。患者会因疼痛或某种介意的症状来医院就诊，应向患者充分说明，如果不去除致病的机械性刺激有可能复发。如果给日常生活带来了不便，则建议患者去皮肤科就诊。

转诊时机

● 给日常生活带来不便时，应咨询皮肤科专业医生。

参考文献

[1] 竹之内辰也：疣贅·鶏眼. 手術 60（4）；2006：473-6.

[2] 大井綱郎：胼胝·鶏眼. 臨床外科 1997；52（11）：292-3.

疣

杉田 谕

杉田 谕

重点提示

- 疣是由人类乳头瘤病毒和传染性软疣病毒引起的一种病毒性疣赘生物。
- 疣的种类应根据疣赘生物发生部位和形状进行分类。
- 局部疗法包括液氮冷冻疗法、硝酸银涂抹法、活性维生素 D_3 外用法、水杨酸创口贴粘贴法等。
- 治疗周期一般为几周至几个月。

疾病的概念及定义

一般情况下指的是由人类乳头瘤病毒（human papilloma virus，HPV）感染引起的一种病毒性疣赘生物。此外，还包括传染性软疣病毒（molluscum contagiosum virus，MCV）引起的称为"水疣"的传染性软疣。

病因和病理学分类

病因

HPV 不会感染正常的皮肤和黏膜，但会通过微小的外伤感染皮肤和黏膜上皮细胞。一旦感染表皮最深层的基底细胞，细胞就会增生形成疣（图 1）。

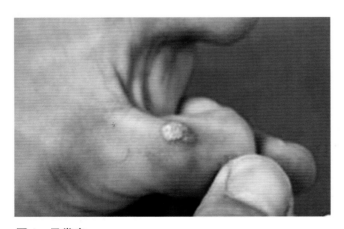

图 1　寻常疣

（引自 J Korean Med Sci 2009.）

■ **病态**

应根据病毒种类、感染部位等的不同，进行以下分类。

1.HPV 感染

a. 寻常疣

以 HPV–2 型、–27 型、–57 型为主要致病病毒，手部和足部比较多发。会形成一个较硬的，隆起呈界限分明且光泽的半球状小结节。

多发时可能会形成局部凸起。

传播方式不明，通常包括直接接触感染和共用患者的拖鞋等间接接触感染。

b. 扁平疣

以 HPV–3 型、–10 型、–28 型为主要致病病毒，多见于脸部和手背。

轻微隆起的一个肤色或褐色的扁平丘疹，一般患者无症状。即使出现瘙痒和发红等炎性症状，几周后也会自然消退。

如果给无疹部位皮肤施加各种刺激，该部位多半会伴随出现皮疹的 Kobner 现象（自体接种反应）。

c. 丝状疣

眼睑、脸部、颈部、嘴唇出现的细长叶片状凸起，一般没有任何症状。

d. 手掌及足底疣

这是 HPV–1 型病毒造成的手掌及足底的疣赘生物，受到压力后呈扁平状，被角质化上皮所包绕。

偶尔会有压痛，走路或站立时有可能会引起不适。薄薄切下表面时，会呈现点状出血的趋势，可以和鸡眼及胼胝进行鉴别。

e. 尖锐湿疣

是由 HPV–16、–18 型病毒感染造成的。这是外阴部位和肛周比较多发的性传播疾病，典型者呈鸡冠状。

2.MCV 感染

传染性软疣（图 2）

是有中心脐窝且表面平滑的小丘疹，常见于幼儿的身体、四肢、肛门和外阴等部位。

多半带有水状光泽，俗称"水疣"。

虽然经皮肤感染后，成人也会发病，但一部分是作为性病来传播的，在阴部及其周围可以看到病变。

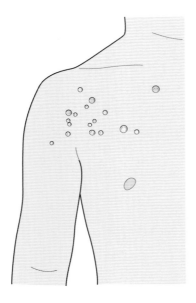

图 2　传染性软疣

治疗相关的疾病分类及治疗方法

1.HPV 感染

很多疣赘生物会在 1~2 年内自然消退，且大部分不会留下任何痕迹，所以治疗仅限于疼痛剧烈的患者或患者自己希望进行治疗的情况。

a. 局部疗法

● 液氮冷冻疗法

用蘸有液氮的棉棒或喷雾覆盖疣，使疣整体冰冻（图 3）。

大约 1 周时间结痂，几天后脱落。

如果疣仍有残留，则可以每隔 1~2 周重复操作。

● 硝酸银涂抹法

用 40% 硝酸银液体涂抹在疣表面。形成黑色结痂，2~3 周后脱落。

如果疣仍有残留，可以再次涂抹，可反复操作直至治愈。

● 活性维生素 D_3 外用法

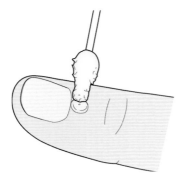

图 3　液氮冷冻疗法

薄薄涂抹一层活性维生素 D_3 软膏，用伤口专用胶布或保鲜膜等进行覆盖，一天更换 1 次。

一般 3 个月左右可以治愈。

● 水杨酸创口贴粘贴法

剪切疣大小的水杨酸苯酚贴膏粘贴到疣上。

■ 应贮备的知识！

根据 Cockayne 等人的随机对照试验（RCT），对足底疣实施液氮冷冻和水杨酸疗法，两组大约都有 14% 的患者在治疗后 12 周左右出现了疣完全消失的情况，且两组间无明显的差异[1]。

● 外用尿素软膏

1 天 2 次，外用。

【处方】

一天 2~3 次涂抹尿素软膏®。

● CO_2 激光疗法

在局麻下用 CO_2 激光气化去除病变部位。

● 外科切除法

为了确诊，有时会进行切除或活检，但手术部位出现疣复发的情况较多，所以一般不用这种方法。

● 外用咪喹莫特乳膏

咪喹莫特乳膏可以通过诱导干扰素等细胞因子的产生，增强细胞免疫应答而发挥抗病毒作用。

【处方】

涂抹咪喹莫特乳膏，一天 1 次，每周 3 次。在睡前涂抹，起床后用水冲洗。使用时间原则上最多 16 周。

● 局部免疫疗法

使用斯夸酸二丁酯（squaric acid dibutyleater，SADBE）的局部免疫疗法，人为引起皮肤红肿（接触性皮肤炎），利用其免疫作用治疗疣。

b. 内服疗法

①薏苡仁

内服中药薏苡仁提升免疫力。

【处方】

薏苡仁提取物 3~6g/d，分 3 次口服。

②西咪替丁

H_2 受体拮抗药除了抗溃疡以外，还有抗肿瘤和免疫激活作用，被认为对疣也有效。

【处方】

西咪替丁® 10~15mg/（kg·d），分 2~3 次口服。

2.MCV 感染

- 因为有可能从第一次发病开始在 6 个月至 3 年内自然消退，所以可以不做处理，进行观察。

- 治疗时一般使用 Trachoma 钳和无钩钳进行挤压、夹除，确认有白色内容物挤出（图 4）。为减轻疼痛，也可以在确认病人无过敏史的基础上，在去除前粘贴利多卡因胶布（Penles®）。

- 此外，作为疼痛较小的治疗方法，还可以进行前面提到的液氮冷冻疗法、硝酸银涂抹法、活性维生素 D_3 外用法、薏苡仁内服法等。

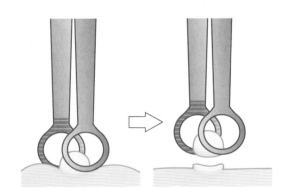

图 4　传染性软疣的摘除

后期对症处理

根据患者个体不同，疣的治疗时间也会所有差异，几周甚至几个月的情况也不在少数，所以应提前告知患者要对治疗有耐心。

为防止交叉感染，不应和患者共用毛巾。

转诊时机

- 难治患者和多发患者及疑似出现免疫系统并发症时，应转诊给专科医生。

参考文献

[1] Cockayne S, et al: Cryotherapy versus salicylic acid for the treatment of plantar warts (verrucae): a randomised controlled trial. BMJ 2011; 342: d3271.

[2] Boull C, et al: Update: treatment of cutaneous viral warts in children. Pediatr Dermatol 2011; 28: 217–29.

[3] 濱宇津愛子：疣贅. 瀧川雅浩ほか編. 皮膚の疾患最新の治療 2009–2010. 東京：南江堂；2009. p173–4.

[4] 安元慎一郎：伝染性軟属腫. 瀧川雅浩ほか編. 皮膚の疾患最新の治療 2009–2010. 東京：南江堂；2009. p175.

[5] 江川清文：尋常性疣贅・青年性扁平疣贅・尖圭コンジローマ・伝染性軟属腫. 小児診療 2009；72：2157–62.

I

必须进行门诊处理的疾病

必须进行门诊急救处理
的外科疾病

气胸

甲斐成一郎

重点提示

- 气胸的原因包括自发性气胸、外伤性气胸和医源性气胸，应根据肺压缩程度进行分类。
- 必须紧急处理的是张力性气胸，需行胸腔穿刺（排气）。
- 多数可通过胸部 X 线检查进行诊断。CT 对查找病因非常有用。
- 对于中等程度以上的肺压缩，应进行胸腔引流。

疾病的概念及定义

气胸指的是气体（空气）在胸腔内（由壁层胸膜和脏层胸膜及纵隔胸膜包围而成的空间）存积，造成肺萎陷的状态（图 1）。

病因和病理

■ 病因

气体进入胸腔内的途径包括呼吸道（肺）、食道及胸壁等。

一般情况下脏层胸膜破裂，空气从肺部漏出后就会产生气胸（图 1）。

■ 分类

虽然可根据病因进行分类，但气胸的所有症状都是相同的。

1. 自发性气胸

    a. 特发性气胸（肺大疱、气肿疱破裂）

    b. 继发性气胸（感染、肿瘤、肺纤维化、月经伴随性气胸等）

2. 外伤性气胸：肋骨骨折，气管、支气管裂伤，胸部刺伤等

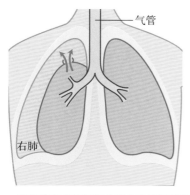 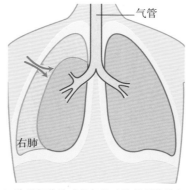

a. 肺损伤造成的气胸（肺大疱的破裂等）　　b. 胸壁损伤造成的气胸（胸部刺伤等）

图 1　气胸示意图

3. 医源性气胸：锁骨下静脉穿刺、胸腔引流、防毒面具等所致肺损伤

- 自发性气胸多见于瘦高体型的年轻人。
- 有时会伴有胸腔内出血（血气胸）。
- 发病早期肺萎陷相对较轻微，如果空气持续泄漏，会逐渐加剧。

持续观察非常重要。

■ **肺压缩程度（日本气胸、囊肿性肺疾病学会）**

轻微：肺尖部比锁骨更靠近头侧

中等：介于轻微和严重之间

严重：肺完全萎陷

※ 张力性气胸：泄漏到胸腔内的空气增加，胸腔内呈正压，患病侧的肺完全萎陷，纵隔向对侧偏移，颈静脉怒张，青紫，严重的呼吸困难→如果不紧急采取措施会有危险！

症状

- 突发胸痛、呼吸困难，咳嗽，轻微呼吸困难等。
- 体征：皮下气肿，颈静脉怒张，叩诊呈鼓音，听诊呼吸音减弱或消失等。

检查方法

■ 胸部 X 线片

- 多数情况下，通过胸部 X 线片即可进行诊断（图 2）。

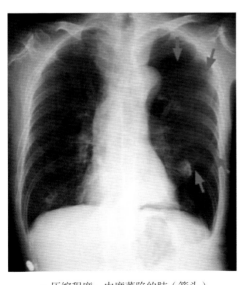

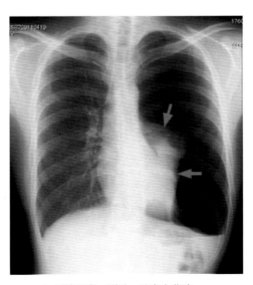

a. 压缩程度：中度萎陷的肺（箭头）　　b. 压缩程度：严重，肺完全萎陷

图 2　气胸的 X 线片

- 轻微萎陷的情况下，在深吸气、呼气时进行拍摄，有可能显示比较清晰。

■ **胸部 CT**

- 对诊断非常有帮助。可用于查找病因、有无伴随疾病或粘连（图3）。

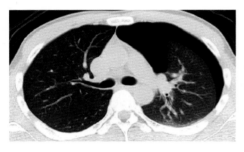 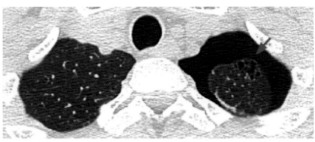

a. 左侧自发性气胸　　　　　　　　　b. 肺尖部肺大疱

图3　气胸的 CT

■ **胸部超声检查**

- B 超显示高回声区彗尾征（comet tails sign）和胸膜滑移征（lung sliding sign）消失。灵敏度98.1%，特异度99.2%。但无法判定肺压缩程度。结果会受操作人员技术水平的影响[2]。

■ **动脉血氧饱和度降低或血气分析氧分压降低**

鉴别诊断

主要是胸痛的鉴别诊断。

①急性疾病

急性冠状动脉综合征、急性主动脉夹层、急性肺栓塞、特发性食管破裂等。

②常见病

急性冠状动脉综合征、反流性食管炎等。

必须紧急处理的情况

- 生命体征较差（休克），氧饱和度、动脉氧浓度明显较低，呼吸困难较严重，出现青紫等情况时，疑似为紧急性气胸。
- 不能再继续等待 X 线检查的结果，必须立即进行紧急胸腔内减压。

治疗

气胸的治疗原则为改善肺的萎陷（使肺再次膨胀）。

■ 保守治疗

● 肺的压缩程度较轻且症状不明显时，可通过严格卧床静养进行保守性治疗。

● 严重时必须进行跟踪观察，如果压缩进一步加剧，则必须采取措施。

● 不管是住院还是门诊都可以，但如果是门诊治疗则必须让其来复诊，通过胸部 X 线检查进行评估。

■ 胸腔穿刺（抽气）

● 压缩程度轻微时，可以只进行胸腔穿刺抽气，但效果短暂（会再次压缩），如果使用的导管较细，肺复胀时，导管尖端有可能损伤肺部。

● 疑似为张力性气胸时，必须立即进行穿刺！

■ 胸腔引流

● 如果肺压缩程度中等以上，建议进行引流。必须住院，咨询胸外科。

● 对活动时的呼吸困难、血气分析氧饱和度低、张力性气胸、双两侧气胸、老年人、肺功能低下、肺萎陷日益加剧的患者，适用胸腔闭式引流。

■ 应贮备的知识！

手法：胸腔引流管插入法

● **物品准备**

①局部麻醉药（例：1% 利多卡因 10ml）

②注射器 10ml，注射针 23G（如果没有，Cattelan 针也可以）

③手术刀、止血钳、缝合包（丝线、尼龙）、消毒液、无菌巾、手套、纱布

④胸腔引流软管（8~24Fr 等各种规格，应根据病情及目的需要区分使用）

⑤持续引流组件（吸引器）

⑥监护仪（HR，SaO_2，BP）

⑦确保静脉通路通畅

● **体位**

仰卧，或健侧朝下侧卧或半侧卧姿势。为应对处理过程中的突发情况，必须提前确保建立静脉通路。

● **穿刺部位**

第 4~5 肋间腋前线和腋中线的中点为标准的穿刺部位。

必须进行门诊急救处理的外科疾病

■ 应贮备的知识！

可以通过 CT 确认有无粘连，如果肋间隙比较大，那么其他部位也可以安全地穿刺。

※ 如果是下位肋间穿刺，不慎穿刺到上移的横膈膜，就有可能造成意外出血，偶尔还有腹腔内出血，务必引起注意。

※ 对于胸壁刺伤等，应选择其他部位进行穿刺（因为有可能出现感染等问题）。

● 穿刺方法

①以穿刺点为中心用碘酒®等进行大范围消毒，铺无菌洞巾。洞口应足够大。

②以穿刺点为中心切开 1~2 指宽（小于 1 根肋骨的宽度）（拔去引流管时，若皮下隧道较长，容易引发皮下气肿）。

③对皮肤切口部位到皮下、壁层胸膜进行充分的麻醉。胸膜有可能因刺入时的剧痛出现迷走神经反射，所以麻醉时必须特别小心。麻醉时应确认插入路径，应从肋骨上缘刺入胸腔内。

肋间动静脉、神经是沿着肋骨下缘走行的，从头侧开始依次按照静脉、动脉、神经的顺序排列。但是，肋结节附近会沿尾侧肋骨上缘出现分支（侧支），肋骨上缘也会有血管，所以必须引起注意[4]（图 4）。

④只进行抽气而插入细引流管（Aspiration kit 等）时，可通过经皮肤切开麻醉的路径直接穿刺。插入 20Fr 左右的粗引流管时，应使用止血钳等沿麻醉时路径缓慢剥离，最后再穿破胸膜（此时最痛）。通过听到空气泄漏的声音，可确认引流管刺入胸腔（图 5）。

可以插入手指，确认有无粘连。也可以使用肌肉拉钩切开伤口确认内腔。

⑤应在穿上引流管固定用细绳（丝线、尼龙）及拔出引流管时缝合用细绳后，再插入引流管。有内筒的引流管可以直接插入。没有内筒的引流管则应使用止血钳和凯利钳夹住顶端，然后再插入胸腔内。插入长度以引流管到达肺尖部时为宜。插入后，用血管钳夹住引流管，然后再用挂在顶端的细绳固定。

胸腔内为负压，如果不夹紧，空气就会通过引流管进入胸腔，可能造成肺压缩进一步加剧。

⑥连接引流管组件，用 10~15cmH$_2$O 的负压进行吸引。

● 插入胸腔引流管后的管理

· 通过 X 线确认引流管的位置（图 6）。

· 确认有无空气泄漏。

· 确认有无出血。

· 确认软管内液体有无呼吸性移动。

＊消除漏气，用血管钳夹闭引流管 12 小时以后，如果肺压缩、皮下气肿没有加剧，则可以将其拔出。

＊拔出后将切口缝合，如果有皮下隧道，用充分涂抹碘酒®凝胶的纱布进行压迫即可。

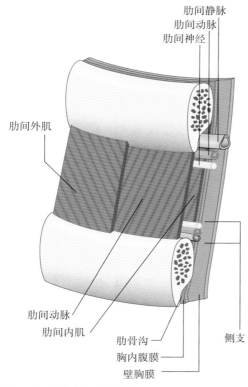

图 4　胸壁（肋间）的解剖

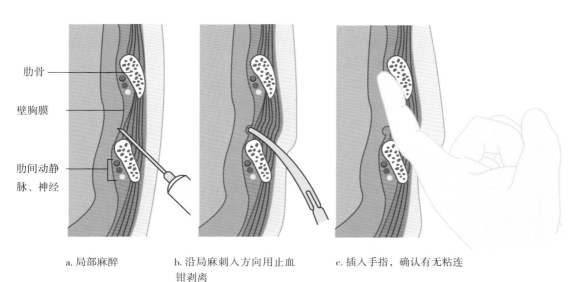

a. 局部麻醉　　　　　b. 沿局麻刺入方向用止血　　c. 插入手指，确认有无粘连
　　　　　　　　　　　钳剥离

图 5　肋间至胸腔内的插入

■ 如果无法通过引流治愈，可以通过手术和注入药物实施胸膜粘连术

● 手术适应证：持续漏气的患者、肺部扩张不良的患者、复发患者、双侧气胸患者、显著血气胸的患者、从事某些职业人员的特殊需求等。

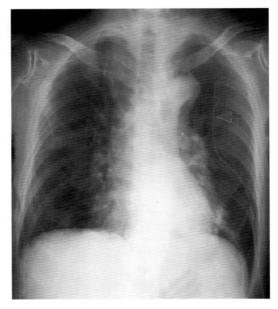

图 6 胸腔引流管 X 线照片

诊断和治疗相关建议

● 疑似为气胸的患者前来就诊时，如果生命体征平稳，应行胸部单纯 X 线检查，如果肺压缩达到了中度，则进行引流。如果时间允许，则在引流前行 CT 检查。引流管越细，患者的痛苦越小；但如果引流管较短，一不小心就会被拔出胸外，所以必须引起注意。

● 如果不熟练，很难仅凭肺超声进行诊断。

插入引流管时必须非常小心，防止损伤肋间动静脉。肺气肿、尘肺等伴发的气胸很多都难以治疗，所以引流后建议转诊给专科医生。

参考文献

[1] 自然気胸治療ガイドライン編集委員会：自然気胸ガイドライン（案）.〔http://www.marianna-u.ac.jp/gakunai/chest/kikyou/guaidline.htm〕

[2] Ding W, et al: Diagnosis of pneumothorax and ultrasonography: a meta-analysis. Chest 2011; 140: 859-66.

[3] 日本外傷学会ほか監：外傷初期診療ガイドライン（改訂第 3 版）. へるす出版，東京，2008.

[4] 佐藤達夫ほか監訳：臨床のための解剖学（第 1 版）. メディカル・サイエンス・インターナショナル，東京，2008.

急性呼吸衰竭

森本章生

重点提示

- 急性呼吸衰竭根据病理状态（血气分析）的不同可以分为 1 型和 2 型。
- PaO_2 < 60mmHg 时呼吸衰竭；< 40mmHg 时兴奋，意识不清，心律不齐；< 20mmHg 时昏迷，心动过缓。
- $PaCO_2$ > 60mmHg（快速）嗜睡，昏迷。
- 紧急情况下的气管内插管，包括经口插管和经纤维支气管镜插管。

疾病的概念及定义

呼吸衰竭指的是不管出于何种原因，当血液气体（特别是 PaO_2 和 $PaCO_2$）出现异常值，身体正常生理功能无法继续运行的状态。

血气分析中吸入室内空气时动脉血 O_2 分压 ≤ 60mmHg 的呼吸衰竭、或出现类似呼吸衰竭的异常状态时必须立即确保呼吸道能维持呼吸状态。

病因和病理

胸部外伤造成的呼吸道闭塞和损伤，胸腔、横膈损伤造成无法正常呼吸的状态。

【急性呼吸衰竭的分类】[1]

1 型呼吸衰竭：PaO_2 < 60mmHg，$PaCO_2$ 正常

2 型呼吸衰竭：PaO_2 < 60mmHg，$PaCO_2$ > 45mmHg

症状

①呼吸急促（> 30 次 / 分钟）。相反，呼吸频率< 6 次 / 分钟的点头样呼吸是呼吸停止的前兆[2]。

②脉搏加快

- 急性呼吸衰竭伴随脉搏加快是发绀出现前的重要初期症状之一。
- PaO_2 < 40mmHg 时会出现心律不齐，但如果 PaO_2 < 20mmHg，容易出现心动过缓。
  - 如果是高碳酸血症，会出现脉搏加快的现象。

③发绀：一般情况下红细胞中的血红蛋白浓度 ≥ 50g/L 时会出现

该症状。

④意识障碍

● 如果是 $PaO_2 < 40mmHg$ 时的急性低氧血症，会出现兴奋、意识不清等不稳定症状。

● 如果 $PaO_2 < 20mmHg$，会出现昏迷状态。

⑤喘鸣：部分呼吸道狭窄和闭塞时会出现喘鸣。

⑥咳嗽、咳痰（血痰）：当呼吸道受到损伤时会出现血痰。

⑦出汗、胸痛、血压降低。

● 重症患者，到达门诊时如果处于心脏骤停的状态，则必须尽快急救。

检查方法

▌脉搏血氧仪

● 当 $SpO_2 \leq 80\%$ 时，会引起发绀（图 1）。脉搏血氧仪对监测动脉血气分析前的氧合情况非常有效，同时还可进行实时观察。

▌动脉血气分析

● $PaO_2 < 60mmHg \rightarrow$ 呼吸衰竭，$PaO_2=60~70mmHg \rightarrow$ 准呼吸衰竭

● $PaO_2 \leq 40mmHg$：呈现兴奋、意识不清等不稳定状态，出现发绀、呼吸急促、脉搏加快。

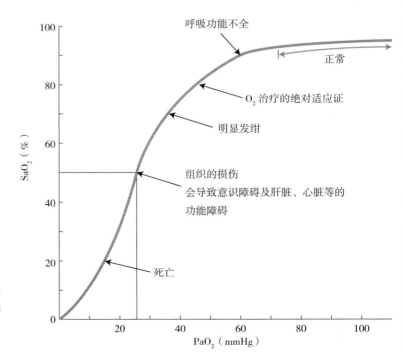

图 1　氧解离曲线和症状的关系

（引自和田洋巳等：呼吸器官病学综合讲座 –Medical Review 公司，大阪，2004.）

- $PaO_2 < 20mmHg$：昏迷，休克，心动过缓。
- $PaCO_2 > 55\text{~}60mmHg$：嗜睡、昏迷状态。

■ CT
- 对明确肺部情况和损伤部位非常有效。

■ **其他：心电图、单纯胸部 X 线片、血液检查**

鉴别诊断

· 气管损伤。
· 胸壁损伤。
· 横膈损伤。
· 面部外伤。

必须紧急检查及处理的情况

如果是心肺骤停，则必须尽快采取措施。

治疗

■ **球囊面罩通气**
- 为进行气管内插管争取时间（图 2）。为避免空气进入胃内，应在通气时压住环状软骨，压闭食道，采取经鼻插入胃管排除空气。

■ **气管内插管**
1. 器械
a. 气管导管
· 成人导管尺寸：内径 7.5~8mm
· 1~14 岁导管尺寸：（患者的年龄 +16）÷4mm
· 6 个月至 1 岁：3.5~4mm

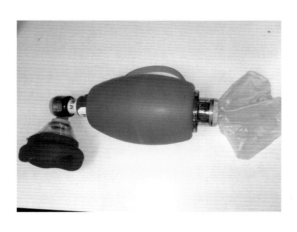

图 2 **球囊面罩换气**

·新生婴儿至出生后 6 个月：3.0~3.5mm

● 带套囊的导管一般仅限成人及 8 岁以上的幼儿使用。

● 应提前检查气囊是否对称、有无膨胀或漏气。

● 对幼儿患者，建议使用管芯针。

b. 喉镜

● 分为弯镜片和直镜片两种，直镜片仅限 8 岁以下的幼儿使用。

● 还有可以一边监视摄像头一边进行气管内插管的硬质插管用喉镜（航道观测器）（图 3）。

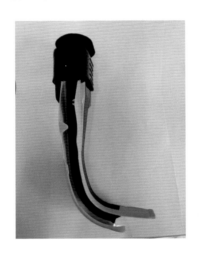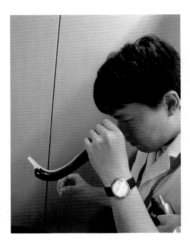

图 3　喉镜

c. 纤维支气管镜

喉镜插管困难及颈部脊椎损伤、呼吸道损伤、大范围面部受伤等情况下可以使用。

2. 方法

a. 经口插管

·头后抑，打开嘴巴：将患者头后仰，术者用右手拇指和食指交叉打开嘴巴并保持住。

·打开嘴巴时应小心，以防损伤牙齿（图 4）。

·如果头部后仰状态下难以进行喉头伸展和插管，可以加高枕头，尝试嗅花位。

·喉头展开：左手握住喉镜柄，从患者的右口角插入镜片，一边向左避开舌头一边往里推进（图 5，6）。

·声门的确认：如果是弯镜片，应将顶端插入到喉头会厌和舌根之间，如果是直镜片，应插入到喉头会厌后面，然后再上抬喉镜确认声门。部分情况下，只需让辅助人员下压甲状软骨即可轻松看到声门（图 7，8）。

·插管：用右手持笔式握住气管软管，沿右口角滑动插入，确认套囊通过声门（图 9）。

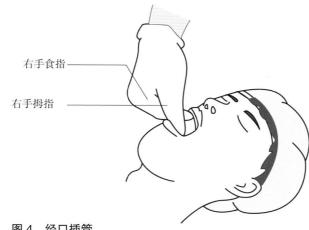

右手食指

右手拇指

图 4　经口插管

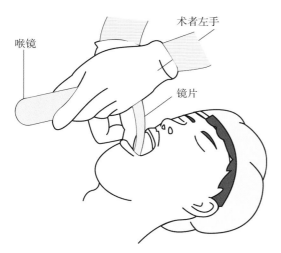

喉镜

术者左手

镜片

图 5　喉镜展开 -1

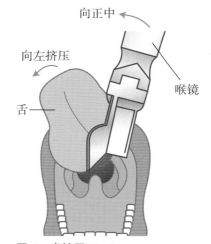

向正中

向左挤压

喉镜

舌

图 6　喉镜展开 -2

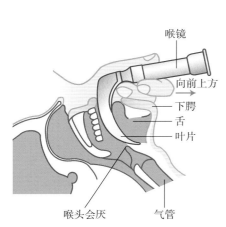

喉镜

向前上方

下腭

舌

叶片

喉头会厌

气管

图 7　声门的确认 -1

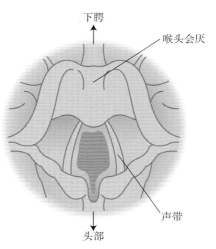

下腭

喉头会厌

声带

头部

图 8　声门的确认 -2

235

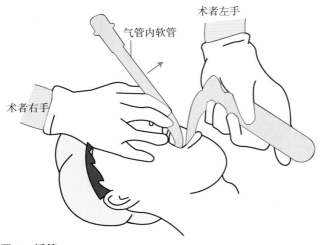

气管内软管

术者左手

术者右手

图 9　插管

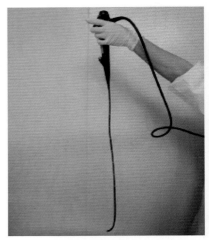

图 10　使用纤维支气管镜行气管内插管

・气管内插管的确认：拿掉喉镜，插入咬块，连接急救袋后进行换气，对袖带充气直至送气时气管没有漏气。用听诊器确认左右肺的呼吸音。

・固定：正常固定在右口角，同时还应固定咬块，防止损伤牙齿。

・最终应通过胸部单纯 X 线片对气管插管的位置进行确认。

b. 使用纤维支气管镜行气管内插管

・让气管软管通过纤维支气管镜，并准备好（图 10）。

・经口或鼻将纤维支气管镜插入到喉头部位，确认声门。

・将纤维支气管镜从声门通过支气管，以此为引导推进气管软管。

・拔掉纤维支气管镜，通过前述方法确认气管软管的位置。

・对于气管损伤患者，建议使用纤维支气管镜进行插管[3]。

■ 插管辅助用药

・Cercine®（地西泮）：10mg，静脉注射。

・Dupuliban®（丙泊酚）：2~2.5g/kg，静脉注射。也可用于机械通气中的镇静。

・Dormicum®（咪达唑仑）：0.15~0.3mg/kg，静脉注射。

・Musculax®：末梢性肌松药，0.08~0.1mg/kg，静脉注射。必要时以 0.02~0.04mg/kg 进行追加（拟安装人工呼吸机者，也可以使用）。

● 对于心脏和呼吸骤停的患者或严重意识障碍的患者，可以在没有辅助用药的情况下进行插管。

诊断和治疗相关建议

如果有呼吸衰竭患者前来就诊，犹豫到底要不要进行气管内插管时，该怎么办呢？

如果是急救门诊的情况下，可以如前所述进行呼吸计数，也可能遇到等不到血气分析结果的患者。也许很多临床医生都无法仅凭上述症状来做选择，只能根据自己的感觉来决定了吧。"ICU 手册"中有一些相关事项的记载。

■ **考虑气管插管的情况下，就可以采用气管插管。**

（The indication for intubation and mechanical ventilation is thinking of it.）

■ **气管插管并不是胆小怕事的行为。**

（Intubation is not an act of personal weakness.）

■ **开始机械通气并不是"和死亡接吻"。**

（Initiating mechanical ventilation is not the "kiss of death".）

如果期待患者情况自行变好而不插管，可能检查过程会遇到突发状况。而且，进行了机械通气也并不意味着会加速患者的死亡。拿出应有的自信大胆地插管吧！

■ **应贮备的知识！**

脉搏血氧仪的由来

现在通用的安装在手指上用于测量 SpO_2 的小型脉搏血氧仪是 2009 年左右上市的产品。其前身是通过耳垂进行测量的"耳血氧仪"，1975 年有 10 台左右曾在医疗现场使用过。世界上首次把指尖测量用脉搏血氧仪作为商品销售是 1977 年的美能达相机（现在的柯尼卡美能达）的厂商，虽然当时的机器比较大，但 1991 年左右就开发出了便携式产品，并最终演变到今天的外形。

参考文献

[1] 厚生省特定疾患「呼吸不全」調査研究班：呼吸不全—診断と治療のためのガイドライン. メディカルレビュー社，大阪，1996.

[2] 井上哲文ほか：内科診断検査アクセス. 日本医事新報社：1989.

[3] 葛西 猛：呼吸ケア 2004; 2(7): 84–8.

阑尾炎

安田一弘

重点提示

- 阑尾炎的病因包括阑尾管腔堵塞造成阑尾内压上升和血液循环障碍，继发细菌感染。
- 根据病理过程，可以分为黏膜炎性、蜂窝织炎性（化脓性）和坏疽性。
- 从图像诊断的灵敏度和特异度来看，与腹部超声相比，腹部 CT 检查更加可靠。
- 蜂窝织炎性阑尾炎和坏疽性阑尾炎应进行手术，阑尾周围脓肿则应进行引流。

疾病的概念及定义

阑尾炎指的是阑尾发生炎症的状态。

病因和病理

■ 病因

多是由于粪石、淋巴滤泡增生、食物残渣、寄生虫或肿瘤堵塞阑尾管腔后造成的。阑尾堵塞会引起阑尾内压上升和细菌增生，阑尾的扩张会进一步引起血液循环障碍，导致阑尾黏膜坏死。这些病症交织到一起导致阑尾的炎症加剧，引起阑尾壁的坏死、穿孔。大部分穿孔患者，其穿孔都会被周围的肠管和网膜所覆盖，形成阑尾周围脓肿。如果脓肿未局限化，炎症一旦扩散到腹腔内，就会造成细菌性腹膜炎。

■ 病理

根据炎症程度的不同，阑尾炎分为以下三类。

①黏膜炎性阑尾炎（catarrhal appendicitis）

②蜂窝织炎性（化脓性）阑尾炎（phlegmonous or suppurative appendicitis）

③坏疽性阑尾炎（gangrenous appendicitis）

■ 需提前了解的数据

阑尾炎穿孔的概率为 20%（17%~40%）[1,2]。

症状

- 恶心、呕吐、食欲不振和伴腹泻的腹痛（阑尾炎中出现腹泻症状的比例为 10%*。出现腹泻时疑似为盲肠后位阑尾**）。

●腹痛多半会从上腹转移到右下腹部。

●发热多在 37℃左右。有腹痛症状的幼儿，发热是和阑尾炎相关的最有用的症状，似然比为 3.4（95% CI：2.4 ~ 4.8）[3]。

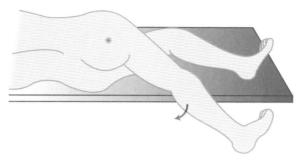

图 1　Psoas 征（腰大肌试验）

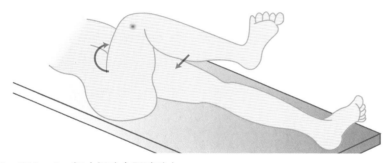

图 2　Obturator 征（闭孔内肌试验）

■ 需提前了解的数据

　　疼痛从上腹转移到右下腹是典型症状，灵敏度为 64%，特异度为 82%，似然比为 3.2（95%CI：2.4 ~ 4.2）[4]。

■ 应贮备的知识！

阑尾炎的特异体征

●McBurney 压痛点：脐与右侧髂前上棘连线的中外 1/3 交界处

●Blumberg 征：右下腹部出现反跳痛（轻轻压迫腹部后，突然把手拿开时会加剧的疼痛）

●Rosenstein 征：左侧卧位右下腹部的压痛会增强

●Rovsing 征：仰卧，按照从尾侧到头侧的顺序按压左下腹部时，右下腹出现疼痛

●Psoas 征（图 1）：左侧卧位，右大腿向后过伸，右下腹部疼痛会增强

●Obturator 征（图 2）：膝关节弯曲然后被动内旋，右下腹部疼痛会增强

●Dunphys 征：不停地咳嗽造成右下腹部疼痛增强

检查方法（灵敏度、特异度、正确诊断率）

1. 血液检查
   - 白细胞和 CRP 可能不会上升，诊断学意义较低。
2. 单纯腹部 X 线检查
   - 阑尾炎没有特异性症状，诊断学意义较低。
   - 小肠积气预示着可能是炎症波及造成的肠麻痹。
   - 出现粪石的比例 ≤ 10%。
3. 腹部超声检查和腹部 CT 检查（图 3，4）
   - 从阑尾炎诊断中的灵敏度和特异度来看，CT 检查更为可靠[5,6]。
   - 禁忌行 CT 检查的幼儿和孕妇，应以超声检查为首选[7]。

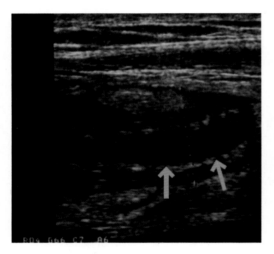 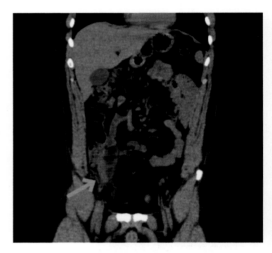

图 3　阑尾炎腹部超声检查影像（长轴）
阑尾肿大到 15mm，内腔中被黏液填充，扩张。

图 4　阑尾炎腹部单纯 CT 影像（冠状面）
阑尾肿大到 15mm，周围脂肪组织密度增加，显示炎症波及（箭头）。

■ 需提前了解的数据

超声检查的灵敏度为 86%，特异度为 81%，阳性似然比为 4.5～5.8，阴性似然比为 0.19～0.27。CT 检查的灵敏度为 94%，特异度为 95%，阳性似然比为 9.3～13.3，阴性似然比为 0.09～0.10。

鉴别诊断

- 右侧结肠憩室炎：应通过 CT 检查确认有无结肠壁肥厚和憩室。
- 右侧结肠癌：应通过 CT 检查确认有无肿瘤。
- 尿道结石：应通过尿液检查确认潜血，通过影像检查确认肾盂的扩张。

- 消化性溃疡：NSAIDs 的服用史，进食后疼痛减轻。
- 睾丸扭转：会阴部的诊断检查。
- 炎性肠病（克罗恩病，溃疡性大肠炎）
- 急性胰腺炎：酒精摄取史和胆结石的既往史。
- 如果是幼儿，应对麦克尔憩室和肠套叠保持高度警惕。
- 女性应特别注意宫外孕、卵巢出血、卵巢肿瘤蒂扭转。出现疑似病症时，应进行月经时间的问诊和尿 β-HCG 检查。

必须进行紧急检查及处理的情况

- 一般情况下，急性阑尾炎的炎症会随时间变化而逐渐加剧，手术时的并发症也会增加，所以必须迅速处置。疑似为阑尾炎时，应立即咨询外科专业医生。

治疗（图5）

- 急性阑尾炎确诊后，应立即禁食水、补液，使用抗生素（覆盖革兰阴性菌和厌氧菌的第二代头孢类）。
- 炎症较轻微时，可以使用抗生素进行保守治疗，跟踪观察，如果症状无缓解，则进行手术切除阑尾[6]。
- 化脓性和坏疽性阑尾炎应进行手术治疗。
- 阑尾周围形成脓肿时，可在超声和 CT 引导下引流，并在 2~3 个月后实施阑尾切除术（interval appendectomy）。
- 不实施阑尾切除术时，应排除恶性疾病造成的阑尾炎。

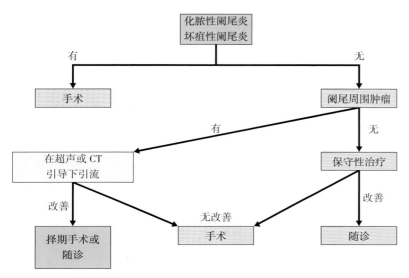

图5　阑尾炎的治疗流程

■ 需提前了解的数据

非穿孔性阑尾炎手术的并发症为 3%，穿孔性阑尾炎则为 14%[9]。

美国的数据库对行阑尾切除术的至少 3 万例患者进行分析，发现腹腔镜阑尾切除术的术后并发症比开腹手术低（4.5% vs 8.8%），但形成穿孔和脓肿时，腹腔镜手术比开腹手术在手术后出现腹腔内脓肿的比例更高（6.3 vs 4.8%）[10]。

诊断和治疗相关建议

伴有恶心、呕吐且腹痛从上腹转移到右下腹时，疑似为阑尾炎。诊断检查过程中应通过 McBurney 点和肌紧张、Blumberg 征、Psoas 征等进行确认。在 CT 检查确定诊断的同时，判定炎症的程度。如果炎症程度较轻微，可以进行保守治疗，但必须密切随诊。如果是化脓性和坏死性阑尾炎，则必须紧急进行手术。形成脓肿时，首先应进行经皮引流，2~3 个月后选择阑尾切除术。

参考文献

[1] Lewis FR, et al: Appendicitis. A critical review of diagnosis and treatment in 1,000 cases. Arch Surg 1975; 110: 677–84.

[2] Addis DG, et al: The epidemiology of appendicitis and appendectomy in the United States. Am J Epidemiol 1990; 132: 910–25.

[3] Bundy DG, et al: Does this child have appendicitis? JAMA 2007; 298: 438–51.

[4] Wagner JM, et al: Does this patient have appendicitis? JAMA 1996; 276: 1589–94.

[5] Terasawa T, et al: Systematic review: computed tomography and ultrasonography to detect acute appendicitis in adults and adolescents. Ann Intern Med 2004; 141: 537–46.

[6] van Randen A, et al: Acute appendicitis: meta–analysis of diagnostic performance of CT and graded compression US related to prevalence of disease. Radiology 2008; 249: 97–106.

[7] Krishnamoorthi R, et al: Effectiveness of a staged US and CT protocol for the diagnosis of pediatric appendicitis: reducing radiation exposure in the age of ALARA. Radiology 2011; 259: 231–9.

[8] Wilms IM, et al: Appendectomy versus antibiotic treatment for acute appendicitis. Cochrane Database Syst Rev 2011; 9; 11: CD008359.

[9] Meier DE, et al: Perforated appendicitis in children: is there a best treatment? J Pediatr Surg 2003; 38: 1520–4.

[10] Ingraham AM, et al: Comparison of outcomes after laparoscopic versus open appendectomy for acute appendicitis at 222 ACS NSQIP hospitals. Surgery 2010; 148: 625–35.

*：日消外会刊 1988；21（5）.

**：Merck Manual 18 版 "急腹症和消化器官外科".2005

疝（腹外嵌顿疝）

重光祐司

重点提示

- 疝嵌顿指的是腹腔内器官进入腹壁缺损部位后的突出状态。
- 手动还纳后择期行外科手术，但当疝内容物坏死、穿孔时，禁忌手动还纳。
- 手动还纳时，应进行充分的镇痛。部分情况下应考虑脊椎麻醉。

疾病概述及定义

疝突出无法还纳的状态，尤以绞窄性疝为重。

病因和病理

病因

被腹膜（疝囊）包围的腹腔内器官（疝内容）进入腹壁的缺损部位（疝门）后突出。腹外疝的主要类型如图 1 所示。

病理

病理分类如表 1 所示。需紧急进行处理的是造成血液循环障碍的绞窄性疝（图 2~5）。这种情况下，必须先进行肠切除吻合术，疝的治疗需要二次手术，所以在结扎疝囊后便停止手术。待全身状况恢复后再考虑行疝根治手术（图 6）。

此外，腹内疝在这里暂不做讨论。

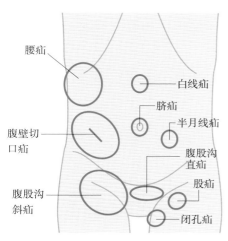

图 1　腹外疝的主要类型

表 1　病理和分类

易复性疝（reducible）：疝内容物进出容易

难复性疝（irreducible）：脱出后无法回纳
- 慢性嵌顿疝（chronically incarcerated）
- 急性嵌顿疝（acutely incarcerated）
  伴有血流障碍的绞窄性疝（strangulated）
  →坏死性疝（gangrenous）
  →肠梗阻

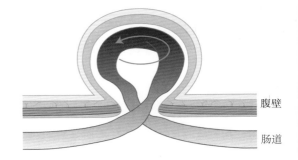

图 2　嵌顿疝

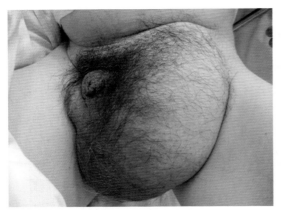

图 3　左腹股沟斜疝嵌顿

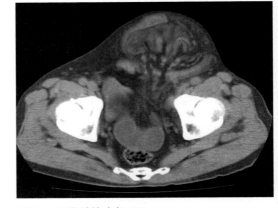

图 4　入院时的腹部 CT

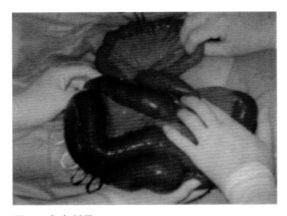

图 5　术中所见

无法尝试手动还纳，所以当天紧急进行了手术。嵌顿大约 12 小时。

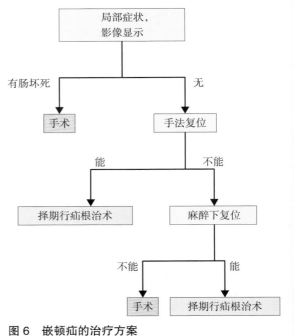

图 6　嵌顿疝的治疗方案

症状

- 局部鼓起包块，出现自发性腹痛、压痛且无法回纳的状态。
- 小肠嵌入时，出现恶心、呕吐、腹胀、间歇性腹痛等肠梗阻症状。
- 如果是 Richter 型嵌顿，有可能不会鼓起包块，也不会出现肠梗阻症状，必须引起注意。

检查方法

■ 体征

疝局部鼓起包块，无法还纳。

如果是闭孔疝嵌顿，大腿动静脉内侧很少会触摸到肿物，可进行阴道或直肠内诊（图 7）。

■ 血液检查

发病之后，检查无异常发现。但是，随着时间的推移，C 反应蛋白（CRP）等炎症反应值和肌酸磷酸激酶（CPK）、血尿素氮（BUN）、肌酐值越来越高。

■ 腹部单纯 X 线检查

如果疝内容物为小肠，可以看到呈肠梗阻症状的小肠积气增加影像。如果显示疝囊内的游离积气影像，有可能出现了肠管坏死、穿孔。

■ 超声检查

可以对突出器官（疝内容物）进行诊断。内容物如果为小肠，则可以根据有无蠕动，推断活动度。

■ CT 检查

主要是为确定是否为绞窄性疝（是否适合手术）而进行的检查。应进行包括骨盆的扫描，有助于闭孔疝的诊断（图 8）。同时，也可根据有无显影推测肠管活动度。

如果是多层螺旋 CT，还可以立体构建病变结构，有助于确定病变部位。

鉴别诊断

- 腹股沟恶性淋巴瘤
- 腹股沟淋巴结炎
- 子宫圆韧带血栓性静脉炎

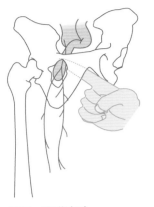

图 7 阴道内诊

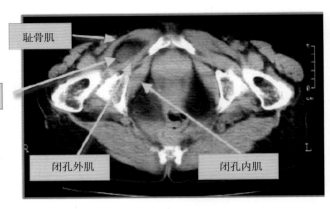

图 8 闭孔疝的 CT 诊断

- 腹股沟子宫内膜异位症
- 附睾肿瘤
- 睾丸扭转

治疗（手法复位：Texas）

■ 紧急手术的必要性

- 腹股沟嵌顿疝，从肠梗阻的发病原因来说它仅次于粘连性肠梗阻，急诊手术后的死亡率高达 1.7%~8%[1,2]。原因包括年龄大、基础病史、手术前存在脱水等全身状态不良的症状等。因此，对是否必须紧急手术进行判断，并尽可能解除嵌顿非常重要。最重要的是必须在把握并改善全身状态的基础上再择期外科手术。

■ 禁忌证

预示疝内容坏死、穿孔的症状如表 2 所示。

表 2 手法复位（Taxis）的禁忌证

绝对禁忌证	1. 疝局部皮肤发红、肿胀 2. 局部存在明显的压痛 3. 腹部单纯 X 线片显示疝囊内游离积气影像 4. CT 和 US 显示嵌顿肠管壁肥厚、蠕动性降低、黏膜皱襞展开、疝出器官高回声（出血）、疝囊内腹水、肠内容增加。造影显示肠管壁显影效果不佳
相对禁忌证	1. 从发病到确诊超过 24 小时

■ 镇痛下进行手法复位

- 一般情况下无需使用镇痛药即可进行复位，但疼痛剧烈、腹肌非常紧张无法进行操作时，应使用镇痛药。应使用栓剂或肌内注射 15mg 喷他佐辛。对于腹股沟疝，为使肌肉完全放松，可以考虑脊椎麻醉。

■ 手法复位技巧

● 原则上采取仰卧位。如果是腰疝，则应采取患侧在上的健侧卧位。双腿稍屈曲。

● 用手完全包住突出的疝，力量适中向疝门方向小心推挤。除腹股沟疝、股疝、闭孔疝外，推挤方向均为垂直方向。如果是腹股沟斜疝、股疝、闭孔疝，严格来说应从足侧向头部方向进行（图9）。如果多次操作仍无法还纳，应使用镇痛药后再次反复进行。

● 如果无法复位，则转为紧急手术。麻醉后（肌肉完全松弛的状态），通过手法复位，也可以变为择期外科手术。对于闭孔疝，很多情况下无法触摸到突出的肿物，但近几年有学者提出了一个独特的复位方法，也可以尝试一下[3,4]（图10,11）。

图9 疝整复体位
腹股沟斜疝、股疝，应左手沿水平方向，右手沿垂直方向用力；闭孔疝，沿水平方向用力；除此之外的其他疝，则应仅沿垂直方向用力。

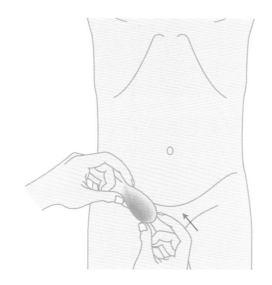

▌复位后的跟踪观察

复位成功后，为了进行跟踪观察，应住院。

应禁食，输液，注意腹膜刺激症状的出现。如果腹部症状没有改善，考虑为假性复位或消化道穿孔。

全身症状改善，择期行外科根治手术。

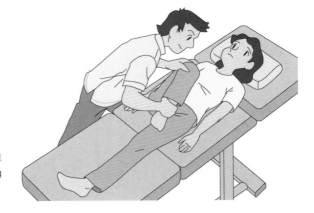

图 10　仰卧位手法复位

患者仰卧，术者反复进行下肢的弯曲伸直运动。推压突出的肠管反复内旋、外旋。Howship–Romberg 征阳性患者，嵌顿解除，剧烈疼痛就会消失。

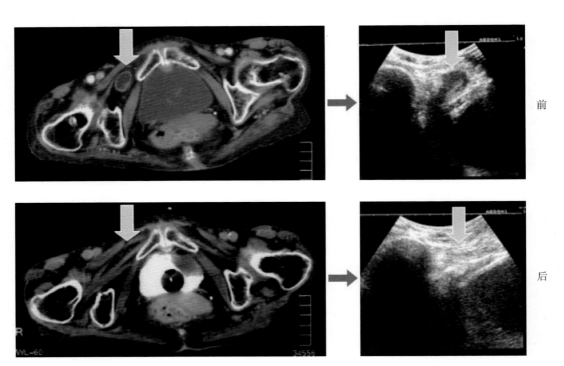

前

后

图 11　诊断→无创手法复位过程

参考文献

[1] Primatesta P, et al: Inguinal hernia repair: incidence of elective and emergency surgery, readmission and mortality. Int J Epidemiol 1996; 25: 835–9.

[2] Kjaergaard J, et al: Mortality following emergency groin hernia surgery in Denmark. Hernia 2010; 14: 351–5.

[3] Tanaka N, et al: Elective plug repair of an incarcerated obturator hernia by the thigh approach after noninvasive manual reduction: report of two cases. Surg Today 2010; 40: 181–4.

[4] Shigemitsu Y, et al: The manuever to release an incarcerated obturator hernia. Hernia 2011; Mar 3. [DOI: 10.1007/s10029_011_0801_5]

肠梗阻

佐佐木淳

重点提示

- 肠梗阻是肠内容物向肛门移动受到阻碍的状态。
- 可以分为机械性肠梗阻（单纯性、复杂性）和功能性肠梗阻两大类。
- 治疗过程中，改善脱水状态和寻找肠梗阻的原因这两点非常重要。
- 复杂性（绞窄性）肠梗阻应进行紧急手术，单纯性、功能性肠梗阻则可保守治疗。

疾病的概述及定义

肠梗阻（ileus）指的是肠内容物向肛门移动受到阻碍的状态。

在欧美地区，ileus指的是"肠管闭塞、肠管扩张和内容物的停滞"，机械性肠梗阻表述为"intestinal obstruction"，务必引起注意。

病因和病理学分类

■ 病因

肠管一旦闭塞，闭塞部位的入口侧在积气和肠液的作用下发生扩张，静脉回流受阻，造成肠壁水肿，水、钠等渗漏到肠腔中。如果肠管内压进一步上升，则会造成动脉血流障碍，引起肠管坏死、穿孔。

■ 病理

大致可以分为机械性肠梗阻和功能性肠梗阻。

a. 机械性肠梗阻

机械性肠梗阻包括肠内肿瘤和结石等异物造成的物理性狭窄，及肠管受到外部压迫等形成的梗阻。可以分为单纯性肠梗阻（闭塞性肠梗阻）和复杂性肠梗阻（绞窄性肠梗阻）。复杂性肠梗阻（绞窄性肠梗阻）是因肠管及肠系膜的绞窄，造成肠壁血液循环障碍后形成的，症状会急剧恶化。

b. 功能性肠梗阻（麻痹性肠梗阻）

症状

- 腹胀，恶心，呕吐，停止排便、排气。
- 单纯性肠梗阻为间歇性腹痛，复杂性肠梗阻则伴随有持续的腹痛。功能性肠梗阻也会出现腹痛。

- 复杂性肠梗阻可出现腹膜刺激征，多数情况下使用镇痛药无效。
- 机械性肠梗阻可出现肠鸣音亢进，还可以闻及特有的金属音。麻痹性肠梗阻肠鸣音会减弱。

检查方法

■ 血液学检查

水等渗漏到肠管后会呈现脱水症状，可出现白细胞、红细胞、血红蛋白、血尿素氮（BUN）、肌酐上升的情况。

■ 腹部单纯 X 线检查

肠管内有积气，立位、侧卧位 X 线片可见气液平面（air-fluid level，niveau）（图1）。

■ 腹部超声检查

会出现肠管扩张、积液现象，应进一步对肠壁肥厚、腹水存积等进行确认。

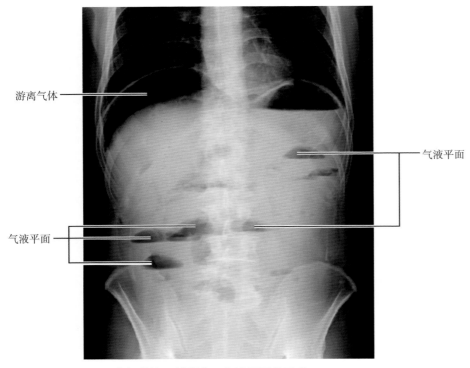

游离气体

气液平面

气液平面

图 1　腹部单纯 X 线影像：气液平面的形成

■ 腹部 CT 检查

可对闭塞的原因和肠管有无血运障碍进行判断。可以看到闭塞部位入口侧肠管的扩张。可使用静脉性造影剂，以确认有无肠管血运障碍（图 2），有无腹水、游离气体（图 3）。

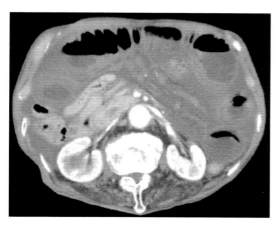
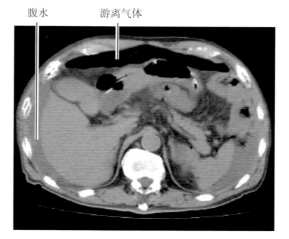

腹水　　　游离气体

图 2　腹部 CT 检查：确认有无肠管血运障碍（有无肠管壁的显影）

图 3　腹部 CT 检查：确认有无腹水、游离气体

鉴别诊断

通过停止排便、排气及 X 线检查很容易进行诊断。重要的是单纯性、复杂性、麻痹性的区分。

①漏诊会有危险的疾病

● 麻痹性肠梗阻，可能是由于开腹手术后代谢、电解质异常（低钠血症、低钾血症、低镁血症、尿毒症、糖尿病性昏迷等），药物，腹腔内炎症（急性胰腺炎、腹膜炎等），腹膜后出血和炎症，肠管缺血，败血症等原因造成的。

● 必须对恶性肿瘤，特别是左侧结肠、直肠癌造成的肠梗阻保持高度警惕。

● 疝嵌顿和胆结石（图 4）也可造成肠梗阻。

②常见疾病

● 最常见的是手术后造成的粘连性肠梗阻，其次是肿瘤、疝所致肠梗阻等。

● 便秘、尿路结石和肠炎等也有可能引起麻痹性肠梗阻的情况。

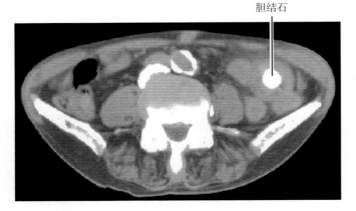

图4　胆结石造成的肠梗阻

必须紧急检查及处理的情况

　　复杂性肠梗阻会造成肠管的血运障碍，必须进行紧急手术。即使是麻痹性肠梗阻，如果发病原因为腹膜炎、消化道穿孔，也必须进行紧急手术。

■ 需提前了解的数据

　　根据 Kim 等人的报告，单纯性肠梗阻和复杂性肠梗阻的鉴别过程中，CT 检查的准确率（accuracy）为 73%~80%[1]。

治疗

■ 治疗方针

- 应在改善脱水症状的同时，尽可能对肠梗阻类型、原因进行分析。
- 对于单纯性和麻痹性肠梗阻，首选保守治疗。如果症状较轻，只需禁食和输液；但如果肠管扩张较严重，必须经鼻胃管和肠梗阻导管降低肠管内压（报告显示，二者肠梗阻改善效果没有差异[2]）。报告显示，经肠梗阻导管注入水溶性造影剂（gastrografin®）[3,4] 和大建中汤 [5] 即可得到改善。多次反复进行肠梗阻治疗的患者、保守治疗无效的情况下，应施行手术。通过手术可以同时治疗原发疾病的话，应对原发疾病进行治疗。
- 复杂性肠梗阻应施行紧急手术，立即解除绞窄，恢复血流，切除坏死的肠管。

■ 需提前了解的数据

根据 Branco 等人的 meta 分析，使用水溶性造影剂（泛影葡胺®）后，如果造影剂在 24 小时内到达大肠，肠梗阻得到改善的可能性极高（灵敏度 96%，特异度 98%）[3]。

诊断和治疗相关建议

尽快明确肠梗阻的类型、原因，并进行合理的治疗，这两点至关重要。

参考文献

[1] Kim JH, et al: Usefulness of known computed tomography and clinical criteria for diagnosing strangulation in small-bowel obstruction: analysis of true and false interpretation groups in computed tomography. World J Surg 2004; 28: 63-8.

[2] Fleshner PR, et al: A prospective, randomized trial of short versus long tubes in adhesive small-bowel obstruction. Am J Surg 1995; 170: 366-70.

[3] Branco BC, et al: Systematic review and meta-analysis of the diagnostic and therapeutic role of water-soluble contrast agent in adhesive small bowel obstruction. Br J Surg 2010; 97: 470-8.

[4] Choi HK, et al: Therapeutic value of gastrografin in adhesive small bowel obstruction after unsuccessful conservative treatment: a prospective randomized trial. Ann Surg 2002; 236: 1-6.

[5] Yasunaga H, et al: Effect of the Japanese herbal kampo medicine dai-kenchu-to on postoperative adhesive small bowel obstruction requiring long-tube decompression: a propensity score analysis. Evid Based Complement Alternat Med 2011; 264289.

贲门黏膜撕裂综合征
（Mallory–Weiss syndrome, Mallory–Weiss tear）

野口 刚

重点提示

- 频繁呕吐造成的食管和胃连接部黏膜皱襞沟壑间的撕裂。
- 男性比较多见，发生率最高的为胃局限型（Ⅱ型）。
- 和线条型（仅限黏膜内）相比，纺锤型（波及黏膜下层）的撕裂出血量更多，治疗也更慢。
- 一般采取内镜下治疗。

疾病的概述及定义

贲门黏膜撕裂综合征指的是呕吐等造成腹腔内压、胃食管内压急剧上升后，食管和胃连接部产生撕裂，并由此引发吐血、便血的疾病。

病因和病理学分类

1929 年，波士顿的 Mallory 和 Weiss 对经常饮酒的人员中反复出现饮酒后呕吐，大量出血后死亡的 4 例患者进行了解剖检查，报告指出致死的出血源头为食管下部到贲门上出现的撕裂（laceration）[1]。

病因

本病的主要病因是呕吐致腹腔内压急剧上升，胃黏膜向食管侧脱出（胃、食管黏膜脱出），造成一过性食管裂孔疝后引发的机械性、物理性刺激。

腹腔内压上升的原因，最多见的是饮酒后频繁呕吐，其他包括咳嗽、打喷嚏、分娩、用力排便等。此外，也有报道内镜检查时反射性呕吐等医源性原因。

个体方面则包括萎缩性胃炎等引起的黏膜脆弱[2]（图 1）。

分类

根据撕裂形态不同可以分为线条型和纺锤型[3]（图 2）。线条型的裂层仅限于黏膜，很快可以治愈。纺锤型的裂层可以到达黏膜下组织，有可能会造成大量出血，治疗比较缓慢。

根据撕裂发生部位不同，可以分为Ⅰ型（食管局限型）、Ⅱ型（胃局限型）、Ⅲ型（食管、胃并存型）3 种。Ⅱ型占 2/3，其次是Ⅲ型、Ⅰ型（图 2）。

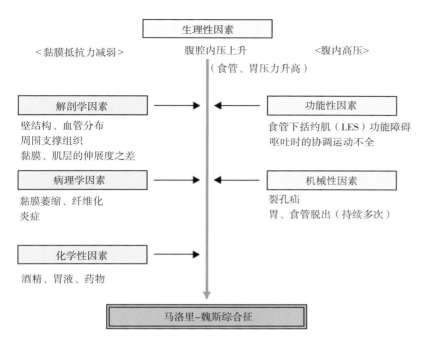

图 1　Mallory-Weiss 综合征的形成机制

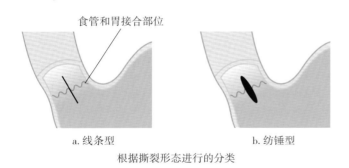

a. 线条型　　　　　b. 纺锤型

根据撕裂形态进行的分类

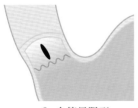

Ⅰ. 食管局限型

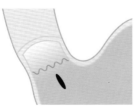

Ⅱ. 胃局限型

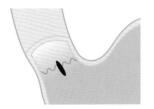

Ⅲ. 食管、胃并存型

根据撕裂部位进行分类

图 2　撕裂的分类

症状

大部分患者都会出现呕血，部分患者还有可能出现便血和贫血症状。

出血量多为轻微到中等。

男女比例在（4~6）：1，男性居多。

■ **需提前了解的数据**

大量饮酒后因频繁呕吐造成呕血时，应强烈怀疑本病。

男性居多。

上消化道出血的病因有 5%~15% 为本病[4]。

检查方法

- 通过 Hb 值、Ht 值进行的贫血检查对急性出血状态参考价值不大。更重要的是进行血压、脉搏加快的确认。
- 诱因多半为饮酒，且多为肝硬化患者，所以应对肝功能障碍、凝血功能进行检查。
- 原则上应进行紧急内镜检查，实施内镜止血术，但如果贫血较轻微且全身状态稳定，也可以择期进行外科手术。

鉴别诊断

■ 特发性食管破裂（布尔哈弗综合征：Boerhaave syndrome）

伴有胸痛。确认有无呼吸困难和皮下气肿的症状，应进行胸部 X 线、CT 检查。根据纵隔扩大和纵隔气肿等影像进行鉴别。特发性食管破裂是否进行紧急内镜检查仍有争议。

■ 贲门部线状糜烂、溃疡

Mallory–Weiss 撕裂形成于黏膜皱襞沟壑间，边缘尖锐，发红相对少见。糜烂、溃疡多形成于黏膜皱襞的凸出部位，边缘略微不规则且有发红，多伴有心窝部疼痛等自觉症状。

必须紧急检查及处理的情况

估计出血达到中等程度以上时，或是持续出血的患者，应行紧急内镜检查。

治疗

■ 保守治疗

- 内镜检查时如果没有恶性出血，则应禁食、补液、给予抗酸剂（H_2 受体拮抗药和 PPI），胃内使用黏膜保护剂。

■ 内镜治疗（图 3）

补液，必要情况下在输血的同时进行紧急内镜检查，尝试止血[5]。内镜下止血法包括钛夹止血、无水酒精局部注射法、高张盐水肾上腺素[6]（hypertonic saline–epinephrine，HSE）局部注射法等，都是消化性溃疡止血方法。虽然最好是使用本单位和术者都熟练掌握的方法，但从修复撕裂的角度来说，一般都会使用钛夹法（表1）。

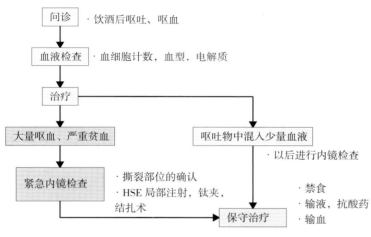

图 3　诊断、治疗流程图

表 1　Mallory–Weiss 综合征内镜止血法的分类

机械性（结扎）止血法
· 钛夹
· O 形环（橡胶圈）
局部注射法
· 无水酒精
· HSE
· 乙氧硬化醇
热凝固法
· 高频电流
· 激光
· 微波
· 热探头

诊断和治疗相关建议

接诊呕吐后引发呕血的患者时，应高度怀疑本病。多数情况为饮酒后，典型的三大特征（triad）为饮酒、呕吐、呕血。但也有一些患者和饮酒完全无关，必须引起注意，特征是无任何疼痛。男性占绝大多数。

怀疑进行性恶化出血时，需紧急采取内镜止血术，钛夹止血比较简便，应用比较广泛（图4）。

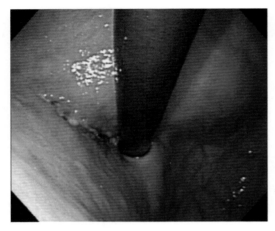

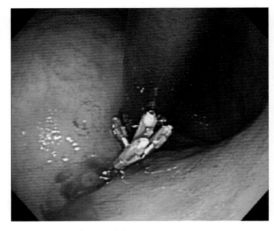

a. 接合部正下方的纺锤形撕裂　　　　　　　　b. 术中使用 4 个钛夹进行止血

图 4　手术病例

（由大分县厚生连鹤见医院永井敬之博士提供）

参考文献

[1] Mallory GK, et al: Hemorrhages from lacerations of the cardiac orifice of the stomach due to vomiting. Am J Med Sci 1929; 178: 506–15.

[2] 平田牧三ほか：Mallory–Weiss 症候群．自験例 10 例とその考察．Gastroenterol Endosc 1978; 20: 738.

[3] 若林貴夫ほか：Mallory–Weiss 症候群の出血に対する緊急内視鏡．消化器内視鏡 2006；18：1526–9.

[4] 星原芳雄：Mallory–Weiss 症候群．胃と腸 2005；40：545–8.

[5] 谷田諭史ほか：Mallory–Weiss 症候群が疑われる場合の対応．消化器内視鏡 2008；20：812–4.

[6] 堀井城一朗ほか：Mallory–Weiss 症候群．内科 2009；103：1249–53.

食管静脉曲张出血

太田正之

重点提示

- 易出血性食管静脉曲张内镜显示为 F_2 以上和 RC_2 以上。
- 对呼吸、循环状态稳定的食管静脉出血进行治疗时，首选内镜治疗。
- 对于呼吸、循环状态不稳定者，插入三腔两囊管，同时抗休克治疗。
- 内镜下食管静脉曲张套扎术（EVL）和内镜下硬化治疗（EIS）相似。与 EIS 相比，EVL 并发症的发生率较低，但复发率高。

疾病的概念及定义

食管静脉曲张出血指的是因肝硬化等肝部疾病造成门静脉压力上升，引发原有食管静脉曲张破裂出血的状态。

病因和病理学分类

■ 病因

通常把门静脉压上升到 $200mmH_2O$ 以上的状态称为门静脉高压症，伴随门静脉压的上升，侧支血液循环路径（分流）会越来越发达。我们把食管中产生的侧支血液循环路径称为食管静脉曲张。

门静脉高压症的病因 90% 以上都是肝炎后肝硬化，此外，还有可能是特发性门静脉高压症、肝外门静脉闭塞症、Budd-Chiari 综合征和骨髓纤维症等脾大性疾病。

■ 分类

根据日本门静脉高压症学会规定的内镜描述标准对食管静脉曲张进行分类（表 1）[1]。其中对预测出血比较重要的因素是形态（form）和红色征（red color sign），日本消化器官内镜学会的指南中，把 F_2 以上以及 RC_2 以上定义为易出血性静脉曲张（risky varices）[2]。同时，描述标准中既包括出血征（bleeding sign），也对活动性出血和止血后不久的症状 [红色血栓（red plug）、白色血栓（white plug）] 进行了描述。

症状

■ 呕血及便血

- 大量出血的情况下，便血为暗红色。

表 1 食管静脉曲张内镜描述标准

描述项目（符号）	细分
食管静脉曲张 [esophageal varices，EV]	
1. 部位 location（L）	Ls：仅波及食管上部的静脉曲张 Lm：波及食管中部的静脉曲张 Li：仅限食管下部的静脉曲张
2. 形态 form（F）	F_0：治疗后静脉曲张逐渐消失 F_1：直线形且相对较细的静脉曲张 F_2：串珠状中等程度的静脉曲张 F_3：结节状或肿瘤状的粗大静脉曲张 ※注：治疗过程中即使出现红色静脉、蓝色静脉，只要没有形成静脉曲张状态，即为 F_0。
3. 颜色 color（C）	Cw：白色静脉曲张 Cb：蓝色静脉曲张 ※注 i：静脉曲张内压升高呈紧绷饱满状态时，蓝色静脉曲张有可能会演变成紫色、紫红色，届时可以备注蓝紫色（violet，v），记录为 Cbv。 ※注 ii：血栓化静脉曲张应备注 Cw-Th，Cb-Th。
4. 红色征 red color sign （RC）	包括红色条纹（red wale marking，RWM）、樱红色斑（cherry-red spot，CRS）、血疱状（hematocystic spot，HCS）3 种。 RC_0：几乎看不到红色征 RC_1：局部可以看到少量红色征 RC_2：介于 RC_1 和 RC_3 之间 RC_3：几乎全部为红色征 ※注 i：有毛细血管扩张（telangiectasia）时应备注 Te。 ※注 ii：RC 症状的内容 RWM、CRS、HCS 应在 RC 后加（ ）备注。
5. 出血征 bleeding sign	活动性出血：涌出性出血（gushing bleeding）：破裂部位大量涌出性出血 　　　　　　喷射性出血（spurting bleeding）：破裂部位小量喷射状出血 　　　　　　渗出性（慢慢流出）出血（oozing bleeding） 止血后不久的症状：红色血栓（red plug） 　　　　　　　　　白色血栓（white plug）
6. 黏膜征 mucosal finding	糜烂（erosion，E）：如果有应备注 E 溃疡（ulcer，UI）：如果有应备注 UI 疤痕（scar，S）：如果有应备注 S

（引自日本门静脉高压病学会编的《门静脉高压病处理规约（第 2 版）》，金原出版，东京，2004.）

检查方法

■ 血液生化检查

应在确保静脉通路的同时进行采血，检查贫血的程度、血小板计数、肝功能（Child-Pugh 分级）、有无肝炎等。

■ 腹部造影 CT 检查

可进行肝疾病诊断及有无肝细胞癌并发症和食管胃底静脉曲张等的诊断。

呼吸、循环状态不稳定时，可选择紧急内镜检查。

■ 紧急内镜检查

应在暂时稳定呼吸、循环状态之后进行紧急内镜检查。如果呈现活动性出血及红色血栓（图 1）和白色血栓，可以诊断为食管静脉曲张出血。

同时还应进行内镜下止血治疗。

■ 需提前了解的数据

通过急诊内镜检查发现食管静脉曲张出血的比例为 15%~30%，90% 以上可以确定其出血点。如果仅以肝硬化患者为对象，其比例会增加到 50% 以上。同时，发现食管静脉曲张有活动性出血的比例大约为 20%，必须对止血后不久的症状（红色血栓、白色血栓）诊断非常熟悉[2]。

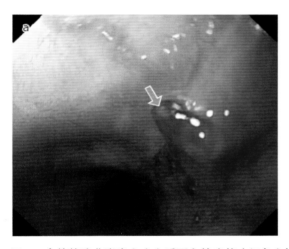 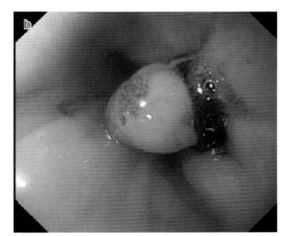

图 1　食管静脉曲张出血止血后不久的症状（红色血栓）
a：食管静脉曲张处发现红色血栓（箭头）。
b：通过 EVL 对该部位进行了止血。

鉴别诊断

即使根据肝病既往史和静脉曲张的治疗史等怀疑为食管静脉曲张出血，也必须通过急诊内镜检查进行确诊。

- ● 胃静脉曲张出血
- ● 胃溃疡出血

- 十二指肠溃疡出血
- Mallory–Weiss 综合征
- 门静脉高压性胃病

其中，如果是胃静脉曲张出血，因为胃内会出现大量的血液潴留，所以应变换体位（右侧卧位和头高位等），努力确保视野清晰。

必须紧急检查及处理的情况

- 食管静脉曲张出血即使暂时自行停止了，大部分仍会再次出血，所以应积极进行急诊内镜下治疗。
- 即使通过急诊内镜检查可以诊断为食管静脉曲张的活动性出血，因为出血量大而导致无法确定出血点时，应立即停止内镜检查，插入三腔两囊管（Sengataken–Blakemore，S–B 管）进行暂时止血（图 2）。

■ 应贮备的知识！

对食管静脉曲张出血的 S–B 管插管和内镜治疗（内镜硬化疗法，endoscopic injection sclerotherapy，EIS）进行比较，可以发现内镜治疗紧急止血率高，再出血率低[3]。同时，我们还对食管静脉曲张出血时，通过 S–B 插管暂时止血后再行内镜治疗（EIS）和立即单纯行内镜治疗进行了比较，发现尽管两者在止血率和存活率方面没有差异，但从输血量和并发症发生率来看，单纯行内镜治疗组明显要好很多[4]。

因此，通过 S–B 管对食管静脉曲张出血进行止血的气囊填塞法，应仅限于内镜治疗难以实施的情况下采用。同时，应在通过 S–B 管达到了暂时止血的目的后，立即追加内镜下治疗。

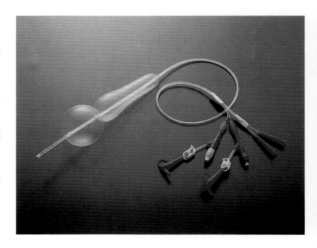

图 2　Sengataken–Blakemore（S–B）管的使用方法[8]

①通过鼻腔插入软管
②确认胃气囊在胃内部之后，缓慢注入 200~250ml 空气。严禁注入液体。
③上提软管至食管胃接合部，略微施加压力将海绵推入鼻腔，然后用创口贴固定海绵和软管防止发生移动。压力的大小相当于 500g 左右。
④将食管气囊连接到压力计上，注入空气使食管气囊压达到 30~40mmHg。
⑤操作过程中为防止患者误吸，应对食管、胃吸引口间歇反复吸引。

治疗

a. 初期抗休克治疗

● 应迅速给予输液、输血、吸氧，确保呼吸道通畅，稳定呼吸、循环。参照日本消化器官内镜学会指南的处理流程（图 3）。

● 呼吸、循环状态不稳定，高度怀疑静脉曲张出血时，可在紧急内镜检查之前进行 S-B 管插管。

b. 首选内镜下治疗

● 内镜下治疗包括内镜硬化疗法（EIS）和内镜静脉曲张套扎术（endoscopic variceal ligation，EVL）（图 1，4）。

● 一般情况下，从止血率来看，EVL 和 EIS 几乎相同。和 EIS 相比，EVL 出现并发症的情况相对较少，但复发较多。

● 国外的食管静脉曲张出血汇总分析发现，尽管从止血率来看，EVL 呈现优于 EIS 的趋势，但从存活率来说两者并无差异[5,6]。

● 必须让患者知道，接受过 EIS 治疗的患者和 EVL 后因溃疡出血等难以进行 EVL 的患者在临床中也是存在的[7]。

c. 其他：药物治疗、介入放射治疗（interventional radiology，IVR）、手术治疗

● 虽然已显示出抗利尿激素及其衍生物、生长抑素及其衍生物的有效性，但其疗效并未超过内镜治疗[5]。日本健康保险覆盖的仅限抗利尿激素。

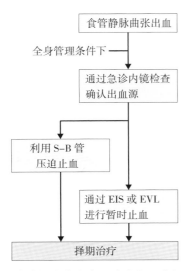

图 3　食管静脉曲张出血治疗处理流程

（引自小原胜敏，等：食管·静脉瘤内镜治疗指南.日本消化器官内窥镜学会研究所教育委员会，编著：消化器官内窥镜指南（第 3 版），东京：医学书院；2006，p215-33.）

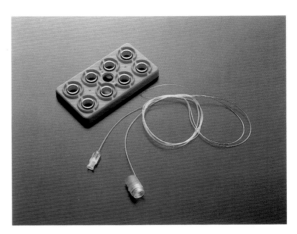

图 4　内镜静脉曲张套扎术通用设备

在内镜前端安装该设备，通过内镜的吸引将静脉曲张引入设备内，利用空气推出 O 形环（套扎用橡胶圈），套扎静脉曲张。

● IVR 的治疗方法包括经颈静脉肝内门静脉分流术（transjugular intrahepatic portosystemic shunt，TIPS），在国外已经开始对难以通过内镜治疗止血的食管静脉曲张出血患者使用了。在日本，TIPS 尚属于先进医疗技术，仅部分机构可以施行。

● 气囊下逆行曲张静脉术（B-ROT）是胃静脉曲张的治疗方法，不能用于食管静脉曲张。

● 因为食管静脉曲张出血手术治疗的存活率低，所以仅限于肝功能相对良好且没有其他治疗方法的情况下使用。

诊断和治疗相关建议

对于有肝病史和静脉曲张治疗史的呕血、便血患者，应高度怀疑食管静脉曲张出血。应立即开始抗休克治疗，以期稳定呼吸、循环状态。此外，通过急诊内镜检查诊断为食管静脉曲张出血时，应立即咨询专家，实施内镜下曲张静脉止血术。无法通过内镜治疗止血时，可利用 S-B 管暂时止血后再次尝试内镜下曲张静脉止血。难以通过内镜治疗止血时，可考虑药物治疗、介入治疗和手术治疗等。

参考文献

[1] 日本門脈圧亢進症学会編: 門脈圧亢進症取扱い規約(第 2 版). 金原出版, 東京, 2004.

[2] 小原勝敏ほか: 食道・胃静脈瘤内視鏡治療ガイドライン. 日本消化器内視鏡学会卒後教育委員会編: 消化器内視鏡ガイドライン（第 3 版）. 医学書院, 東京，2006. p215-33.

[3] Paquet KJ, et al: Endoscopic sclerosis and esophageal balloon tamponade in acute hemorrhage from esophagogastric varices: a prospective controlled randomized trial. Hepatology 1985; 5: 580-3.

[4] Lo GH, et al: Injection sclerotherapy preceded by esophageal tamponade versus immediate sclerotherapy in arresting active variceal bleeding: a prospective randomized trial. Gastrointest Endosc 1992; 38: 421-4.

[5] Gross M, et al: Meta-analysis: efficacy of therapeutic regimens in ongoing variceal bleeding. Endoscopy 2001; 33: 737-46.

[6] Triantos CK, et al: An evaluation of emergency sclerotherapy of varices in randomized trials: looking the needle in the eye. Endoscopy 2006; 38: E74-90.

[7] 太田正之ほか: 食道胃静脈瘤に対する EVL が困難な症例への対応. 消臨 2003；6：516-20.

[8] 太田正之ほか: バルーンタンポナーデ法. 小原勝敏ほか監: 食道・胃静脈瘤（改訂第 3 版）. 東京：日本メディカルセンター；2012.

胃十二指肠溃疡大出血

卫藤　刚

> **重点提示**
>
> ● 对于胃十二指肠溃疡合并出血，在控制失血性休克后，可行急诊内镜诊断和治疗。
> ● 合并出血的溃疡中，比较有名的包括 Dieulafoy 溃疡、急性胃黏膜病变、急性十二指肠黏膜病变。
> ● 溃疡的出血状态分类方法包括 Forrest 分类，喷射性出血和涌出性出血适合采用内镜下止血。
> ● 再出血率较高的是 2cm 以上的溃疡，首次出血可能存在动脉性出血、血管显露的情况。

疾病的概念及定义

胃十二指肠溃疡主要指的是胃酸原因产生的溃疡。溃疡一旦侵蚀胃和十二指肠的血管，就会导致出血。

病因和病理

■ 胃溃疡

胃溃疡主要是因黏膜保护作用（防御因子）降低造成的。致病因素包括长期使用 NSAIDs、重症疾病带来的压力、幽门螺杆菌（*H.Pylori*）感染等。

■ 十二指肠溃疡

携带幽门螺杆菌的人较多，年轻人更为多见。幽门螺杆菌开始在胃窦部潜伏，持续刺激促进分泌胃泌素，使胃酸分泌过多导致十二指肠溃疡。

* 合并出血的溃疡中，部位不同诊断不同 [1]。

① Dieulafoy 溃疡

1898 年，法国外科医生 Paul Georges Dieulafoy 首次对该溃疡进行了报道。虽然溃疡相对较小，但会引发大出血。在小黏膜缺损部位看到粗血管外露是该病的一大特征，也是造成大出血的原因。

② 急性胃黏膜病变（acute gastric mucosal lesion，AGML）

③ 急性十二指肠黏膜病变（acute duodenal mucosal lesion，ADML）

症状

■ 上腹部、心窝部疼痛

一般情况下，餐后腹痛加重的情况胃溃疡较多，而十二指肠溃疡

II

必须进行门诊急救处理的外科疾病

所致腹痛多在餐前、空腹时加重。

■ 黑便，呕血

胃十二指肠出血引起呕吐就会出现"呕血"，未呕出血液氧化后变成黑色，就会产生"黑便"。另一方面，食管静脉曲张、Mallory-Weiss 综合征等上消化道出血，也会出现相同的症状。

■ 腹部剧烈疼痛，腹膜刺激征

胃十二指肠溃疡出血的腹痛不会非常剧烈。如果出现伴随发热的剧烈腹痛，考虑是胃十二指肠溃疡穿孔造成的腹膜刺激征。

检查方法

■ 血液检查

出血会引起贫血（Hb、RBC 降低）。如果是活动性出血，可以出现因血红蛋白被分解造成 BUN/Cr 比值上升的情况。

■ 内镜检查

胃十二指肠溃疡的诊断和治疗，基本上依靠上消化道内镜检查。包括其他消化道病变的确诊及鉴别，一般也会进行内镜检查。同时它还有一个优点，就是可以对出血进行治疗。

> ### ■ 应贮备的知识！
> 内镜诊断溃疡的灵敏度为 92%，可以明确溃疡的原因，排除恶性疾病。

■ Forrest 分级 [2]

溃疡出血状态的分类方法（Walter–Heldwein 修订版）：

活动性出血（active bleeding）

Ⅰ a：喷射状出血（spurting bleed，图 1）

Ⅰ b：渗血（oozing bleed，图 2）

近期出血（recent bleeding）

Ⅱ a：没有出血的血管显露（non–bleeding visible vessel，图 3）

Ⅱ b：附着血凝块（adherent blood clot，图 4）、黑色溃疡底（black base，图 5）

无出血（no bleeding）

Ⅲ：近期无出血迹象（lesion without stigmata of recent bleeding）

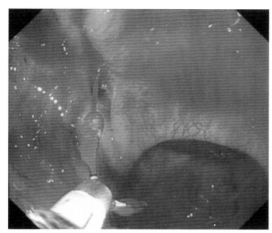

图1 喷射状出血

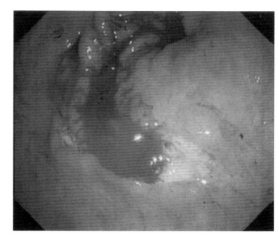

图2 渗血

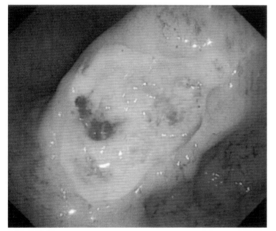

图3 没有出血的血管显露

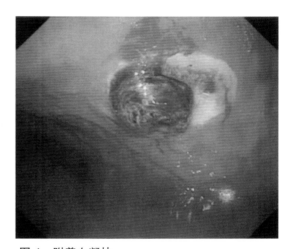

图4 附着血凝块

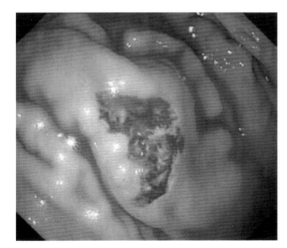

图5 黑色溃疡底

■ 应贮备的知识！

　　根据内镜检查结果得出的再出血率分别为：Ib：55%；IIa：45%；IIb：15%~35%；III：5%。
　　再出血风险较高的溃疡为直径 > 2cm 的溃疡及动脉性出血。

II

必须进行门诊急救处理的外科疾病

鉴别诊断

根据病理学结果及临床表现怀疑溃疡出血时，应对以下疾病进行鉴别。

- 食管、胃静脉曲张
- Mallory–Weiss 综合征
- 胃癌
- 食管溃疡
- 吻合口溃疡

必须对恶性疾病提高警惕。

必须紧急检查及处理的情况

急诊内镜检查原则上必须在抗失血性休克后进行。出血的程度应以 Forrest 分级为准，喷射状出血、涌出性出血应积极行内镜下止血。特别是有血管显露的患者，因为再出血的风险较高，所以必须进行止血。同时，应学习并掌握应对各种不同出血状况的方法[3-5]。

治疗

■ 紧急治疗

■胃十二指肠溃疡出血

出现溃疡出血症状时，应施行上消化道内镜止血术。

①钛夹夹闭止血

②局部注入以下制剂进行止血

・高张盐水肾上腺素

・无水酒精

③高频电凝止血

④氩离子血浆凝固（argon plasma coagulation，APC）止血

如果通过内镜难以止血，也可通过腹部血管造影实施出血血管的栓塞术（IVR），或实施手术（胃切开 + 出血血管缝合止血术 + 溃疡缝缩术）。

■ 应贮备的知识！

尽早实施内镜检查可以对 94% 以上的患者进行止血，缩短住院时间。

■ 药物治疗

外科手术曾是消化性溃疡的首选治疗，但随着抗溃疡药的开发，消化性溃疡的治疗已经基本改为内科药物治疗。

- 胃酸分泌抑制药［质子泵抑制剂（PPI）、组胺 H_2 受体拮抗药］
- 胃黏膜保护药（藻酸钠）
- 抗酸剂（碳酸钙、碳酸氢钠）

■ 根除幽门螺杆菌

有幽门螺杆菌的情况下，为防止溃疡再发，建议进行除菌治疗。

> **■ 应贮备的知识！**
>
> 近年的研究显示，静脉注射 PPI 对有活动性出血的溃疡患者非常有效，再出血的风险及手术的必要性正在逐渐降低。

胃十二指肠溃疡出血的诊断和治疗相关建议

- 呕血、便血意味着有明显的消化道出血，因为生命悠关，必须迅速应对。首先，应确认有无休克，紧急配血，确保有效的静脉通路。通过问诊、病理结果作出判断，立即进行急诊内镜检查是非常必要的。
- 患者和家属必须知情同意，特别是应提前对呼吸和循环出现急剧变化的可能性进行说明。出现无法通过内镜控制的出血时，应毫不犹豫立即进行紧急介入和手术治疗。

参考文献

[1] 赤星和也ほか：緊急内視鏡検査を必要とする上部消化道疾患（3）. 胃・十二指腸潰瘍，AGML，Mallory-Weiss 症候群. 臨床消化器内科 2005；20：539-45.

[2] Heldwein W, et al: Is the Forrest classification an useful tool for planning endoscopictherapy of bleeding peptic ulcers? Endoscopy 1989; 21: 258-62.

[3] 田辺　聡ほか：内視鏡止血ガイドライン. 日本消化器内視鏡学会卒後教育委員会（編），消化器内視鏡ガイドライン第 2 版，医学書院，東京，2006，p188-205.

[4] 熊井浩一郎：消化道出血に対する内視鏡的止血法の進歩. 北島政樹ほか（編），最新消化器内視鏡治療，先端医療技術研究所，東京，2002，p6-10.

[5] 日本消化器内視鏡学会リスクマネージメント委員会：治療内視鏡に関するリスクマネージメント. Gastroenterol Endosc 2005；47：2681-90.

消化道异尖线虫病

白水章夫

重点提示

- 可引起异尖线虫病的鱼类和贝类包括青花鱼、竹荚鱼、沙丁鱼、鲱鱼、鳕鱼、墨鱼、秋刀鱼、鲣鱼等。
- 异尖线虫病分为重症型（蜂窝织炎）和缓和型（肉芽肿）。异尖线虫也可引起全身过敏。
- 异尖线虫不能被醋和盐杀死，也非常耐冻（−20℃条件下存活 24 小时以上）。
- 只要没有出现肠梗阻，首选治疗都是保守疗法（异尖线虫会在 2~3 周内死亡）。

疾病的概念及定义

生吃有异尖线虫寄生的鱼类贝类后，经口感染人体，刺入消化道管壁引起急剧的消化道症状。

病因和病理

病因

异尖线虫侵入人体引起发病，1960 年发表了人体感染的病例报告 [1]。人体不是异尖线虫的最终寄主，第 III 期幼虫会入侵到体内（图 1）[2]。第 III 期幼虫入侵人体后会迅速发育成为第 IV 期幼虫，但 2~3 周内会自然死亡。

分类

临床上可以分为重症型（蜂窝织炎）和缓和型（肉芽肿），大部分 [3] 为重症型。同时，异尖线虫还有可能引发全身过敏，所以也有可能是虫体刺入身体造成的 I 型或 III 型过敏反应。

症状 [4]

- 明确进食生鱼史及之后剧烈的腹痛（大概率可诊断）。多伴有恶心、呕吐。
- 呕血、便血，比较少见（0.5%）。
- 也有可能无症状。
- 小肠异尖线虫病（表 1）[3] 可能伴有肠梗阻症状。

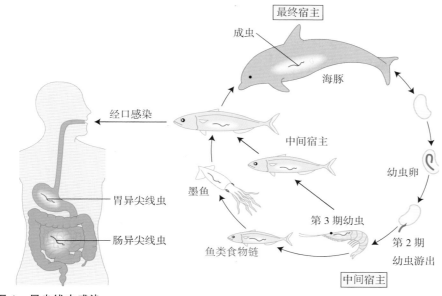

图 1　异尖线虫感染

（引自上村　清**ほか**：寄生虫学**テキスト**（第 2 版）．文光堂，東京，2002．p148-51．）

表 1　肠异尖线虫病的患病部位、范围和 X 线表现

		小肠异尖线虫病 （n ＝ 36）	大肠异尖线虫病 （n ＝ 7）
性别（男／女）		27/9	6/1
患病部位	十二指肠	0（0%）	－－
	空肠	8（22%）	－－
	回肠	28（78%）	－－
	升结肠至肝曲部位	－－	5（71%）
	横结肠	－－	2（29%）
	降结肠至直肠	－－	0（0%）
范围	＜ 50cm	23（64%）	7（100%）
	≥ 50cm	13（36%）	0（0%）
X 线表现	伸展不良	36（100%）	7（100%）
	拇指压痕影	21（58%）	7（100%）
	锯齿状阴影	36（100%）	4（57%）
	近端肠管扩张	11（31%）	0（0%）
	显示虫体	12（33%）	4（57%）

（九州大学病态功能内科及关联机构：1983~2001 年，43 例）

（引自松本主之：消化道异尖线虫病．胃和肠 2002；37：429-36．）

■ 需提前了解的数据

可引起异尖线虫病的鱼类和贝类包括青花鱼、竹荚鱼、沙丁鱼、鲱鱼、鳕鱼、墨鱼、秋刀鱼、鲣鱼等 160 多种。其中最常见的是青花鱼。在日本，从关东到关西地区，青花鱼、沙丁鱼、竹荚鱼较多，北海道到东北地区则以鳕鱼、大马哈鱼、远东多线鱼居多。

异尖线虫不能被醋和盐杀死，必须引起注意。也非常耐冻，在 −20℃ 存活至少 24 小时。但是，异尖线虫幼虫不耐热，在 60℃ 以上只需 1 分钟就足够杀灭了。

检查方法

■ **内镜检查：虫体的确定、摘除**

可见黏膜水肿、糜烂、出血，周围还可以看到丝状的白色虫体刺入胃壁（图 2）。胃体大弯侧刺入最多。也有可能看不到虫体，呈现黏膜下肿瘤状。

■ **抗异尖线虫抗体的测定（IgG，IgA，IgE）：阳性率 70%~80%。**

■ **一般血液检查：白细胞和 CRP 增加。大多会出现嗜酸性粒细胞增多和 IgE 上升。**

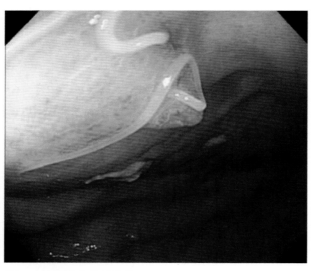

图 2　内镜检查发现虫体

鉴别诊断

- 胃十二指肠溃疡、消化道穿孔、急性胆囊炎、胃硬癌
  · 通过腹部 X 线确认有无游离气体

· 通过腹部超声波检查确认有无胆囊肿大、壁肥厚、结石

· 进行上消化道内镜检查

● 肠型需与炎症性肠疾病、缺血性肠炎、药物性肠炎等鉴别

必须紧急检查及处理的情况

● 一般都会出现剧烈腹痛，所以大多都需进行急诊上消化道内镜检查。

● 肠异尖线虫病出现肠梗阻，必要时可采取插入肠梗阻导管等措施。

治疗

● 用异物钳通过内镜摘除虫体（图3）。

● 肠异尖线虫病没有造成肠梗阻时：使用解痉剂（东莨菪碱®、扑热息痛®等）进行保守治疗（虫体在2~3周内会自然死亡）。

● 并没有确切的证据证明虫体摘除后能改善病程。

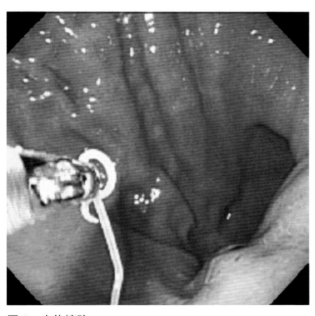

图3 虫体摘除

诊断和治疗相关建议

如果是没有游离气体和胆囊炎的急性腹痛，应确认是否有进食生鱼史，积极进行内镜检查。

腹痛伴黏膜下肿物，应高度怀疑异尖线虫病。

参考文献

[1] van Thiel PH, et al: A nematode parasitic to herring, causing acute abdominal syndromes in man. Trop Geogr Med 1960; 2: 97–113.

[2] 上村　清ほか：寄生虫学テキスト（第 2 版）．文光堂，東京，2002．p148–51．

[3] 松本主之：消化道アニサキス症．胃と腸 2002；37：429–36．

[4] Ishikura H, et al: Anisakidae and anisakidosis. Prog Clin Parasitol 1993; 3: 43–102.

下消化道出血

石川浩一

重点提示

- 下消化道出血包括显性出血和隐性出血，隐性出血有预测因子。
- 下消化道出血的鉴别诊断，应排除上消化道出血和内痔出血。
- 一次 60ml 以上的出血在肠管内停留超过 14 小时会产生黑便，多见于上消化道出血，对鉴别下消化道出血非常有用。
- 紧急处理包括稳定血液循环状态和止血。

疾病的概念及定义

由于大肠病变造成的消化道出血称为下消化道出血。

Vater 壶腹到回肠末端的出血称为中消化道出血[1]。

病因和病理

大致可以分为两类，便血、血便等肉眼明显可见的异常称为显性出血，便潜血反应中达到可以判断程度的少量出血称为隐性出血[2,3]。

1. 显性出血

- 显性出血中，急速大量的出血，会出现休克症状，必须立即采取抗休克、寻找出血源及止血等急救处理。
- 虽然大量便血的出血部位判断通常会比较困难，但如果是大肠出血，很少会出现严重出血的状况，时间上来说多半比较充裕，大多可以自行止血。

2. 隐性出血

- 即使是隐性出血，如果出血持续，经过缓慢进展，也会出现贫血症状，但多数患者自身无法察觉。
- 经常会引用 Strate[4]（表 1）、Velayos 等[5]（表 2）的报告作为预测因子。

症状

- 便血（melena）

血液在消化液的作用下发生变化，引起黑色和柏油状大便。口腔到直肠的全程消化道都有可能是出血源。

表 1 Strate 预测风险因子

因子	OR（95%CI）
心率 ≥ 100 次 / 分钟	3.67（1.78 ~ 7.57）
收缩压 ≤ 115mmHg	3.45（1.54 ~ 7.72）
神志昏迷	2.82（1.06 ~ 7.46）
无腹部压痛症状	2.43（1.22 ~ 4.85）
初步评估 4 小时以内的出血	2.32（1.28 ~ 4.20）
使用阿司匹林	2.07（1.12 ~ 3.82）
合并的活动性疾病 > 2 种	1.93（1.08 ~ 3.44）

（引自 Strate LL, et al: Early predictors of severity in acute lower intestinal tract bleeding. Arch Intern Med 2003; 163: 838–43.）

表 2 Velayos 预测风险因子

因子	OR（95%CI）
初始血细胞比容（Ht）	6.3（2.2 ~ 16.7）
1 小时后生命体征异常	4.3（1.4 ~ 12.5）
初次直肠触诊的大量出血	3.9（1.2 ~ 13.2）

（引自 Velayos FS, et al: Early predictors of severe lower gastrointestinal bleeding and adverse outcomes: a prospective study. Clin Gastroenterol Hepatol 2004; 2: 485–90.）

- 血便（hematochezia）

血液未和消化液发生反应直接随粪便一起排出的状态。粪便中混入新鲜血液或附着在粪便表面，或直接排出新鲜血液。包含黏血便（排泄混入血液的大肠黏液的状态）。

- 在我国，一般把便血当作包含血便在内的专业术语来使用。

- 出现黑便大约需要一次 60ml 的出血，十二指肠以下的出血在肠管内停留 14 小时可形成黑便。大量出血时，无论哪个部位的出血都会形成红色便。

- 对于大便颜色判断，报告显示相比患者的主观判断，使用标准比色卡（Objective color confirmation card）对鉴别上、下消化道出血更有用（图 1）。患者指出 1、2 的颜色时，下消化道出血的可能性较大。黑便、柏油便分别相当于 4、5。

- 即使是隐性出血，只要持续出血，缓慢进展过程中，也会出现脸色苍白、容易疲劳、全身倦怠、心悸等贫血症状。

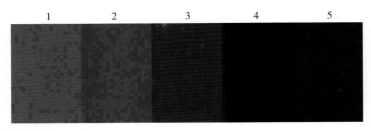

图 1 标准比色卡

（引自 Zuckerman GR, et al: Acute lower intestinal bleeding: part I: clinical presentation and diagnosis. Gastrointest Endosc 1998; 48: 606–17.）

检查方法

只要不是急危状态，都应进行问诊及查体。问诊是非常重要的，可以充分掌握用药史及合并疾病的治疗情况。应在进行肛门指检的同时查看大便的性状，根据颜色预估出血部位。

进行血液检查（CBC、生化、凝血功能、血型，必要时还应进行交叉配血）。

■ 检查方法的选择

基本以美国胃肠病学会（American College of Gastroenterology，ACG）和美国胃肠内镜学会（American Society for Gastrointestinal Endoscopy，ASGE）[1] 的处理方式为主，但根据机构和医生的不同也会有所差异。苏格兰校际指南网络（SIGN）[2] 则建议采用肠内镜检查或MDCT。建议尽早实施下消化道内镜检查。

也有人指出了采用直肠指检和肛门镜检查直肠肛门疾病的重要性。从出血部位判定率来说，肠镜为 60%~97%，闪烁扫描术为 41%~95%，血管造影为 40%~86%，MDCT 为 50%~100%。从可检测出的出血量来看，闪烁扫描术为 0.1ml/min，血管造影为 0.5ml/min，MDCT 为 0.2ml/min。由于原发病种类繁多，并且可能受到检查时机和出血状况的影响，所以诊断并不容易。

出血后随着时间的推移，诊断会越来越困难，所以建议尽可能早期进行。经过充分准备的肠镜检查安全且有效。图 2 显示一例肠血管发育不良病例。

■ 需提前了解的数据

● 通过插入胃管排除上消化道出血

尽管各种指南和处理方式中都对胃管插入进行了详细的记载，也包括并不是非常有用的综合分析，报告显示灵敏度为 42%~84%，阴性预测率为 61%~78%，阴性似然比为 0.65~0.2[3]。

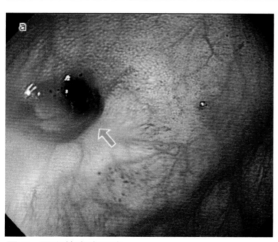
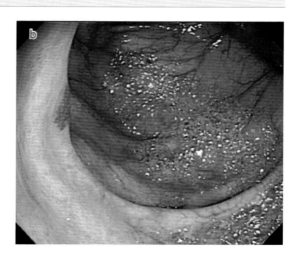

图 2　肠血管发育不良

78 岁女性。有血便和贫血。经过急诊肠镜检查，发现盲肠上有渗血，诊断为肠血管发育不良出血（a）。禁食后出血停止。17 天后再次检查时的图像（b）。

鉴别诊断

必须排除上消化道疾病和内痔出血。易导致生命危险的疾病是上消化道出血性溃疡和肝硬化伴食管胃静脉曲张。此外，还要排除服用抗凝药的患者和透析患者，内痔也有可能出现大出血。

需鉴别的疾病和发生率、出血量如表 3 所示。应考虑不同的年龄易发疾病也有所差异。同时，也有报告显示，服用抗凝药的患者、老年人、有合并症的患者容易演变成重症。

表 3　下消化道出血的原因、发生率、出血量

出血源	发生率	出血量
憩室	30%~65%	大量
血管发育不良	4%~15%	不定
痔核	4%~12%	少量
缺血性肠炎	4%~11%	少量
其他大肠炎	3%~15%	少量
肿瘤	2%~11%	少量
息肉切除术后	2%~7%	不定
直肠溃疡	0%~8%	不定
Dieulafoy 溃疡	极少	大量
直肠静脉曲张	极少	大量

（引自 Rockey DC: Lower gastrointestinal bleeding. Gastroenterology 2006; 130: 165–71. Strate LL, et al: The role of colonoscopy and radiological procedures in the management of acute lower intestinal bleeding. Clin Gastroenterol Hepatol 2010; 8: 333–43; quiz e44.）

必须紧急检查及处理的情况

● 首先要掌握有无休克的状况，并进行全身管理。建议使用心电监护仪进行严密观察。对于血流动力学不稳定的持续性活动性出血患者，应做好抗失血性休克的准备。也就是说，必要时，应以复苏、稳定血液循环状态（确保两根以上的粗静脉通路，紧急输液、输血，给予氧气吸入等）为最优先考量，其次再进行出血源的探寻。无需急于寻找病因。

● 通过预测因子评价

应参考前述 Strate、Velayos 等报告的预测因子进行评价。对 PT-INR > 1.5 的患者，应给予新鲜冰冻血浆和维生素 K 等；如果血小板 < 50×10^9/L，则进行血小板输入。

● 止血处理

首选肠镜下止血和选择性血管造影栓塞术。如果仍然无法止血，则应行紧急手术。Farrell 等将手术的适应证汇总如下。

①复苏处理后休克、持续低血压。

②急诊内镜检查和影像检查无法找出出血源，必须进行 6 单位以上输血的持续性出血。

③可以通过手术治愈或可永久止血的节段性消化道病变的活动性出血。

④无急诊手术禁忌证，有望长期存活的患者。

治疗

■ 处方的中止

停止 NSAIDs、抗凝药等处方。

■ 治疗原则

对于血流动力学稳定的显性出血病例、慢性间歇性出血病例、隐性出血病例，首先应查找出血源，其次是进行病因诊断，根据病因选择止血方法。大部分患者可以通过肠镜进行止血。根据不同情况选择使用电凝法、局部注射法、钳夹法等。

即使通过内镜成功止血了，也要时刻注意再次出血的可能，并进行跟踪观察。在病变处或其附近固定一个钛夹，有助于紧急手术时找到出血部位（图 3）。

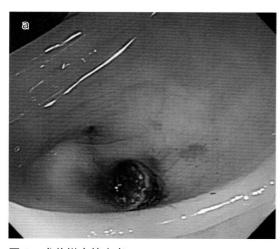
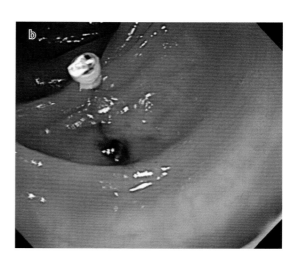

图 3　术前钳夹的患者

68 岁男性。因大量便血和严重贫血，为进行进一步检查被转诊到本科室。肠镜检查发现乙状结肠上有凝血块附着（a）。为进行标记，在病变附近使用了钛夹（b）。进行了限期手术（腹腔镜下乙状结肠局部切除术）。组织病理检查诊断为血管发育不良。

诊断和治疗相关建议

虽然有指导方针，但没有像上消化道出血那样详细的介绍，目前一般都是按照符合各机构现状的处理方式来进行诊断、治疗的。引用最多的是 ACG 指导方针中的处理方式（图 4）。

大部分患者都应以肠镜检查为首选。检查前准备包括服用大量泻药，检查应在 12 小时以内进行，尽管有多种预案，但并未规定标准方法。同时，也不存在证据等级高的风险分类。

今后有望进行大规模的多机构共同研究。近年来，MDCT 的有效性越来越高，有人指出它甚至有望代替血管造影检查和闪烁扫描术检查。

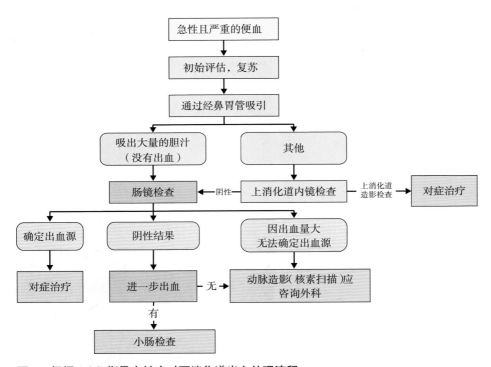

图 4　根据 ACG 指导方针应对下消化道出血处理流程

（引自 Zuccaro G Jr: Management of the adult patient with acute lower gastrointestinal bleeding. American College of Gastroenterology. Practice Parameters Committee. Am J Gastroenterol 1998; 93: 1202–8.）

参考文献

[1] Eisen GM, et al: An annotated algorithmic approach to acute lower gastrointestinal bleeding. Gastrointest Endosc 2001; 53: 859–63.

[2] Palmer K, et al: Management of acute gastrointestinal blood loss: summary of SIGN guidelines. BMJ 2008; 337: a1832.

[3] Palamidessi N, et al: Nasogastric aspiration and lavage in emergency department patients with hematochezia or melena without hematemesis. Acad Emerg Med 2010; 17: 126–32.

[4] Farrell JJ, et al: Review article: the management of lower gastrointestinal bleeding. Aliment Pharmacol Ther 2005; 21: 1281–98.

II

必须进行门诊急救处理的外科疾病

消化道穿孔

森井雄治

重点提示

- 食管穿孔除了异物和医源性原因之外，还有可能是因呕吐引起的自发性食管破裂，如果是自发性食管破裂，多半需要手术。
- 胃十二指肠穿孔以消化性溃疡穿孔多见，多数情况下都可以通过保守方式治愈。
- 小肠穿孔多是外伤和肠梗阻引起的，多需行紧急手术。
- 大肠穿孔是因癌症、宿便、憩室炎等炎症性疾病、缺血、外伤及医源性所致，应根据腹膜炎的局限程度和全身状态来判断是否需手术。

疾病的概念及定义

从食管至直肠的消化道（图1），任一部位因某种原因造成穿孔时，一般都会引起纵隔炎和胸膜炎或腹膜炎。

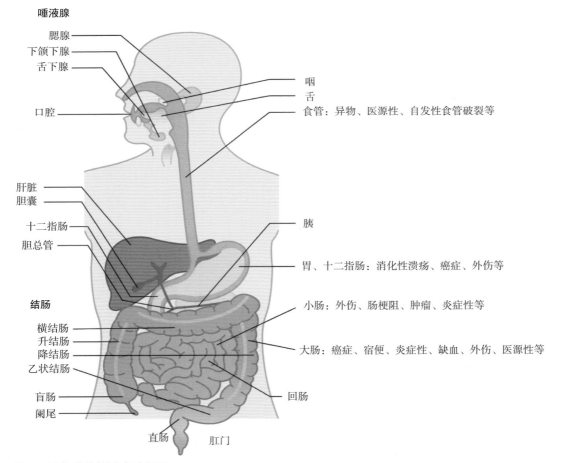

图1 消化道结构及穿孔原因

病因和病理

消化道穿孔大致可以分为外伤性和非外伤性。

食管穿孔包括异物性和医源性穿孔以及剧烈呕吐所致自发性食管破裂（Boerhaave 综合征）。自发性食管破裂多是因呕吐造成食管下段左侧壁破裂，并因此引发左侧胸膜炎[1]。

■ 需提前了解的数据

自发性食管破裂以男性居多，男女比例为 4：1。根据食管下段的解剖学特征，呕吐时胃内压会直接作用于食管下段，所以大约 60% 的患者会出现左壁破裂。

如果无法获得影像诊断，对呕吐后出现胸痛症状的患者必须对本疾病保持高度警惕。

● 胃十二指肠穿孔多是消化性溃疡造成，也有癌症和外伤造成的穿孔。

● 小肠穿孔多是由外伤和肠梗阻造成，也有溃疡和炎症性穿孔。

● 大肠穿孔中，除了癌症和宿便造成的穿孔、憩室炎等炎症性疾病造成的穿孔及肠壁缺血造成的穿孔之外，还包括外伤性和医源性穿孔。

● 腹腔内消化道的穿孔，不管是何种因素造成的，都会引起腹膜炎。如果是下消化道穿孔，容易引起败血症性休克，预后较差[2]。

症状

● 食管穿孔的主要症状是胸痛、背痛（偶尔腹痛），常伴有呼吸困难。

● 胃十二指肠至大肠的腹腔内消化道穿孔，主要症状是剧烈腹痛。多数有腹膜刺激症状、肌紧张，肠鸣音消失。

检查方法

■ 单纯 X 线检查

● 食管穿孔，多会出现纵隔气肿、气胸、胸水等（图 2）。

· 有可能出现纵隔扩大。

● 腹腔内消化道穿孔，多数可显示腹腔内游离气体（free air）。

· 游离气体达到 1~2ml 时，就可以在站立位胸部 X 线片中看到[3]。

· 消化性溃疡穿孔 65% 左右都可以看到游离气体[3]。

■ CT

- CT 可以显示少量的游离气体和胸水、腹水，诊断率最高[3,4]（图 3）。
- 怀疑消化道穿孔时，必须进行 CT 检查。

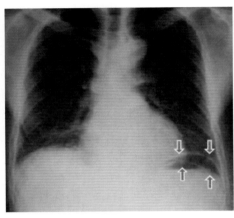

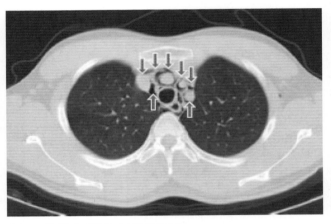

图 2　胸部单纯 X 线片（腹腔内游离气体影像）　　图 3　胸部 CT 图片（纵隔气肿）

■ 应贮备的知识！

可以看到因消化道穿孔造成的游离气体的常见部位包括：①肝脏的前面；②肝圆韧带附近；③前腹壁正下方；④ Morison 窝；⑤肠系膜间等。其中肝脏前方的积气影像经常被忽视，所以必须引起注意。

■ 消化道造影

- 用水溶性造影剂（泛影葡胺®等）进行管腔内造影，发现造影剂漏出时，就可以知道穿孔的部位了。

■ 内窥镜检查

- 疑似为十二指肠溃疡时，应对穿孔部位的大小和部位、有无狭窄等进行确认。进行保守治疗时，必须进行该项检查。
- 气腹会使状态恶化，应尽可能地控制送气。

鉴别诊断

需与导致突然胸痛或腹痛的以下疾病进行鉴别。

①缺血性心脏疾病（心绞痛、心肌梗死）

②气胸

③急性胰腺炎

④急性胆囊炎（急性胆管炎）

⑤急性阑尾炎

⑥大肠憩室炎

⑦大肠扭转

必须紧急检查及处理的情况

● 对消化道穿孔的处置，包括针对感染、炎症的全身治疗和针对穿孔部位的局部处理。首先应采取的急救措施是给予输液、抗生素等全身治疗。

● 出现休克或严重的呼吸衰竭（急性肺功能障碍）时，必须通过使用升压药和气管插管等方式进行呼吸管理。

治疗

继全身治疗之后再进行局部处理。

1. 食管穿孔

● 食管异物和医源性所致穿孔，多可通过禁食、输液、给予抗生素等保守治疗。

● 自发性食管破裂时，大部分应行外科手术治疗。

● 手术方法包括对穿孔部位清创、缝合及覆盖加固。对纵隔、胸腔内进行充分的清洗、引流也非常重要。

● 最近还有内镜手术的报道。但是如果从发病至手术超过 24 小时，缝合不全的概率较高，容易出现预后不良的情况 [5,6]。

2. 胃十二指肠穿孔

● 由消化性溃疡造成的穿孔，多可通过插入胃管持续吸引、禁食、给予质子泵抑制剂等保守治疗，但也有报告显示有 27% 转为开腹手术 [7]。

● 若出现以下情况，从一开始就应考虑手术：①发病超过 24 小时；②腹膜炎不仅限于上腹部；③有大量腹水；④年龄超过 70 岁；⑤存在严重的合并症；⑥循环动态不稳定。

● 手术大多采用单纯穿孔缝合术 + 网膜覆盖术（或体膜填充术）+ 腹腔内清洗引流。报告显示腹腔镜下手术和开腹手术的效果相同 [8]。

3. 小肠穿孔

● 进行全身治疗后，应尽快实施手术（单纯穿孔缝合或切除部分小肠）。

4. 大肠穿孔

● 严重的细菌感染会导致败血症性休克，预后较差。特别是引起穿孔性腹膜炎的大肠癌，手术死亡率和术后并发症发生率较高[9]。对于憩室炎穿孔和医源性穿孔，部分可行保守治疗[10]。

- 手术大多采用切除病变部位后设置人工肛门的 Hartmann 手术。

诊断和治疗相关建议

诊断为消化道穿孔时，原则上首选手术治疗。但是，胃十二指肠溃疡穿孔，年龄在 70 岁以下，发病在 24 小时以内且疼痛仅限于上腹部（少量腹水的）的情况下，可试行保守治疗。此外，即使是下消化道穿孔，对于局限性腹膜炎，也可能通过保守治疗或经皮引流来应对，所以其诊断及评估非常重要。

即使没有消化道穿孔，腹腔内也有可能出现游离气体（自发性气腹症），这种情况下，大多都可进行保守治疗。

参考文献

[1] Duranceau A: Perforation of the esophagus. In: Sabiston DC, et al, eds: Sabiston's Textbook of Surgery 1997, 15th Ed. Philadelphia: WB Saunders; 1997. p759–67.

[2] Zorcolo L, et al: Toward lowering morbidity, mortality, and stoma formation in emergency colorectal surgery: the role of specialization. Dis Colon Rectum 2003; 46: 1461–7.

[3] Ghahremani GG: Radiologic evaluation of suspected gastrointestinal perforations. Radiol Clin North Am 1993; 31: 1219–34.

[4] Stapakis JC, et al: Diagnosis of pneumoperitoneum: abdominal CT vs. upright chest film. J Comput Assist Tomogr 1992; 16: 713–6.

[5] Abbas G, et al: Contemporaneous management of esophageal perforation. Surgery 2009; 146: 749–55.

[6] Schmidt SC, et al: Management of esophageal perforations. Surg Endosc 2010; 24: 2809–13.

[7] Crofts TJ, et al. A randomized trial of nonoperative treatment for perforated peptic ulcer. N Engl J Med 1989; 320: 970–3.

[8] Lau WY, et al: A randomized study comparing laparoscopic versus open repair of perforated peptic ulcer using suture or sutureless technique. Ann Surg 1996; 224: 131–8.

[9] Faiz O, et al: Nonelective excisional colorectal surgery in English National Health Service Trusts: a study of outcomes from Hospital Episode Statistics Data between 1996 and 2007. J Am Coll Surg 2010; 210: 390–401.

[10] Nelson RS, et al: Clinical outcomes of complicated diverticulitis managed nonoperatively. Am J Surg 2008; 196: 969–72.

胆结石

赤木智德

重点提示

- 胆结石造成绞痛发作的原因是胆结石阻碍了胆汁流向胆囊管。
- 诊断胆囊疾病最特异的体征是 Murphy 征。
- 胆囊结石确诊率最高的检查方法是腹部超声检查。
- 治疗时，必须考虑有无结石脱落造成的胆总管结石和胆结石合并急性胰腺炎。

疾病的概念及定义

胆结石指的是胆囊管的流出部位（颈部）被胆石堵塞后出现一过性的腹痛，而胆囊没有发生器质性变化的情况。除外胆囊的器质性变化（感染引起的炎症）。

病因和病理

病因

进食时胆囊收缩使胆汁从胆囊内流出时，胆结石引发疼痛（图 1）。

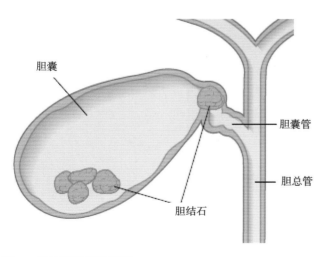

图 1 胆结石引起的疼痛

■ 病理

　　绞痛发作和胆结石发作是被当作同义词来使用的。一方面，即使同为胆结石，也分为不伴胆绞痛发作的胆结石、无症状胆结石、只有隐痛和异常感的胆结石等。胆囊内的结石大小不等，即使胆囊收缩，只要胆汁流向胆囊管时没有发生堵塞，胆结石就不会发作。

症状

　　● 餐后（30 分钟至 3 小时）开始出现中上腹或右季肋部疼痛（躯体性疼痛）。

　　典型患者会因胆囊收缩、Oddi 括约肌松弛促进胆汁排放，食物中脂肪乳化促进缩胆囊素分泌，餐后 3 小时即其分泌达到顶峰时就会出现症状。

　　● 可伴有恶心、呕吐。

检查方法

■ 腹部超声检查（图 2）

　　● 胆囊结石确诊率最高的检查方法是腹部超声检查[1]。

　　● 为诊断胆结石发作，必须在症状持续最严重时，对胆囊颈部或胆囊管的嵌顿结石（有无嵌顿应通过变换体位时的胆结石移动情况来确认）及饱满的胆囊（未发现胆囊壁肥厚）进行确认。

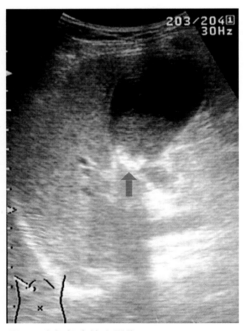

图 2　腹部超声检查影像

● 按压右季肋部时疼痛加剧，导致突然停止吸气称为 Murphy 征阳性，其实就是胆囊压痛。超声 Murphy 征和 Murphy 征一样，也是腹部触诊诱发，相比只进行触诊，腹部超声检查的准确率进一步提高。可以通过超声影像观察到，在患者深吸气时压迫胆囊导致疼痛加剧而突然屏气。

■ 需提前了解的数据

　　根据 Shea 等人的系统性回顾，胆囊结石超声检查的灵敏度为 84%（95%CI，0.76~0.92），特异度为 99%（95 %CI，0.97~1.00）[1]。

■ **腹部 CT 检查**

● 腹部超声检测胆结石的性能优越，如果怀疑为胆结石发作，门诊急救时就无需拍摄 CT 了（腹部 CT 诊断胆结石的准确度为 63%）。

鉴别诊断

　　根据体检和病史怀疑是胆结石发作时，应再次确认没有发热和黄疸。

①消化性溃疡（胃及十二指肠溃疡）

②急性胃炎［十二指肠炎、急性胃黏膜病变（acute gastric mucosal lesion，AGML）］

③缺血性心脏病

④泌尿系结石

其中，一旦忽视就有可能致命的疾病是缺血性心脏病。

必须紧急检查及处理的情况

■ 结石脱落致胆总管结石和胆源性胰腺炎

　　胆结石发作其实就是胆囊结石造成的绞痛发作。进食高脂肪食物后引起胆囊收缩是导致疼痛的根源。胆囊收缩使结石从胆囊中排出，造成胆囊管一过性堵塞。餐后几小时，胆囊松弛后症状会消失。此外，必须考虑以下情况。

● 合并胆总管结石。如果诊断为胆总管结石，使用篮抓钳和取石钳在内镜下采集结石，然后实施乳头切开和乳头球囊扩张术。

● 胆源性急性胰腺炎也是重要的鉴别疾病之一。急性胰腺炎的主要病因是胆结石掉落和大量饮酒。报告显示，胆结石掉落（包含微小结石）是引发急性胰腺炎最常见的原因，大约占 35%~40%[2]。

●关于诱发急性胰腺炎的病因诊断，Stimac 等人的报告显示，可以利用血清及尿淀粉酶，血清 AST、ALT、ALP、脂肪酶/淀粉酶比值进行鉴别。他们把各项指标得分分别记为 0 或 1，以总得分 4 为基准，得分在 4 以上时为胆源性急性胰腺炎，得分在 3 以下时为酒精性胰腺炎。其灵敏度为 92%，特异度为 94%（表 1）[3]。

表 1 Stimac 等人报告的急性胰腺炎的病因诊断

项目	P	灵敏度（%）	特异度（%）	准确率（%）	ROC 曲线的阈值	和阈值的关系	得分
血清淀粉酶	0.0001	78.76	81.25	79.31	450IU/L	>	1
ALT	0.0001	74.34	84.38	76.55	70IU/L	>	1
AST	0.0003	61.95	81.25	66.21	60IU/L	>	1
ALP	0.0001	53.10	84.38	60.00	100IU/L	>	1
脂肪酶/淀粉酶比值	0.0001	90.27	84.38	88.97	2	<	1
平均红细胞容积	0.0001	81.42	65.63	77.93	96fL	<	1
尿淀粉酶	0.0003	76.11	62.50	73.10	3000IU/L	>	1

ALT：丙氨酸氨基转移酶　　　AST：天冬氨酸氨基转移酶
ALP：碱性磷酸酶　　　　　　ROC：受试者操作特性

（引自 Stimac D,et al: A scoring system for early differentiation of the etiology of acute pancreatitis.Scand J Gastroenterol 1998; 33: 209-11.）

治疗

●初始治疗应先对症止痛治疗。

【处置】

丁溴东莨菪碱®（20mg）：1 支，肌肉注射或静脉注射

喷他佐辛®（15mg）：1 支，肌肉注射

●首选腹腔镜下胆囊摘除术。

●胆囊结石术中，哪怕胆结石绞痛只发作了 1 次，也必须进行胆囊摘除术[1,2]。因为这些患者中再次发生绞痛的概率很高。根据美国胆结石合作研究组（National Cooperative Gallstone Study）的报道，首次绞痛发作 2 年内，再次发生绞痛的概率约为 70%[3]。

●胆囊摘除的手术方式，很多国家都选择腹腔镜下实施。美国有 90% 的胆囊摘除术是在腹腔镜下进行的[4]。腹腔镜下胆囊摘除术被认为是胆囊结石的世界性标准手术方法。

●腹腔镜下胆囊摘除术具有术后疼痛减轻、美观、术后住院天数少等优点，所以比开腹术更实用[5-8]。

●其他治疗方法，还包括胆结石溶解疗法。

● 口服溶解药有效的胆囊结石包括以下几种[9-11]。这类胆囊结石大约只占全部的 10%。

①小结石（＜1cm）

②症状中等

③胆囊功能良好

④富含胆固醇的结石

⑤钙化少

● 代表性的药物有两种溶解药（胆汁酸），鹅去氧胆酸（chenodeoxycholic acid，CDCA）和熊去氧胆酸（UDCA）是用于治疗胆固醇结石的。

鹅去氧胆酸：按照 15mg/kg 的标准口服 12~24 个月，符合上述适用标准的患者中有 40%~60% 可以显示胆囊结石的溶解[12,13]。但是，50% 的患者会出现腹泻、高胆固醇血症和血清转氨酶上升等副作用。

UDCA：对于严格意义上来说不符合适用标准的患者，50%~60% 会出现胆囊结石溶解，综合分析显示溶解率为 37%[9]。和鹅去氧胆酸相比，本药出现腹泻副作用的情况较少，血清胆固醇也不会上升[14]。

● 起效非常缓慢，胆囊结石直径按照平均每月 1mm 的速度逐渐减小，治疗期至少需要 2 年。因此，溶石疗法并不是首选，首选胆囊摘除术。

● 胆结石发作时并不一定必须住院。但是，如果出现持续 3 小时以上的疼痛、发热等，且无法排除其他需鉴别的疾病，则必须住院。

诊断和治疗相关建议

大多数胆囊结石都是无症状的。餐后（30 分钟至 3 小时）开始出现上腹正中部疼痛或右季肋部疼痛前来就诊时，如果怀疑是胆结石发作，则应通过腹部超声检查进行确诊。

出现症状，其原因多是由胆石绞痛和胆结石相关合并症引起的。如果不存在胆总管结石和掉落结石造成的急性胰腺炎，初次治疗应选择保守治疗。

对于存在胆囊癌和胆结石相关合并症等危险的患者，应进行腹腔镜下胆囊摘除术。尽管也有可能是在进行其他腹部手术的同时摘除胆囊的，但对于无症状的胆囊结石患者，进行预防性胆囊摘除术的意义不大。

参考文献

[1] Shea JA, et al: Revised estimates of diagnostic test sensitivity and specificity in suspected biliary tract disease. Arch Intern Med 1994; 154: 2573–81.

[2] Forsmark CE, et al: AGA Institute technical review on acute pancreatitis. Gastroenterology 2007; 132: 2022–44.

[3] Stimac D, et al: A scoring system for early differentiation of the etiology of acute pancreatitis. Scand J Gastroenterol 1998; 33: 209–11.

[4] Thistle JL, et al: The natural history of cholelithiasis: the National Cooperative Gallstone Study. Ann Intern Med 1984; 101: 171–5.

[5] S chirmer BD, et al: Laparoscopic cholecystectomy. Treatment of choice for symptomatic cholelithiasis. Ann Surg 1991; 213: 665–76; discussion 677.

[6] Rattner DW, et al: Factors associated with successful laparoscopic cholecystectomy for acute cholecystitis. Ann Surg 1993; 217: 233–6.

[7] Johansson M, et al: Randomized clinical trial of open versus laparoscopic cholecystectomy in the treatment of acute cholecystitis. Br J Surg 2005; 92: 44–9.

[8] Yamashita Y, et al; Surgical treatment of patients with acute cholecystitis: Tokyo Guidelines. J Hepatobiliary Pancreat Surg 2007; 14: 91–7.

[9] Fromm H, et al: Bile acid dissolution therapy of gallbladder stones. Baillieres Clin Gastroenterol 1992; 6: 689–95.

[10] Rubin RA, et al: Ursodiol for hepatobiliary disorders. Ann Intern Med 1994; 121: 207–18.

[11] Tomida S, et al: Long–term ursodeoxycholic acid therapy is associated with reduced risk of biliary pain and acute cholecystitis in patients with gallbladder stones: a cohort analysys. Hepatology 1999; 30: 6–13.

[12] Tangedahl T, et al: Drug and treatment efficacy of chenodeoxycholic acid in 97 patients with cholelithiasis and increased surgical risk. Dig Dis Sci 1983; 28: 545–51.

[13] Maton PN, et al: Outcome of chenodeoxycholic acid (CDCA) treatment in 125 patients with radiolucent gallstones. Factors influencing efficacy, withdrawal, symptoms and side effects and post–dissolution recurrence. Medicine (Baltimore) 1982; 61: 86–97.

[14] Tint GS, et al: Ursodeoxycholic acid: a safe and effective agent for dissolving cholesterol gallstones. Ann Intern Med 1982; 97: 351–6.

胆囊炎和胆管炎

荒卷政宪

重点提示

- 虽然胆囊炎中 Murphy 征的灵敏度仅为 50%~60%，但特异度高达 90%。
- 胆管炎中发热、黄疸、右上腹疼痛（Charcot 三联征）是典型症状，50%~70% 的患者都会出现。
- 胆囊炎和胆管炎中，根据严重程度分类被判定为重症时，必须采取紧急的减压措施。
- 胆囊炎和胆管炎的病因，还应考虑到恶性肿瘤的存在。

疾病的概述

胆囊炎和胆管炎指的是胆道流出路径上出现了某种器质性闭塞，继发感染后产生的胆道炎症。

疾病的定义

1. 胆囊炎

胆囊炎指的是胆囊的炎症性疾病。很多都是结石引起的，但也有可能是长时间的节食、手术后、外伤后等胆管运动和胆囊收缩受到抑制的状态和感染性肠炎等引起的。

2. 胆管炎

胆管炎指的是胆管内产生急性炎症的疾病，是在两种因素的参与下出现的：①胆管内细菌大量增殖；②胆管内压上升引起细菌或内毒素逆流到血液中。

病因和病理

1. 胆囊炎

结石造成胆囊管流出部位（颈部）闭塞，胆汁淤滞使胆囊内压上升，导致胆汁酸等化学性刺激和循环障碍。这种情况下一旦继发肠道细菌感染，就会出现胆囊炎。根据病程，可以分为 3 类。

a. **水肿型胆囊炎**（edematous cholecystitis）

以胆囊壁的循环功能不全为主的胆囊炎，胆囊壁出现瘀血、水肿，一般在发病后 2~4 天内出现，这时黏膜完好。

b. **坏死性胆囊炎**（necrotizing cholecystitis）

渗出液潴留增加，胆囊内压上升。胆囊壁出现坏死、出血，原因是细小动脉血栓形成、闭塞造成血液循环障碍。一般在发病后 5~7 天内出现。

c. 化脓性胆囊炎

开始化脓的胆囊炎。胆囊壁肥厚，胆囊出现收缩趋势。一般在发病后 7~10 天内出现。

2. 胆管炎

因胆管结石、肿瘤造成狭窄（胆管癌、胰腺癌等），良性狭窄（术后胆管狭窄、急性胰腺炎等）造成胆管闭塞，胆汁淤滞，肠道细菌通过十二指肠逆行感染或经门静脉感染后发病。并发败血症、内毒素血症引起休克、多器官功能障碍，死亡率高。

症状

1. 胆囊炎

● 发热、恶心、呕吐，此外还会出现右上腹（季肋部）疼痛、上腹正中疼痛、右肩背部放射性疼痛。有可能出现轻度黄疸。

● 典型的患者右季肋部会出现肌紧张，触诊胆囊肿大。

● Murphy 征是特异性体征。Murphy 征诊断胆囊炎的灵敏度在 50%~60%，特异度高达 90%，但对老年人灵敏度较低。Murphy 征指的是检查人员用手触压有炎症的胆囊时，患者会出现因疼痛而不能完整呼吸的状态。

2. 胆管炎

● 发热、黄疸、右上腹疼痛（Charcot 三联）是典型体征，50%~70% 的患者都会出现。此外还有可能出现腹部压痛、恶心、呕吐等症状。

● 急性阻塞性化脓性胆管炎还有可能出现休克、意识障碍（Reynold 五联征）。

检查方法

1. 胆囊炎

● 血液检查：除白细胞增多、核左移、CRP 上升等炎症表现之外，还会出现血清 ALP、γ–GTP、AST、ALT、LDH、胆红素上升等轻度肝功能异常。

很多情况下，胆囊炎的影像检查以超声检查为首选。

①超声检查（图 1）

会出现胆囊肿大、胆囊内泥沙样强回声、胆囊壁增厚、提示胆囊壁水肿性变化的透声层（sonolucent layer）等表现，用探头按压肿大胆囊正上方时还会出现压痛（超声 Murphy 征）。超声检查胆囊炎的灵敏度为 88%，特异度为 80%。

②CT 检查（图 2）

根据临床表现怀疑为胆囊炎时，如果血液检查、超声检查难以明确胆囊炎的诊断或疑似为局部并发症时，应行 CT 检查。胆囊炎的 CT 表现为胆囊肿大，胆囊壁增厚、水肿性改变，胆囊周围液体潴留，胆囊内积气等。

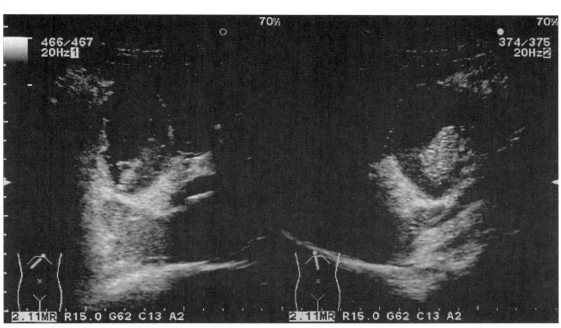

图 1　胆囊炎的超声影像
显示胆囊肿大，胆囊内泥沙，胆囊壁增厚。

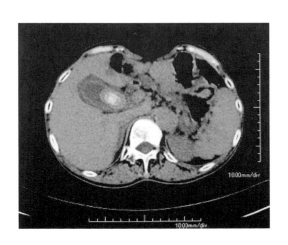

图 2　胆囊炎的 CT 影像
胆囊颈部结石，显示胆囊肿大，胆囊壁增厚、水肿性改变。

胆囊炎严重程度的判定标准[1]

- 伴有以下任意一项即为重度胆囊炎。

    ①黄疸

    ②严重的局部并发症：胆汁性腹膜炎、胆囊周围脓肿、肝脓肿

    ③胆囊扭转、气肿性胆囊炎、坏死性胆囊炎、化脓性胆囊炎

- 伴有以下任意一项即为中度胆囊炎。

①严重的炎症反应（白细胞数 $> 14 \times 10^9$/L 或 CRP > 10mg/dl）

②胆囊周围积液

③胆囊壁严重的炎性改变：胆囊壁不规则，胆囊壁明显增厚

- 轻度胆囊炎

未达到中、重度标准的胆囊炎即为轻度胆囊炎。

2. 胆管炎

- 血液检查：白细胞增多、核左移、CRP升高提示胆道炎症，血清胆红素、ALP、γ–GTP、AST、ALT值升高反映胆汁淤滞，有时还有淀粉酶升高。为对严重程度进行判定，必须对白蛋白、肌酐、尿素氮、血小板数量进行检测。

- 无法通过影像判断是否有胆道感染，所以通过影像诊断胆管炎是比较困难的。

- 影像检查在胆管炎中的意义主要是确认有无胆道闭塞以及造成胆道闭塞的胆管结石和胆管狭窄等。

①超声检查：胆管扩张、胆管内结石、胆管壁肥厚、胆道气肿等都可供参考，但对胆管炎而言都不具特异性。

② CT检查：如果出现胆管扩张、胆管内结石、肝脓肿等，应考虑胆管炎。

③ MRCP检查（图3）：可以显示闭塞部位更上端的胆管，可以不受体位限制进行多方位的观察。就胆管结石而言，它的诊断能力可以匹敌ERCP。但是诊断小结石的能力有限。

胆管炎严重程度的判定标准[1]

- 伴有以下任意一项即为重度胆管炎。

    ①休克

    ②菌血症

    ③意识障碍

    ④急性肾损伤

- 伴有以下任意一项即为中度胆管炎。

    ①黄疸（胆红素 > 2.0mg/dl）

    ②低蛋白血症（白蛋白 < 3.0g/dl）

    ③肾功能障碍（肌酐 > 1.5mg/dl，尿素氮 > 20mg/dl）

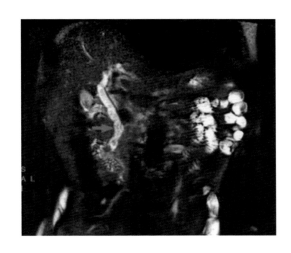

图 3 胆管炎的 MRCP 影像
显示胆管内多个结石

④血小板数量减少（$< 120 \times 10^9/L$）

⑤ 39℃以上的高热

- 未达到重度、中度标准的胆管炎即为轻度胆管炎。

鉴别诊断

1. 胆囊炎

必须与造成右上腹疼痛的胃十二指肠溃疡、急性胰腺炎、急性阑尾炎、结肠憩室炎、肾盂肾炎、输尿管结石等进行鉴别。上腹正中出现疼痛时，应高度警惕心肌梗死。

2. 胆管炎

有剧烈腹痛的胆管炎鉴别诊断包括有黄疸的胆囊炎、急性肝炎、上消化道穿孔等。如果腹痛程度轻微，则需与肝脓肿、横膈脓肿、右侧脓胸等进行鉴别。鉴别时通过检查确定并不困难，确认胆管炎是导致败血症的致病源，这一点非常重要。

必须紧急检查及处理的情况

重度胆囊炎和重度胆管炎都必须进行紧急处理。

治疗

1. 胆囊炎的基本治疗方案（图 4）

- 原则上行胆囊摘除术（进行腹腔镜下胆囊摘除术的情况很多），初期治疗包括禁食、输液补充电解质，使用镇痛药、抗生素。
- 致病菌主要包括大肠杆菌、克雷伯杆菌、肠球菌、铜绿假单胞菌等，通常使用吸收后在胆汁分布良好的第三代头孢类药物、广谱抗

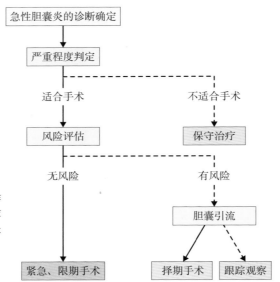

图4 胆囊炎的诊治流程
（引自急性胆囊炎的诊疗指南作成出版委员会，编著：以科学依据为基础的急性胆管炎·胆囊炎的诊疗指南。医学图书出版，东京，2005.p1853.并进行了部分改编）

菌力强且可有效对抗厌氧菌混合感染的碳青酶烯类药物。

● 基本上越早进行胆囊摘除术越好，与开腹术相比，推荐腹腔镜手术[2]。

● 就手术时机而言，限期手术和择期手术在手术并发症和转行开腹术的比例方面并无差异。从缩短住院时间的角度来说，建议尽快手术[3-7]。合并心肺肾疾病的患者及老年人，紧急手术的并发症率、死亡率都会变高。对这些患者，应先施行胆囊引流，待炎症及全身状态改善后，再进行择期手术，这样可有效降低死亡率。但是，报告显示一次穿刺的经皮经肝胆囊吸引穿刺法（PTGBA）的效果比经皮经肝胆囊引流（PTGBD）要差[8]。

2. 胆管炎的基本治疗方案（图5）

● 治疗胆管炎，原则上应在施行胆道引流术前先进行初期内科治疗（改善全身状态、治疗感染），病情危急时监测呼吸、循环，进行全身管理非常重要。

● 重症患者（出现休克、菌血症、意识障碍、急性肾功能不全等情况时），应在提供合理的器官支持和呼吸循环管理的同时，紧急实施胆道引流。

● 尽可能采用非手术疗法[9]，首选内镜下引流（图6）。如果是胆管结石造成的，可追加内镜下乳头括约肌切开取石术（EST）（图7）。

● 无法进行内镜下引流时，应进行经皮经肝穿刺胆道引流术（PTCD）（图8）。

● 如果这些方法都不能使用，则应进行紧急手术。此时，必须摘除胆囊，对于胆总管，除了观察之外，最好留置C型管或T型管。

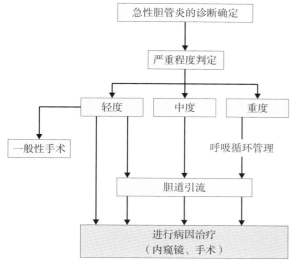

图 5　胆管炎的诊治流程

（引自急性胆道炎的诊疗指南出版委员会，编著：以科学依据为基础的急性胆管炎·胆囊炎的诊疗指南.医学图书出版，东京，2005.p1852.进行了部分改编）

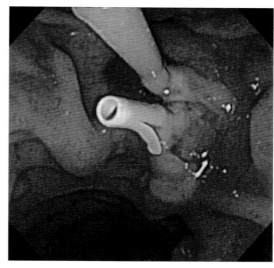

图 6　胆管炎的内镜下支架留置

留置支架后的内镜图像。可以显示感染胆汁的流出

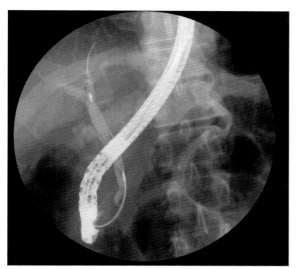

图 7　胆管结石的 EST 取石术

用网篮状导管取出胆管结石

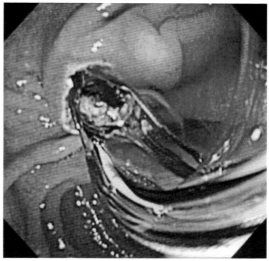

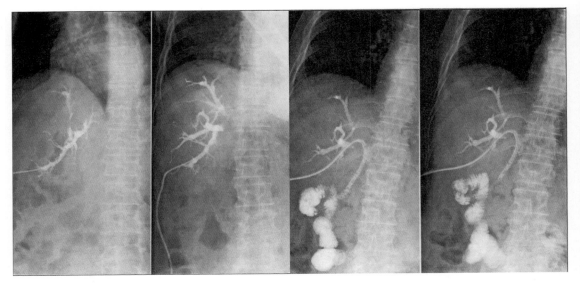

图 8　胆管空肠吻合口狭窄的 PTCD
通过肝内胆管穿刺、留置导管

诊断和治疗相关建议

1. 胆囊炎

　　胆囊炎应通过临床症状、血液检查及以超声检查为主的影像学检查进行诊断。CT 检查对严重程度判定及合并症的鉴别非常有用。从胆囊炎的基本治疗方法来说，急诊胆囊摘除术以腹腔镜胆囊摘除术为首选。对于重症患者、有并发症的患者和老年患者等无法行急诊手术者，可根据情况进行胆囊引流，择期行胆囊摘除术。

2. 胆管炎

　　胆管炎的本质其实就是败血症，高热、寒战、意识障碍、休克等败血症征象很常见。一旦确诊，原则上在初始治疗时就需进行严重程度判定，并根据严重程度进行治疗。如果是重度胆管炎，须施行紧急胆管引流。即使是轻、中度胆管炎，如果保守治疗的改善效果不明显，也应尽快进行胆管引流。

> **■ 需提前了解的数据**
>
> 　　急性胆囊炎并发胆囊癌的概率为 1%~1.5%，胆囊癌并发急性胆囊炎的概率为 10%~30%。

II

必须进行门诊急救处理的外科疾病

参考文献

[1] 急性胆道炎の診療ガイドライン作成出版委員会，編：科学的根拠に基づく急性胆管炎・胆囊炎の診療ガイドライン．医学図書出版，東京，2005.

[2] Kiviluoto T, et al: Randomized trial of laparoscopic versus open cholecystectomy for acute and gangrenous cholecystitis. Lancet 1998; 351: 321–5.

[3] Lo CM, et al: Prospective randomized study of early versus delayed laparoscopic cholecystectomy for acute cholecystitis. Ann Surg 1998; 227: 461–7.

[4] Lai PB, et al: Randomized trial of early versus delayed laparoscopic cholecystectomy for acute cholecystitis. Br J Surg 1998 85: 764–7.

[5] Chandler CF, et al: Prospective evaluation of early versus delayed laparoscopic cholecystectomy for treatment of acute cholecystitis. Am Surg 2000; 66: 896–900.

[6] Papi C, et al: Timing of cholecystectomy for acute calculous cholecystitis: a metaanalysis. Am J Gastroenterol 2004; 99: 147–55.

[7] Lee AY, et al: The timing of surgery for cholecystitis: a review of 202 consecutive patients at a large municipal hospital. Am J Surg 2008; 195: 467–70.

[8] Ito K, et al: Percutaneous cholecystostomy versus gallbladder aspiration for acute cholecystitis: a prospective randomized controlled trial. AJR Am Roentgenol 2004; 183: 193–6.

[9] Lai EC, et al: Emergency surgery for severe acute cholangitis. The high-risk patients. Ann Surg 1990; 211: 55–9.

胰腺炎

松本敏文

重点提示

- 急性胰腺炎占急腹症的 2%，应注意胰腺炎与胃肠道穿孔、肠系膜动脉闭塞和夹层动脉瘤等急腹症的鉴别诊断。
- 急性胰腺炎有两个主要病原分别是酒精和胆结石。
- 病理是胰腺的自我消化，不仅有局部症状，还伴有休克和多器官损害。
- 入院后，在确定严重程度后，首先应抑制胰腺分泌，适当进行补液治疗并缓解疼痛。

疾病的概念及定义

胰腺炎是由于胰腺中消化酶的自身消化作用而引起的疾病，分为急性胰腺炎和慢性胰腺炎。

急性胰腺炎需要紧急对症治疗。

病因和病理

■ 急性胰腺炎

1. 病因

在日本，酒精和胆结石是胰腺炎发病的两个主要原因，在男性中酒精性胰腺炎很常见，而在女性中由于胆道疾病引起的胰腺炎发病率很高（表 1）[1]。

2. 病理

首先，胰蛋白酶被毒素和感染激活。胰蛋白酶不仅消化胰腺及周围组织，而且还促进血管活性物质的释放并激活其他酶，例如弹性蛋白酶。

胆汁酸和酒精直接激活胰蛋白酶。活化的胰蛋白酶引起蛋白质分解、间质性水肿和血管疾病。血管活性物质使血管通透性增高，引起胰腺和全身水肿（图 1）。

表 1 胰腺炎的病因

● 酒精	● 脂代谢异常	● 自身免疫性疾病
● 胆结石	● 家族 / 遗传	● 甲状腺功能亢进症
● 特发性	● 怀孕	● 肾功能不全
● 医源性	● 外伤	● 其他
内镜检查，手术后，或由药物引起	● 胰腺、胆道先天性异常	

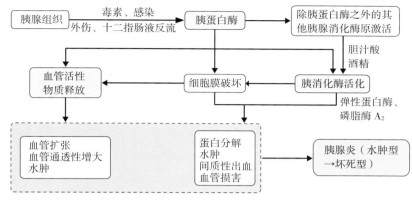

图 1　胰腺炎的病理生理学过程

■ 慢性胰腺炎

1.病因

　　酒精是引起日本人慢性胰腺炎最常见的病因，占 2007 年接受治疗患者的 64.8%，酒精性胰腺炎的发作与饮酒量有关 [2]。

　　但即使是过度饮酒者，其发病率也仅为百分之几，因此认为慢性胰腺炎发病涉及多种原因 [3]。

2.病理

　　它的特点是胰腺腺细胞持续不断的破坏，胰腺液的质和量变化以及胰腺纤维化。 它大致分为代偿期、过渡期和失代偿期。在代偿期，胰腺功能尚可以相对得以维持。如果进入失代偿期，由于外分泌、内分泌功能低下，会引起不可逆的消化吸收障碍和胰腺性糖尿病（图 2 ）。

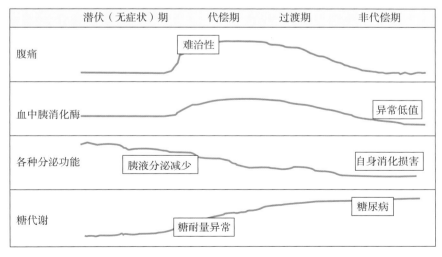

图 2　慢性胰腺炎的发展阶段和症状

在慢性胰腺炎的过程中，其病情可能类似于急性胰腺炎，被称为"慢性胰腺炎急性加重"，应参照急性胰腺炎进行诊断和治疗。

症状

● 胰腺炎的症状是"上腹疼痛"。急性胰腺炎的特征是"急性腹痛发作和压痛"，而慢性胰腺炎的特征是"反复疼痛"。

● 超过 90% 的急性胰腺炎表现为腹痛和全腹压痛，通常还伴有腰背部放射痛。在许多情况下，弯腰抱膝位或胸膝位可缓解疼痛。

● 急性胰腺炎的严重程度并不总是与腹痛程度呈正相关。

● 重症急性胰腺炎还会出现恶心、呕吐、中枢神经系统症状、休克等多脏器功能不全征候。

检查方法

● 胰腺炎时血常规检查无特殊表现。

● 根据临床症状，血液和尿中胰酶升高以及影像学检查结果可确诊急性胰腺炎（表 2）[4]。

● 血胰酶测定

淀粉酶测定是一种快速检查方法，但灵敏度低。血脂肪酶水平更敏感，因为血脂肪酶升高会持续很长时间[5]。测定 P 型淀粉酶水平可提高淀粉酶检测的特异性，但其在诊断中的用途尚不明确。

● 影像学检查

腹部超声检查和 CT 检查可显示与胰腺炎有关的异常表现[6]。

● 对于慢性胰腺炎，胰腺外分泌功能不全和影像学检查（例如超声、内镜和胰腺造影）可被用作诊断依据[7]。

表 2　急性胰腺炎的诊断标准

1. 上腹部急性腹痛发作和压痛

2. 血液或尿液中的胰酶升高

3. 超声、CT 或 MRI 显示与急性胰腺炎相关的异常表现

如果满足以上 3 个条件中的 2 个及以上，并且排除其他胰腺疾病和急腹症，则可诊断为急性胰腺炎。当然，慢性胰腺炎的急性发作也应列入急性胰腺炎的诊断。

（武田和惠ほか：急性膵炎の診断基準・重症度判定基準最終改訂案の検証. 厚生労働科学研究補助金難治性膵疾患克服研究事業，難治性膵疾患に関する調査研究班，平成 19 年度総括・分担研究報告書，2008. より引用改変）

鉴别诊断

● 约有 2% 的急腹症为急性胰腺炎[8]。

- 会出现上腹疼痛的疾病有很多种，其中胃肠道疾病的发生率较高，但牵涉痛和放射痛是胆管和胰腺疾病所特有的。
- 需要进行鉴别诊断的疾病为急腹症和缺血性心脏病，例如胃肠道穿孔、肠系膜动脉闭塞和主动脉夹层动脉瘤。

必须紧急检查及处理的情况

- 如果诊断为胰腺炎，则在开始下述基本治疗前应查明原因并确定严重程度（表 3）[9]。
- 胆源性胰腺炎需要紧急治疗，及早确诊非常重要[10]。
- 重症急性胰腺炎发作时通常伴有全身炎症反应综合征（SIRS），如脉速、发热和心动过速，因此，建议将患者运送到具备急救治疗设施的医疗机构进行适当治疗。

表 3　急性胰腺炎严重程度的判断标准

预后因素（各 1 分）	1. BE ≤ −3mEq / L 或休克（收缩压 ≤ 80mmHg） 2. PaO_2 ≤ 60mmHg 或呼吸功能不全（需要人工呼吸管理） 3. BUN ≥ 40mg/dl（或 Cr ≥ 2mg/dl）或少尿（即使输液后每日尿量仍 ≤ 400ml） 4. LDH ≥ 标准值上限的 2 倍 5. 血小板计数 ≤ 100×10^9/L 6. 总钙 ≤ 7.5mg/dl 7. CRP ≥ 15mg/dl 8. SIRS 诊断标准中的阳性项目 ≥ 3 个 9. 年龄 ≥ 70 岁	
② CT 检查分级	A. 胰腺外组织炎症的程度 　　波及肾前间隙 　　波及结肠系膜根部 　　波及肾脏下极以外 B. 胰腺显影不佳区域 　将胰腺区域分为 3 个区域并进行判断 　　炎症局限于每个区域或仅在胰腺周围 　　占据 2 个区域 　　占据 2 个或更多区域 A+B 总分 　　1 分或 0 分 　　2 分 　　3 分	0 分 1 分 2 分 0 分 1 分 2 分 等级 1 等级 2 等级 3

[重症的判断]
① 预后因素为 3 分或更高，或 ② CT 检查分级为 2 级或更高，可确诊为重症胰腺炎。

（武田和憲ほか：急性膵炎の診断基準・重症度判定基準最終改訂案の検証．厚生労働科学研究補助金難治性膵疾患克服研究事業，難治性膵疾患に関する調査研究班，平成 19 年度総括・分担研究報告書，2008. より引用改変）

治疗

■ 基本治疗（三种主要的初始治疗）

1. 禁食，抑制胰腺分泌

2. 补液

由于炎症会导致循环血量减少，因此应尽早足量补充细胞外液。在发作的 48 小时内维持血压和尿量，需要补液量为正常的 2~4 倍。

3. 缓解疼痛

急性胰腺炎多伴有持续性剧烈疼痛，应予盐酸布洛芬止痛（最初 0.3 mg 静脉注射，然后 2.4 mg/d 连续静脉给药）[11]。

■ 治疗方针

- 原则上，确诊为急性胰腺炎后应建议住院治疗。
- 在开始呼吸、循环监测和初始治疗时，应确定胰腺炎的严重程度。由于胰腺炎可能会在短时间内加重，因此应随着时间的推移持续评估严重程度。
- 尽管国外认为没有必要用蛋白水解酶抑制剂和预防性使用抗菌药物，但按照日本的治疗原则，认为此类治疗方法有效。
- 对于重症病例，预防性给予广谱抗菌药物有望提高生存率。

诊断和治疗相关建议

2008 年厚生劳动省的急性胰腺炎严重程度判断标准[9] 非常有用，可用预后因素评分和 48 小时内的 CT 检查判断胰腺炎的严重程度。

应根据患者的严重程度选择相应的治疗，但是对于重症急性胰腺炎，应考虑将其运送到可以开展综合治疗的医院（图 3）。

■ 需提前了解的数据

（1）对于严重程度评分，国外使用 Ranson 评分（1974）[12]、Glasgow 评分（1984）[13]、APACHE II（1985）[14]，但是厚生劳动省制定的急性胰腺炎严重程度判断标准（2008）[9] 符合日本急性胰腺炎的现状。

（2）《2010 年急性胰腺炎临床实践指南》涵盖了发表时的证据并介绍了临床指南[15]。

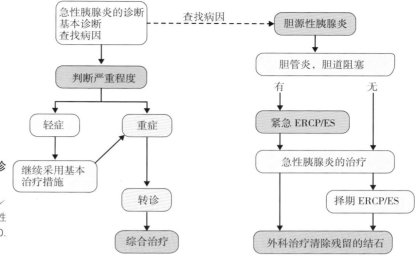

图 3　急性胰腺炎的基本诊疗方法

（急性膵炎診療ガイドライン 2010 改訂出版委員会編：急性膵炎診療ガイドライン 2010. より引用改変）

参考文献

[1] 大槻　眞ほか：急性膵炎疫学調査．厚生労働科学研究費補助金，難治性疾患克服研究事業，難治性膵疾患に関する調査研究，平成 16 年度総括・分括研究報告書．2005．p56–63．

[2] 下瀬川　徹ほか：慢性膵炎の実態に関する全国調査．厚生労働科学研究費補助金，難治性疾患克服研究事業，難治性膵疾患に関する調査研究，平成 22 年度総合研究報告書．2011．p145–50．

[3] DiMagno MJ, DiMagno EP: Chronic pancreatitis. Curr Opin Gastroenterol 2010; 26: 490–8.

[4] 武田和憲ほか：重症度判定基準最終改訂案．厚生労働科学研究費補助金，難治性疾患克服研究事業，難治性膵疾患に関する調査研究，平成 17 年度総括・分括研究報告書．2006．p56–63．

[5] Orebaugh SL: Normal amylase levels in the presentation of acute pancreatitis. Am J Emerg Med 1994; 12: 21–4.

[6] Silverstein W, et al: Diagnostic imaging of acute pancreatitis: prospective study using CT and sonography. AJR Am J Roentgenol 1981; 137: 497–502.

[7] 厚生労働省難治性膵疾患に関する調査研究班ほか：慢性膵炎臨床診断基準 2009．膵臓 2009；24：645–46．

[8] Brewer BJ, et al: Abdominal pain. An analysis of 1,000 consecutive cases in a University Hospital emergency room. Am J Surg 1976; 131: 219–23.

[9] 武田和憲ほか：急性膵炎重症度判定基準最終改訂案の検証．厚生労働科学研究費補助金，難治性疾患克服研究事業，難治性膵疾患に関する調査研究，平成 19 年度総括・分括研究報告書．2008．p29–33．

[10] Heinrich S, et al: Evidenced–based treatment of acute pancreatitis; a look at established paradigms. Ann Surg 2006; 243: 154–68.

[11] Jakobs R, et al: Buprenorphine or procaine for pain relief in acute panreatitis. A prospective randomizes study. Scand J Gastroenterol 2000; 35: 1319–23.

[12] Ranson JH, et al: Prognostic signs and the role of operative management in acute pancreatitis. Surg Gynecol Obstet 1974; 139: 69–81.

[13] Blamey Sl, et al: Prognostic factors in acute pancreatitis. Gut 1984; 25: 1340–6.

[14]Knaus WA, et al: APACHE Ⅱ : a severity of disease classification system. Crit Care Med 1985; 13: 818–29.

[15] 急性膵炎診療ガイドライン 2010 改訂出版委員会編：急性膵炎診療ガイドライン 2010（第 3 版）．金原出版，東京，2010.

钝性腹部外伤

川野克则

重点提示

● 钝性腹部外伤中，腹腔内出血和腹膜炎的处理非常重要。

● 对脏器损伤，应将实质器官、空腔脏器、血管、横膈和腹壁均考虑在内。

● 对于腹腔内出血和积液的检查，FAST 超声检查非常重要。

● 出现呼吸困难、多发性外伤、腹膜炎、血压维持困难，应转往专业机构。

疾病的概念及定义

钝性腹部外伤指的是腹部受到钝性外力造成的非开放性损伤。

一般腹部外伤可以分为刺伤、枪伤等锐器伤和撞击造成的钝性外伤，75% 以上为钝性外伤。

病因和病理

■ 病因

受伤机制包括交通事故（大约 80%），工作中的意外，跌倒、跌落事故，运动损伤、打架等。

■ 病理

重点是：①腹腔内出血（实质器官损伤或血管损伤造成的）；②腹膜炎（消化道穿孔或胰腺损伤造成消化液漏出时的伴随症状）。

按损伤器官来分，大致可以分为：①实质器官（肝、脾、胰、肾）损伤；②空腔脏器（小肠、大肠、十二指肠、胃、胆管、膀胱、输尿管）损伤；③血管（腹部大动脉、下腔静脉、肝静脉、肠系膜动静脉）损伤；④横膈、腹壁损伤等几类损伤。

器官损伤分型见表 1。

■ 需提前了解的数据

安全带造成的肠管、肠系膜损伤呈现增加趋势。

交通事故、跌落事故中，头部、胸部等腹部以外损伤和骨折的情况也较多。59% 的钝性腹部外伤同时存在其他部位的损伤[1]。

表 1　日本外伤学会脏器损伤分型 2008（摘录）

	Ⅰ型	Ⅱ型	Ⅲ型
肝	包膜下损伤 a. 包膜下血肿 　　　　　b. 实质内血肿	表层损伤 （伤口深度 < 3cm）	深层损伤 a. 单纯深层损伤 　　　　　b. 复杂深层损伤
脾	包膜下损伤 a. 包膜下血肿 　　　　　b. 实质内血肿	表层损伤 （深度 < 1/2 实质厚度）	深层损伤 a. 单纯深层损伤 　　　　　b. 复杂深层损伤
胰	包膜下损伤	表层损伤 （深度 < 1/2 实质厚度）	深层损伤 a. 单纯深层损伤 　　　　　b. 复杂深层损伤
肾	包膜下损伤 a. 被膜下血肿 　　　　　b. 实质内血肿	表层损伤 （深度 < 1/2 实质厚度）	深层损伤 a. 单纯深层损伤 　　　　　b. 复杂深层损伤
消化道	非全层性损伤 a. 浆膜肌层裂伤 　　　　　　b. 壁内血肿	全层性损伤 a. 穿孔 　　　　　b. 离断	
系膜、小网膜、大网膜	非血管损伤	血管损伤 　a. 肠系膜内血肿 　b. 游离腹腔内出血	
横膈	挫伤	非全层性裂伤	全层裂伤 a. 膈疝（-） 　　　　　b. 膈疝（+）

症状

- 因损伤部位、程度不同及有无合并损伤，症状不一。
- 主要症状：①腹部表面挫伤引起的疼痛和压痛；②腹腔内出血导致的休克症状和贫血；③消化道穿孔引起的腹膜刺激征等。
- 实质脏器损伤

肝、脾损伤时出现腹腔内出血的概率较高，容易陷入休克状态。

肝损伤时，有可能因出血和胆汁渗漏造成腹膜炎。

即使是腹腔内出血，在血液大量存积之前也不会出现腹部膨隆，这一点必须引起注意。

在肾损伤中，可见肉眼血尿，但因为肾被 Gerota 筋膜覆盖，所以和肝、脾损伤相比，大出血的概率较低。

- 消化道损伤

可出现因消化液漏出造成的腹膜刺激症状（腹壁紧张、肌紧张、发热）。

出现腹膜炎时会造成肠管麻痹，肠鸣音减弱或消失，但很多情况下早期都正常，一般在受伤几小时后才会逐渐出现症状，须引起注意。

■ **应贮备的知识！**

腹部外伤时的肠管、肠系膜损伤多见于腹壁和腰椎之间的部位及固定性较好的部位（Treitz 韧带附近的空肠、回盲部）[2]。

检查方法

● 结合有无意识障碍、生命体征检查、物理检查的同时，尽可能详细地了解受伤过程、受伤部位，这对诊断非常重要。

● 血液检查有无贫血、炎症反应，及 AST、ALT、血清淀粉酶等变化，但即使有腹腔内出血，可能也不会马上出现贫血症状，必须密切跟踪观察。

● 尿检中发现血尿提示存在输尿管、膀胱损伤，也有可能存在骨盆骨折、腹膜后血肿等，必须引起注意。

● 影像检查应按照超声检查→ X 线检查→ CT 检查的顺序进行。

● 对血液循环状态不稳定的患者，可尽快实施 FAST 超声检查（focused assessment with sonography for trauma）做出诊断。应对心包、左右肋间、Morison 窝、脾脏周围、Douglas 窝 6 个位置进行检查，确认有无腹腔内出血和积液。腹腔内出血量非常大的患者中，有 82%~90% 可以在 Morison 窝看到积液[3]。

● 必要时腹腔穿刺，判断有无消化液漏出。合并皮下气肿者显示不佳。

● 拍摄腹部 X 线片检查有无肋骨、胸腰椎、骨盆骨折和游离气体。

● 生命体征稳定者可进行腹部 CT 检查。怀疑脏器损伤和腹腔内出血时，应进行 CT 造影检查（图 1）。

● 最新的多排螺旋 CT（MDCT）可以在 95% 以上的消化道穿孔患者中检测到游离气体，结合轴位、冠状位炎症影像及其他表现，90% 的患者可以判断出穿孔部位[4]。

● 以上影像检查（特别是 FAST），即使生命体征较稳定的患者，也必须在一定时间内反复进行，这一点非常重要。反复检查可以判断出血量是否增加。

● 诊断性腹腔灌洗法（diagnostic peritoneal lavage，DPL）过去在诊断腹腔内出血、肠管损伤时经常使用，现在只在无法进行超声检查、CT 检查的情况下使用[5]。接受过腹部手术者为 DPL 的绝对禁忌证。

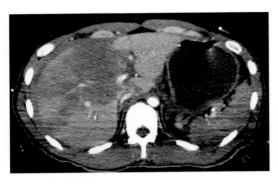

图 1　肝损伤

显示肝 S4~8 段破碎、梗死区，肝周血性腹水（Ⅲb 型损伤）。
醉酒状态下被汽车撞伤。

■ 诊断相关注意事项！

1. 腹部或胸部外伤后 X 线显示下部肋骨骨折，必须对腹腔内脏器损伤情况进行检查。右侧肋骨骨折可能损伤肝脏，左侧的可能损伤脾脏，背部的骨折可能损伤肾脏、胰腺，应进行进一步仔细检查。

2. 幼儿腹部比较柔软，且肝脏、脾脏相对较大，不能完全被下部肋骨所遮盖，所以外伤造成损伤的概率较高，必须引起注意。

3. 下列患者腹膜刺激症状不明显，必须引起注意。①合并头部外伤导致意识障碍；②合并脊髓损伤；③饮酒或服药造成意识水平降低；④存在精神疾病或痴呆症；⑤因骨折等造成腹部以外出现剧烈疼痛。

必须紧急检查及处理的情况

● 钝性腹部外伤，即使体表损伤轻微，也多伴有内脏损伤，这是它的一大特征。即使是表面上看起来并不严重的患者，也必须一边观察生命体征，一边迅速进一步检查，这一点非常重要。

● 一般医疗机构首诊时，或通过补液等初期治疗、检查后，出现以下情况必须尽快转往高级急救医院或专业机构。

①伴有呼吸困难；②多发伤；③腹膜炎症状明显需紧急手术；④即使补液血压仍不能维持，降至 100mmHg 以下。

治疗

● 钝性腹部外伤有时会造成腹腔内多个脏器损伤，但治疗基本与单个器官损伤相同。

● 因为存在多发伤的情况较多，所以还应对全身状态、出血趋势等进行考虑，并在此基础上选择：①行补液、输血等保守治疗；②经导管动脉栓塞术（transcatheter arterial embolization，TAE）；③手术治疗。

● 检查处理流程见下图（图 2）。

● 没有消化道损伤，有实质器官损伤，但无大量出血且血流动力学状态稳定者选择非手术治疗[6-8]。保守治疗的疗效提升很大程度上取决于治疗选择时诊断技术的进步。

● 肝、脾、肾损伤造成出血时，TAE 的选择标准：①血流动力学相对比较稳定；②无腹膜刺激症状；③腹腔内无其他主要器官损伤；④具备手术治疗条件（图 3）。

● 合并门静脉、肝静脉损伤的肝损伤不适用 TAE，合并动静脉瘘的脾损伤的治疗效果不佳[9]。

● 有持续出血、消化道穿孔、胰损伤时，需接受开腹手术。

● 重症患者来不及止血，或止血困难者，应用纱布包扎后再进行手术，控制积极处理危急生命的症状也是选择之一。

● Ⅱ型消化道损伤（Ⅱa 穿孔或Ⅱb 离断）在诊断后必须尽快进行手术（图 4）。

● Ⅰ型损伤也有可能出现迟发性穿孔（受伤后 10 天内），须引起注意。虽然很少见，但也有可能因迟发性肠管狭窄造成肠梗阻。

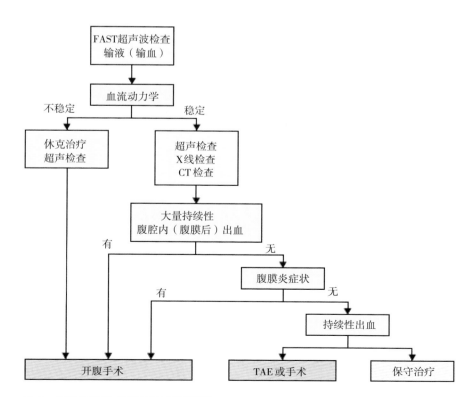

图 2 钝性腹部外伤的检查处理流程

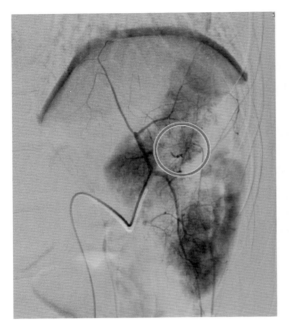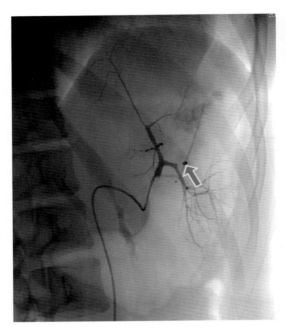

图3　脾损伤的 TAE
显示从脾中极支到分支之间有造影剂漏出血管外的现象，实施了线圈栓塞术。左图圆圈标记血管外漏部，右图箭头表示线圈栓塞部位。
骑自行车时发生跌落事故后受伤。

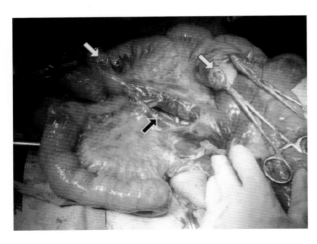

图4　小肠损伤的手术治疗
对合并肠系膜裂伤的回肠离断（Ⅱb型损伤）进行的开腹手术。白色箭头为离断部位，黑色箭头为肠系膜损伤部位。

诊断和治疗相关建议

　　钝性腹部外伤有可能造成表面无法察觉的重症腹腔内器官损伤，需引起注意。致伤原因以交通事故最多见，合并腹部以外其他部位损伤的概率较高，所以必须决定治疗的优先顺序。从检查来看，FAST 超声和 CT 检查非常有用，即使生命体征稳定，也应间隔一定时间反复进行检查。有腹腔内大量出血或肠管、胰损伤症状，腹膜刺激症状时，应选择手术，重症患者应送往专业机构进行治疗。肝、脾、肾损伤造成的出血患者，核查是否适用 TAE。应正确进行影像学诊断，避免不必要的开腹手术也能有效提高治疗效果。

参考文献

[1] Davies JJ, et al: Diagnosis and management of blunt abdominal trauma. Ann Surg 1975;183: 672–7.

[2] Orloff MJ, et al: Injuries of the small bowel and mesentery and retroperitoneal hematoma. Surg Clin North Am 1972; 52: 729–34.

[3] Gillman LM, et al: Clinician performed resuscitative ultrasonography for the initial evaluation and resuscitation of trauma. Scand J Trauma Resusc Emerg Med 2009; 17: 34–47.

[4] Imuta M, et al: Multidetector CT findings suggesting a perforation site in the gastrointestinal tract: analysis in surgically confirmed 155 patients. Radiat Med 2007; 25: 113–8.

[5] Whitehouse JS, et al: Diagnostic peritoneal lavage: a review of indications, technique, and interpretation. Scand J Trauma Resusc Emerg Med 2009; 17: 13–7.

[6] Giannopoulos GA, et al: Non–operative management of blunt abdominal trauma: Is it safe and feasible in a district general hospital? Scand J Trauma Resusc Emerg Med 2009; 17: 22–7.

[7] Schroeppel TJ, et al: Diagnosis and management of blunt abdominal solid organ injury. Curr Opin Crit Care 2007; 13: 399–404.

[8] Velmahos GC, et al: High success with nonoperative management of blunt hepatic trauma: the liver is a sturdy organ. Arch Surg 2003; 138: 475–81.

[9] Haan JM, et al: Nonoperative management of blunt splenic injury: a 5–year experience. J Trauma 2005; 58: 492–8.

腹泻和感染性肠炎

板东登志雄

重点提示

● 腹泻可以分为急性腹泻和慢性腹泻（3周以上）。

● 90% 以上的急性腹泻是由细菌和病毒引起的。

● 不同季节的致病菌也有所差异，夏季的主要包括弯曲菌、沙门菌、致病性大肠杆菌、肠炎弧菌等，秋季到春季的主要为诺如病毒和轮状病毒。

● 治疗主要包括纠正脱水稳定肠道功能，部分需使用抗生素。

疾病的概念及定义

一般情况下腹泻指的是大便中水分量增加，呈软便、泥状便、水样便，排便次数明显增加，24 小时排便量超过 250g。

从病理生理的角度对腹泻进行了如表 1 的分类，可以根据系统的诊断选择合适的治疗方法[1]。

病因和病理

腹泻可以分为急性腹泻和慢性腹泻（一般指持续 3 周以上的腹泻，原因大部分为非感染性），但外科门诊中遇到的需采取急救措施的急性腹泻中，90% 以上都是细菌和病毒感染造成的（感染性肠炎）。

除感染以外，还包括中毒性、饮食性及其他原因。急性腹泻的原因如表 2[1]。

表 1　腹泻的病理生理学分类

分泌性腹泻	● 分泌激素的肿瘤 ● 淀粉样变	渗透性腹泻	● 吸收不良综合征 ● 蛋白漏出性肠胃病 ● 短肠综合征
渗出性、炎症性腹泻	● 感染性肠炎 ● 炎症性疾病 ● 放射性大肠炎 ● 嗜酸性粒细胞性胃肠炎	脂肪性腹泻	● 胰外分泌功能不全 ● 黏膜吸收不良 （腹腔疾病、口炎性腹泻等）
		肠管运动障碍性腹泻	● 过敏性肠病综合征 ● 糖尿病性神经病

（引自樱庭裕丈等：通过症状探讨的初级医疗 腹泻 . 日医杂志 2011；140：S100-5.）

表 2　急性腹泻的原因

感染性	病毒性	● 诺如病毒 ● 轮状病毒 ● 腺病毒 ● 肝炎病毒 ● 细小病毒状病原体 ● 巨细胞病毒 ● 其他		耐药菌	● 艰难梭菌 ● 耐甲氧西林金黄色葡萄球菌（MRSA）
			中毒	分泌毒素的细菌	● 葡萄球菌 ● 产气荚膜梭菌 ● 大肠杆菌 ● 肉毒杆菌 ● 蜡样芽胞杆菌
	细菌性	● 沙门菌 ● 痢疾杆菌 ● 霍乱弧菌 ● 致病性大肠杆菌 ● 耶尔森鼠疫杆菌 ● 弯曲菌 ● 弧菌 ● 伤寒、副伤寒		有毒化学物质	● 氟 ● 铅 ● 水银 ● 毒蘑菇
			饮食	● 刺激性物质 ● 酒精 ● 药物 ● 食物过敏 ● 非特异性植物不耐受
	原虫性	● 隐孢子虫 ● 贾第鞭毛虫 ● 蛔虫 ● 鞭虫		其他	● 心源性 ● 缺血性大肠炎 ● 肠系膜动脉、静脉血栓病

（引自樱庭裕丈等：通过症状探讨的初级医疗 腹泻．日医杂志 2011；140：S100-5.）

■ 需提前了解的数据

　　感染性肠炎的原因全部为食物中毒。根据厚生劳动部的统计，2010 年食物中毒的发生数为 1254 件，患者数量为 25 972 人。如果按照原因进行分类，按照从多到少的顺序依次为诺如病毒 13 904 人（53.5%），沙门菌 2476 人（9.5%），弯曲菌 2092 人（8.1%），包含肠出血性大肠杆菌在内的病原大肠杆菌 1406 人（5.4%）[2]。

症状

　　● 感染性肠炎的临床症状包括腹痛、腹泻、发热、恶心、呕吐等，严重者出现出血性腹泻（血便）和全身症状。

　　● 急性感染性肠炎大多都在就诊当天被诊断出来，并开具调节肠道菌群和止泻处方药；疑似为细菌性肠炎时，大都给予抗生素，数日即可好转。这些急性散发性腹泻病的病因中，绝大部分为细菌和病毒。

　　● 夏季，弯曲菌、沙门菌、致病性大肠杆菌、肠炎弧菌等细菌性肠炎较多；秋天到春天，则以诺如病毒和轮状病毒等病毒性肠炎居多。

- 典型细菌及病毒感染性肠炎的临床特征见表3、表4[3,4]。
- 幼儿和老年人等易感宿主症状通常较严重，肝病、糖尿病和心脏病等是病情加重的危险因素。沙门菌败血症和肠出血性大肠杆菌所引起的溶血性尿毒综合征是典型的重症病例。

表 3 细菌性肠炎的临床特征

致病病原体	沙门菌	弯曲菌	肠炎弧菌	金黄色葡萄球菌
感染原因	鸡蛋、鸡肉、牛奶、冰激凌、宠物（巴西彩龟、狗、猫）	食用肉（特别是鸡肉）	生的鱼类、贝类	厨师的化脓伤口、饭团、黄色的鸡蛋烧
多发季节	夏季（7~9月）	春季到初夏（4~7月）	夏季（8~9月）	
潜伏期	10~24 小时	2~5 天	8~20 小时	3~6 小时
症状	腹泻（偶尔有血便）、发热、腹痛、呕吐	腐败性臭味的水样大便（偶尔有血便）、腹痛、呕吐	腹泻（偶尔有血便）、发热、腹痛、呕吐	呕吐、腹泻，无发热（毒素型）
诊断	大便或活检组织的细菌培养	大便或活检组织的细菌培养（PCR法）	大便或活检组织的细菌培养	从致病食物、呕吐物或血清、粪便检测出肠毒素
治疗	新型喹诺酮类、磷霉素、氨比西林	大环内酯类、林霉素	对症治疗（新型喹诺酮类）	对症治疗
备注	多药耐药菌增加，食物中毒中最多	对新型喹诺酮耐药，合并胆囊炎、脑膜炎、Guillain-Barré 综合征	潜伏期越短越严重	

（引自小林广幸等：细菌感染和肠炎 - 细菌性食物中毒.临床消化内科 2004；19：1115-22.　）

表 4 病毒性肠炎的临床特征

致病病原体	诺如病毒	轮状病毒
患病年龄	婴幼儿、儿童、成人	主要是婴幼儿
感染路径	粪 - 口（飞沫）	粪 - 口（飞沫）
潜伏期	1~2 天	1~3 天
症状持续时间	1~2 天	5~8 天
症状	呕吐、腹泻、腹痛，感冒症状	呕吐、腹泻（白色水状）、发热、脱水
备注	冬季~春季，散发性~家庭内~地域流行（食物中毒）	冬季后半段散发性发病

［引自牛岛广治等：病毒感染和肠炎（1）病毒性腹泻病.临床消化内科 2004；19：1129-34.　］

诊断

- 对感染性肠炎进行诊断时，必须详细采集病史，包括起病方式、大便的性状、发病前的饮食、出国旅行史及与归国者的接触史、周围有无出现相同症状者、药物服用史、有无饲养宠物等。

● 对于重症患者，为了解全身状态、炎症程度，应进行血液生化检查，虽然这对鉴别发病原因未必有用。

● 怀疑为细菌性肠炎时，原则上应在使用抗生素之前进行大便培养。很多患者在培养结果明确之前，肠炎就会得到有效缓解，这种情况并不少见。如果是肠炎迁延病例，这对之后的抗菌药选择非常有用。

● 出血性腹泻患者应行肠镜检查，以鉴别炎症性肠道疾病（溃疡性结肠炎、克罗恩病）和缺血性大肠炎。

● 部分情况下可根据典型的内镜所见及其分布推断感染性大肠炎的致病菌（弯曲菌导致回盲瓣肿大和溃疡、肠出血性大肠杆菌导致小肠远端和结肠黏膜水肿、出血和糜烂等）。

● 即使大便培养中病原体为阴性，肠黏膜组织的病原体检查（显微镜、培养）也有可能会呈现阳性结果（变形虫痢疾、结核、粪类圆线虫等），所以是非常有用的一种检查手法。同时，还有可能通过血清抗体的检测，证实致病菌和病毒、原虫等[5]。

■ 确定诊断

1. 通过粪便、血液培养进行致病菌检测

2. 粪便中的抗原检测

　　·肠出血性大肠杆菌 O157 抗原或 Vero 毒素

　　·伪膜性肠炎中 *C.difficile*（艰难梭菌）的毒素（toxin A，toxin B）

　　·轮状病毒抗原

　　·腺病毒抗原

3. 血清抗体效价升高

　　·Vero 毒素以及 O157 脂多糖类抗体

　　·阿米巴痢疾（肠阿米巴病）

鉴别诊断

缺血性肠炎

● 弯曲菌、沙门菌、肠出血性大肠杆菌等也会形成引起血便的纵向溃疡，但是好发部位不同。

药物性肠炎（出血性肠炎、伪膜性肠炎、NSAIDs 肠炎）

● 询问发病前的用药史非常重要。

炎症性肠道疾病（溃疡性结肠炎、克罗恩病）

大肠憩室病

治疗

■ 病毒性肠炎

● 以对症治疗为主，没有针对各病毒的特效治疗方法。必须在确认发热的程度、进食状况后对脱水等全身状态进行准确的判断。

● 难以经口进食的患者、严重脱水的患者，收入院给予禁食以保持肠道休息，并通过补液纠正脱水。

■ 轻症患者

● 应避免使用强效的止泻药和镇静药，应使用改善肠道菌群药。

【处方】

使用以下任意一种调节肠道菌群药。合用抗生素时，需考虑抗生素的耐药性。

· 表飞鸣散，3g，分 3 次
· 表飞鸣 R 散：3g，分 3 次（对抗生素有耐药性）
· 酪酸菌制剂®（20mg）：3~6 片，分 3 次

【处方】

感染性肠炎中，止泻药可能会延迟病原体的排出，所以原则上不宜使用强力止泻药。应根据腹泻的程度从以下止泻药中合理选择和使用。

· 鞣酸蛋白®粉末：2~4g，分 3 次
· 盐酸小檗碱®：6 片，分 3 次

● 腹痛明显者考虑使用抗胆碱药和抗毒蕈碱药，但是细菌性肠炎症状显著的患者原则上不应使用。

● 关于抗生素的使用，应根据致病病原体进行选择（参照表 3）。但从使用经验上来说，仅限在短期内尽早使用新型喹诺酮类和磷霉素。

【处方】

· 可乐必妥®（500mg）：1 片，分 1 次
· 妥苏沙星®（150mg）：3 片，分 3 次
· 磷霉素®（500mg）：4~6 片，分 2~3 次

弯曲菌对新型喹诺酮类耐药，应选择大环内酯类。

【处方】

· 加雷沙星®（200mg）：2 片，分 2 次

诊断和治疗相关建议

因腹泻、腹痛、恶心、呕吐、发热等症状前来就诊时，如果疑似

感染性肠炎，必须掌握问诊要领以推测病因，这一点非常重要。为对重症患者和难治性患者进行根本性治疗，通过大便培养确定致病病原体非常重要，必须在使用抗生素之前采集标本。有血便时可采用大肠内镜检查，考虑到感染性肠炎的各种疾病特征，结合内镜下黏膜活检进行诊断非常有用。

　　部分情况下可以通过血清抗体的检测，证实细菌、病毒、原虫等，应对可能的病因、病原体进行鉴别，进一步检测，这一点至关重要。

参考文献

[1] 櫻庭裕丈ほか：症状からアプローチするプライマリーケア 下痢. 日医雑誌 2011；140：S100-5.

[2] 厚生労働省：食中毒に関する情報.（http://www.mhlw.go.jp/topics/syokuchu/index.html）

[3] 小林広幸ほか：細菌感染と腸炎―細菌性食中毒. 臨消内科 2004；19：1115-22.

[4] 牛島廣治ほか：ウイルス感染と腸炎（1）ウイルス性下痢症. 臨消内科 2004；19：1129-34.

[5] 相楽裕子ほか：感染症の診断・治療ガイドライン 2004，感染性胃腸炎. 日医雑誌 2004；132：232-5.

II

必须进行门诊急救处理的外科疾病

腹部血管源性腹痛

柴田浩平

重点提示

- 造成血管闭塞的原发病包括腹主动脉瘤、肠系膜供血不足、动脉炎等。
- 肠系膜血液循环障碍又分为闭塞性和非闭塞性两种，闭塞性包括肠系膜上动脉闭塞和肠系膜上静脉血栓形成，非闭塞性包括非闭塞性肠系膜缺血、缺血性肠炎、慢性肠系膜缺血。
- 动脉瘤需要治疗的情况包括 5cm 以上的腹主动脉瘤和 3cm 以上的髂动脉瘤。
- 急性肠系膜血液循环障碍的死亡率为 50%~80%。

疾病的概述及定义

腹部血管源性腹痛指的是腹部动脉或静脉疾病造成的腹痛。

病因和病理

原因包括血液过度黏稠、动脉硬化、栓塞、血栓、迟缓性缺血、血管炎等，会引发动脉或静脉的血流障碍或直接造成血流中断。根据引发循环障碍的部位和原因的不同，可以进行以下分类。

a. 腹部大动脉瘤

动脉瘤指的是动脉直径扩张到正常 1.5 倍以上的永久扩张状态[1]。起因多为血管老化、硬化、炎症、外伤、先天性异常、中膜变性等，会引起动脉破裂、过度膨胀、夹层、穿透（动脉肠道瘘等）、壁内血肿等。

b. 肠系膜血液循环障碍

肠系膜动静脉闭塞、狭窄造成的小肠和大肠血液循环障碍。

◆ 闭塞性

①肠系膜上动脉闭塞

- 包括栓塞和血栓形成（图 1）。占肠系膜供血不足的 50%[2]。

- 栓塞占闭塞的 50%[2]，是由心脏瓣膜病和心律不齐等心脏疾病造成的。也有的是由肿瘤栓子和胆固醇栓子造成的。可以在肠系膜上动脉末梢看到闭塞。

- 血栓形成约占闭塞的 25%[2]，多见于有动脉硬化性疾病的老年人，是肠系膜动脉慢性狭窄继发的血栓形成。可以在肠系膜上动脉起始部位看到闭塞。

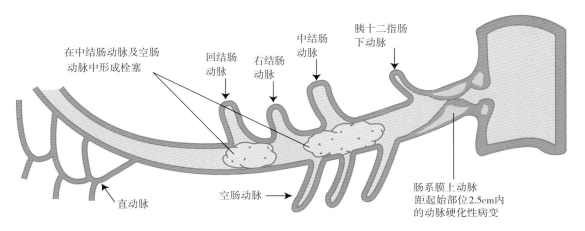

图1 肠系膜上动脉闭塞的血栓形成、栓塞发病部位

（引自 Townsend CM, et al: Sabiston Textbook of Surgery: The Biological Basis of Modern Surgical Practice. 6th ed. Philadelphia: Saunders; 2007. p1974.）

②肠系膜上静脉血栓形成

● 分原发性和继发性。占肠系膜供血不足的 5%~15%[2]。

● 继发性肠系膜上静脉血栓形成包括外伤、手术损伤、胰腺炎、炎症性肠道疾病、腹膜炎、腹腔脓肿、门静脉高压和心力衰竭造成的血流淤滞、遗传性高凝状态、抗磷脂抗体综合征、癌症、口服避孕药等所致高凝状态。

◆**非闭塞性**

①非闭塞性肠系膜缺血（non-occlusive mesenteric ischemia，NOMI）

● 占肠系膜血液循环障碍的 20%~30%[2]。指的是尽管没有出现血管闭塞，主干动脉也有持续血流，但有可能造成肠道缺血引发肠道坏死的预后不良性疾病。

● 心力衰竭、脱水、维持性透析等引发的末梢边缘动脉痉挛导致的肠管缺血。透析患者，服用洋地黄、利尿药和儿茶酚胺的患者是高风险人群。

②缺血性肠炎

● 暂时性非闭塞性动脉缺血造成的肠炎。原因包括动脉硬化、心力衰竭、血管炎、腹部大动脉手术、便秘等[3]。

③肠系膜缺血（慢性肠系膜缺血）

● 这是肠系膜血管根部的动脉硬化性慢性缺血造成的，餐后不久会出现间歇性腹痛（绞痛）。

c. 动脉炎

结节性多发动脉炎（65% 有腹痛）和高安病等。发病率很低[3]。

症状

- 其特征是缺乏体征的剧烈腹痛[4]，很多情况下都难以通过症状确定患病部位[3]。
- 腹主动脉瘤破裂，会出现从腹股沟部向侧腹及腰部放射的剧烈腹痛[5]。
- 肠系膜上动脉闭塞，发病后 2~3 小时会出现伴随有腹膜刺激症状的剧烈腹痛，这是它的特征。且随着病情的恶化，还会出现腹胀、肌紧张等腹膜刺激症状、酸中毒、出血、循环功能障碍等严重症状[3,4]。
- 缺血性肠炎的主要表现为腹痛、便血（新鲜血液）、腹泻[3]。

检查方法

①腹部 CT 造影（CTA）

- 这是诊断血管疾病的首选[3]。可通过多层螺旋 CT 的 3D- 血管造影、最大密度投影（maximum intensity projection，MIP）对动脉瘤和肠系膜缺血的位置、程度等进行详细的描述[3,4]。

②腹部超声

- 对腹主动脉瘤几乎可以 100% 诊断出来[5]。对肠系膜供血不足的诊断灵敏度较低[3]。

③腹部血管造影

- 进行腹部血管造影时需考虑到日后对动脉瘤支架治疗和肠系膜缺血的用药治疗[2,3]。

④下消化道内镜

- 伴有便血的腹痛患者，必须进行内镜检查。很多缺血性肠炎会以左结肠为中心出现特有的红、肿、出血症状。

鉴别疾病

- 与腹主动脉瘤的鉴别

与伴有腰背部疼痛的疾病鉴别，包括心绞痛、急性心肌梗死、急性肺栓塞病、主动脉瘤破裂、胆囊炎、尿道结石、肾盂肾炎、急性胰腺炎、胰腺癌等。特别是和心绞痛、急性心肌梗死进行鉴别非常重要，也包括主动脉夹层并发心肌梗死[6]。

有可能因 Standford B 型主动脉夹层（图 2）出现肠系膜血液循环障碍（肠系膜上动脉夹层）[7]。

- 与肠系膜血供不足的鉴别

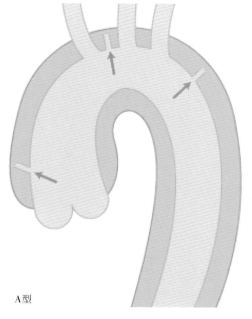
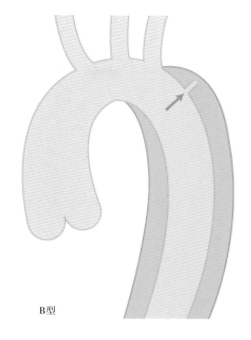

A型   B型

图 2　Stanford 分型

A 型：累及升主动脉和降主动脉。B 型：仅累及降主动脉。箭头：夹层部位

　　肠系膜血液循环障碍的鉴别包括胃十二指肠溃疡穿孔、特发性大肠穿孔、恶性肿瘤造成的穿孔、阑尾炎、大肠憩室炎、胆囊炎、急性胰腺炎、肝脓肿破裂等呈现腹膜炎症状的疾病。

　　● 和缺血性肠炎的鉴别

　　大肠癌、炎性肠病、出血性大肠炎、痔疮等合并消化道出血的疾病。

必须紧急检查及处理的情况

- ·主动脉瘤破裂
- ·主动脉夹层
- ·肠系膜上动脉闭塞
- ·非闭塞性肠系膜缺血
- ·缺血性肠炎

治疗

▨ 主动脉疾病

　　● 出现腹痛时，多伴随有破裂和夹层等致命性的变化。腹主动脉瘤破裂的手术死亡率在 50% 以上[8]。近年来，为预防破裂，逐渐开始采用在血管造影下将人工血管置入主动脉瘤内的支架植入术。适用于

5cm 以上的腹主动脉瘤和 3cm 以上的髂动脉瘤的治疗，建议在出现相应症状之前进行 [9]。

- Stanford B 型主动脉夹层合并脏器缺血时，宜采取紧急手术。

■ 肠系膜缺血

据报道急性肠系膜缺血的死亡率高达 50%~80% 以上 [10]。

- 外科治疗包括血栓摘除术、血管旁路重建术及坏死肠管切除 [2-4,10]。报告显示，为找出可保留的肠管和必须切除的肠管，血液循环重建术后 24~48 小时后有必要进行二次探查手术（second look operation）[3,4]。发病后 12 小时以内输注尿激酶（60 万单位，持续使用 1~2 天），可恢复血流，避免肠坏死 [11]。

- 对于 NOMI，应用血管扩张药罂粟碱（50mg，静脉注射 2 分钟后，按照 30~60mg/h 的速度滴注）非常有效 [3,10]。

- 对于肠系膜动脉闭塞病的复发预防和肠系膜静脉血栓病，给予抗血小板药（阿司匹林）和抗凝药 [3]。抗凝法一般使用肝素（ACT：活化凝血活酶时间在 160~200 秒），然后用华法林（保持 PT–INR 在 2.0~3.0）进行维持 [12]。

■ 缺血性肠炎

通过禁食、补液等保守性治疗大部分可在 48 小时内恢复 [3]。发展为肠道坏死和狭窄时，必须进行手术 [2,3]。

■ 腹部缺血（慢性肠系膜缺血）

和血管内支架相比，旁路手术（腹主动脉、髂外动脉 – 肠系膜上动脉等）后血流恢复情况更佳 [3]。

诊断和治疗相关建议

腹部血管疾病一般多见于老年男性。出现没有腹膜刺激症状的腹痛患者时，应将其视为绝对不能忽视且关乎性命的重要疾病。应通过 CT 造影把握血管病变的部位和程度，采取切除动脉瘤和摘除血栓等措施，进行坏死肠管的切除。血管外科、消化外科等专业医生进行迅速且准确的判断将关系到病后存活率。

■ 应贮备的知识！

症状严重的腹痛患者前来就诊时，应警惕腹部血管疾病。应积极进行 CT 造影。如果本院处理困难，应及时转往专科医院。

参考文献

[1] Green RM, et al: Peripheral arterial disease. In: Schwartz SI (ed): Principles of Surgery, 6th ed. New York: McGraw–Hill; 1994. p925–63.

[2] Sreenarasimhaiah J: Diagnosis and management of intestinal ischaemic disorders. BMJ 2003; 326: 1372–75.

[3] Renner P, et al: Intestinal ischemia: current treatment concepts. Langenbecks Arch Surg 2011; 396: 3–11.

[4] 重松　宏ほか：循環器病の診断と治療に関するガイドライン（2005 - 2008 年度合同研究班報告）末梢閉塞性動脈疾患の治療ガイドライン．Circ J 2009; 73: 1507–69.

[5] Walker JS, et al: Vascular abdominal emergencies. Emerg Med Clin North Am 1996; 14:571–92.

[6] Camaro C, et al: Acute myocardial infarction with cardiogenic shock in a patient with acute aortic dissection. Am J Emerg Med 2009; 27: 899. e3–6.

[7] 奥村　悟ほか：Stanford B 型急性大動脈解離に合併した上腸間膜動脈解離の 1 治験例．日心臓血管外会誌 2005; 34: 59–62.

[8] Dardik A, et al: Surgical repair of ruptured abdominal aortic aneurysms in the state of Maryland: factors influencing outcome among 527 recent cases. J Vasc Surg 1998; 28:413–21.

[9] 高本眞一ほか：大動脈瘤・大動脈解離診療ガイドライン（2006 年改訂版）．Circulation J 2006; 70: 1647–77.

[10] Yasuhara H, et al: Acute mesenteric ischemia: the challenge of gastroenterology. Surg Today 2005; 35: 185–95.

[11] 宗岡克樹ほか：急性上腸間膜動脈閉塞症に対するウロキナーゼ動注療法：2 症例の報告．日消外会誌 2001; 34: 495–9.

[12] 錦織直人ほか：特発性上腸間膜静脈血栓症に対し血栓溶解療法が著効した 1 例．日消外会誌 2008; 41: 117–22.

必须进行门诊急救处理的外科疾病

尿路结石症

小川聪

重点提示

- 尿路结石的阻塞部位主要包括肾盂输尿管移行部、输尿管骨盆和髂动静脉的交叉部、输尿管膀胱移行部等 3 个位置，95% 为上尿路结石。
- 夜间和清晨发生剧烈的一侧腹痛，但无腹膜刺激症状。
- 尿路结石的诊断可以通过尿液检查、腹部超声检查、KUB 等，但为了与其他疾病进行鉴别，有时须行 CT 检查。
- 复发率高，饮水指导、饮食指导、服药指导等非常重要。

疾病的概念及定义

尿路结石症指的是肾脏到尿道之间的尿路产生结石的病症，或由结石引起的症状。

病因和病理

■ 病因

尿路结石主要是尿液含钙盐等在肾脏中达到饱和状态,结晶析出、凝聚后形成。

原因包括尿流阻滞、尿路感染、代谢异常、药物性等，但也有很多是原因不明的。这种结石一旦从肾脏降至输尿管，引起尿路阻塞时，就会因肾盂内压的急剧上升而出现绞痛发作。

■ 病理

可根据结石的存在部位和构成成分进行以下分类。

a. 根据存在部位进行的分类（图 1）[1]

上尿路结石（95%）：肾结石、输尿管结石

下尿路结石（5%）：膀胱结石、尿道结石

b. 根据结石构成成分进行的分类 [2]

钙盐结石（草酸钙结石、磷酸钙结石、混合型：80%）

感染性结石（磷酸镁铵结石等：7%）

尿酸结石（5%）

胱氨酸结石（1%）

症状

存在肾绞痛发作（突然产生剧烈的疼痛）、血尿、结石排出三大特征。

■ 阻塞部位（尿路的解剖学狭窄部位）和症状的关系（图1）

肾盂输尿管移行部→脊肋角（Cost Vertebral Angle, CVA）压痛（图2）

骨盆和髂动静脉交叉部→后背—侧腹部—下腹部

输尿管膀胱移行部→下腹部—会阴部（放射痛）、尿频和尿不尽感

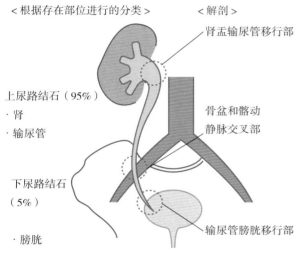

< 根据存在部位进行的分类 > < 解剖 >

肾盂输尿管移行部

上尿路结石（95%）
·肾
·输尿管

骨盆和髂动静脉交叉部

下尿路结石（5%）

·膀胱

输尿管膀胱移行部

图1　结石的存在部位和尿路的解剖学狭窄部位（解剖学特征）
肾盂输尿管移行部（UPJ）
骨盆和髂动脉髂交叉部
输尿管膀胱移行部（UVJ）：最狭窄

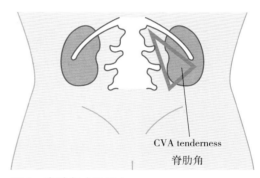

CVA tenderness
脊肋角

图2　脊肋角（CVA）
以背部脊柱和第12肋骨为两边构成的三角形正下方为肾脏。按压该部位产生疼痛称为 CVA 压痛。

■ 症状特征

- 夜间和清晨起床时发生较多，一般持续 3~4 小时。
- 多伴有恶心和呕吐。
- 尽管症状剧烈，但很少有腹膜刺激症状。
- 合并肾盂肾炎等尿路感染症状，会有 38~40℃的发热。

检查方法

■ 尿路结石症的初始评估

①尿液检查

15% 左右尿潜血阴性，不是诊断所必需的（血液检查：钙、磷、

尿酸等）。

②肾输尿管膀胱 X 线检查（kidney ureter bladder，KUB）

90% 以上为 X 线非穿透性结石，有助于诊断。

③腹部超声检查（ultrasonography，US）

对肾积水的确诊率高。

● 对于结石的显示，KUB 的准确率为 72%，超声检查的准确率为 34%；通过超声检查肾积水的准确率为 91%[3]。也就是说，KUB 和超声检查是相辅相成的，初期诊断时建议同时进行这两项检查。

● 尿液检查、末梢血液检查、CRP、血液生化检查等单独实施时，诊断价值会降低。可以说各项检查都是相辅相成的。

■ 结石性状及阻塞状态的评估

①腹部 CT 检查

对放射线穿透性结石、微小结石的显示及肾实质评价非常有用（参照图 3、"应贮备的知识"）

②排泄性尿路造影

对诊断上尿路的梗阻和尿路畸形等非常重要（图 4）。虽然很少通过急诊来实施，但造影 CT 检查后进行 KUB 时，造影剂会排泄到尿液中，将得到和尿路造影相同的信息。

■ 应贮备的知识

各项检查的灵敏度和特异度见表 1 所示[4]。对尿路结石进行诊断的过程中，进行尿检液查、腹部 US 检查、KUB 检查就足够了。但是，很多情况下患者是因为急性腹部疾病来院就诊的，患者有剧烈的疼痛，因此对急性腹部疾病进行鉴别时可进行 CT 检查。

表 1　尿路结石症各项检查的灵敏度和特异度

	灵敏度（%）	特异度（%）
尿液检查（潜血）	80	35
KUB	58	74
腹部 US 检查	74	95
腹部 CT 检查	95	98

（改编自 Tintinalli JE, et al (eds): Emergency Medicine: A Comprehensive Study Guide. 6th ed. New York: McGraw-Hill; 2004.）

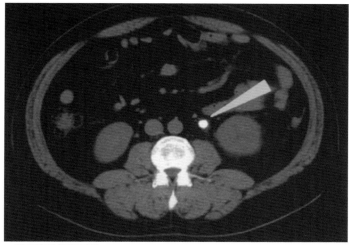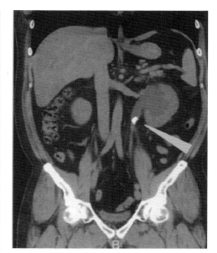

a. 肾盂输尿管移行部

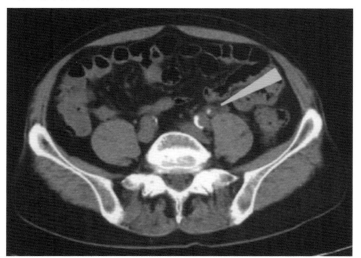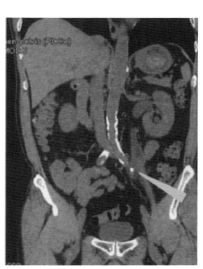

b. 骨盆和髂动静脉交叉部

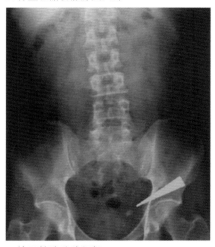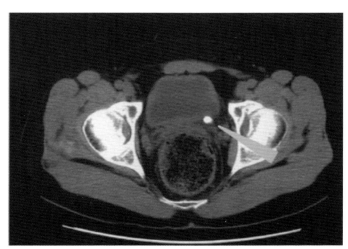

c. 输尿管膀胱移行部

图 3　患者 CT 影像

CT 检查的灵敏度和特异度超过 95％，对诊断非常有用。还可同时掌握梗阻的状态。

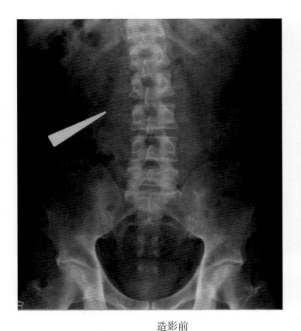

造影前　　　　　　　　　　　　　　　　15 分钟后

图 4　排泄性尿路造影
显示结石导致尿路梗阻和肾盂扩大。

鉴别诊断

- 急腹症均为应鉴别的疾病。
- 十分危急的疾病包括腹主动脉瘤破裂、肠系膜上动脉闭塞等血管疾病，弥漫性腹膜炎，宫外孕等，不仅限于泌尿科疾病。
- 泌尿科疾病，肾梗死会出现和尿路结石症相同的症状。

必须紧急检查及处理的情况

出现以下情况时，必须转给专科医生（宜住院）。

- 合并肾功能不全

单侧输尿管结石和双侧结石造成肾后性肾功能不全→留置输尿管支架、加肾造瘘

- 伴无尿

尿路结石脱落嵌顿造成无尿→尿道探条，加膀胱造瘘

- 伴发热

急性肾盂肾炎和化脓性肾脏病变严重时会引发败血症→留置输尿管支架，加肾造瘘（图 5）

- 其他

小儿和孕妇应咨询专科医生 [5]。

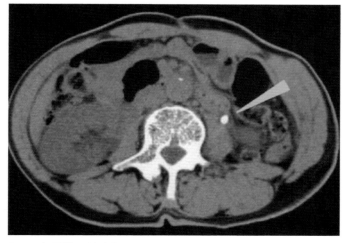 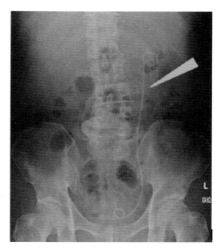

图 5　留置输尿管支架
并发感染，在膀胱镜下插入 D-J 导管。

治疗

■ 初期治疗

因尿路结石引起疼痛者应立即采取止痛措施。

大部分情况下，通过以下两种方法可以达到止痛效果。

① 非甾体类抗炎药（NSAIDs）栓剂：使用阿司匹林者及哮喘患者禁用

【处方】

双氯芬酸钠®（25mg）或双氯芬酸钠®（50mg）

参考：有效率分别为 25mg 80.3%，50mg 92.9%[3]

② 非麻醉性镇痛药

【处方】

喷他佐辛®：15mg，肌肉注射

③ 解痉剂

【处方】

丁溴东莨菪碱®：1 支，肌肉注射或静脉注射

④ 其他

有时也会使用持续硬膜外麻醉和麻醉性镇痛药（阿片生物碱）

■ 尿路结石症的诊疗流程（图 6）

如果疼痛有所缓解，建议到专科就诊。

该流程图是以实际诊疗过程中最常见的、没有基础疾病的成人初次、单发、放射线不穿透性结石为对象进行表示的[6]。

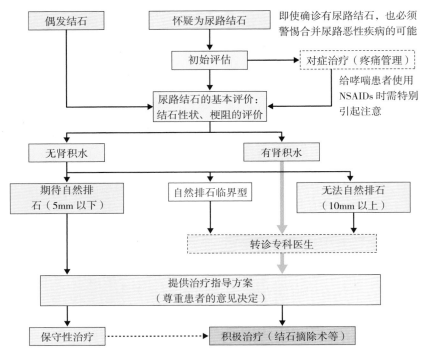

图 6　尿路结石症的诊疗流程
对象：成人初次、单发、放射线不穿透性结石

■ 专科医生的治疗

关于体外冲击波碎石术（extracorporeal shock wave lithotripsy，ESWL）和经尿道输尿管切开取石术（transurethral ureterolithotomy，TUL）等的微创性治疗，请参考专业书籍。

■ 预防复发

尿路结石的复发率较高，为防止复发应给予疗养指导，这一点非常重要，包括饮水指导、饮食指导、服药指导等。务必建议患者接受专科医生的检查治疗[6]。

诊断和治疗相关建议

● 因单侧腰背部到下腹部剧烈疼痛而来医院就诊的患者（救护车送来的也不在少数）和其他急腹症都要考虑尿路结石。通过尿潜血阳性、肾积水（腹部 US 检查）、X 线结石阳性（KUB 或 CT）可确诊。

● 治疗时首先镇痛，NSAIDs 对大部分患者有效，可通过门诊随诊。伴有发热等尿路感染时，或孤肾、肾后性肾功能不全者应住院治疗，并立即转诊给专科医生。建议由专科医生参照尿路结石病诊疗指南进行治疗。

■ 需提前了解的数据

● 流行病学 [1, 7, 8]

①以 30~60 岁的男性居多，女性多发生于闭经后（男性约为女性的 2.5 倍）。

②上尿路结石占 95%，20 岁以后急剧增加。

③下尿路结石占 5%，大部分为 60 岁以后。

④过去 30 年里呈现不断增加趋势，特别是年轻人的患病率越来越高。

⑤肾结石 5 年复发率为 40%，10 年复发率为 60%。

参考文献

[1] Terai A, et al: Changes in the incidence of lower urinary tract stones in Japan from 1965 to 1995. Int J Urol 2000; 7: 452–6.

[2] Terai A, et al: Epidemiology of Urolithiasis in Japan. In: Akimoto M, et al(eds): Recent Advances in Treatment of Urolithiasis. Recent Advances in Endourology Vol.3. 東京：Springer–Verlag; 2001. p23–36.

[3] 郡健二郎：尿路結石症診療ガイドラインの適正評価に関する研究：平成 15~16 年度総合研究報告書：厚生労働科学研究研究費補助金医療技術評価総合研究事業. 2005.

[4] Tintinalli JE, et al (eds): Emergency Medicine: A Comprehensive Study Guide. 6th ed. New York: McGraw–Hill; 2004.

[5] Stothers L, et al: Renal colic in pregnancy. J Urol 1992; 148: 1383–7.

[6] 日本泌尿器科学会ほか編：尿路結石症診療ガイドライン. 金原出版，東京，2002.

[7] Strohmaier WL: Course of calcium stone disease without treatment. What can we expect? Eur Urol 2000; 37: 339–44.

[8] Yoshida O, et al: National trend of the incidence of urolithiasis in Japan from 1965 to 1995. Kidney Int 1999; 56: 1899–904.

妇产科疾病引起的腹痛

森山初男

重点提示

- 妇科腹痛的原因包括妊娠性和非妊娠性两种，判断腹痛发生在月经周期的哪个时期非常重要。
- 必须紧急处理的妇科腹痛包括异位妊娠、盆腔炎症综合征、卵巢蒂扭转等。
- 常见的妇科腹痛包括黄体出血（卵巢出血）、排卵出血、痛经等。
- 腹痛、停经、阴道出血（典型三联征）考虑异位妊娠，伴恶心、呕吐的突发下腹疼痛考虑为卵巢蒂扭转。

关于"妇产科疾病引起的腹痛"的探讨

对于 10~50 岁女性的下腹部疼痛，首先应考虑的就是妇产科疾病。

致病疾病中包括危险程度高、一旦延误诊断和处理就有可能致命的急危重症。

必须迅速正确作出判断，并事先掌握应鉴别的疾病列表和诊断步骤。

病因和病理

女性下腹痛的原因包括妊娠性和非妊娠性两种。非妊娠性的原因又可以分为功能性、器质性（表 1）[1]。

表 1　急性下腹痛的原因

妊娠性	①生理性	生理性子宫收缩、圆韧带综合征、阵痛
	②病理性	自然流产、宫外孕、葡萄胎、胎盘早剥、子宫破裂
非妊娠性	①功能性	月经痛、月经前综合征、排卵痛、出血性黄体囊肿、卵巢出血
	②器质性	外伤：腹部撞击、卵巢出血
		炎症：附件炎、子宫囊肿、阑尾炎、腹膜炎
		肿瘤：卵巢囊肿及肿瘤的蒂扭转、破裂，子宫肌瘤变性，子宫体癌

诊断流程

- 对于妊娠年龄（10~50 岁）的女性腹痛患者，应考虑妊娠的可能性。如果排除妊娠，应确认目前处于月经周期的哪个时期，这一点非常重要。主要妇产科疾病和月经周期的关系见表 2。

● 不能排除妊娠，则应进行妊娠试验，确认有无妊娠后再考虑实施 X 线检查和 CT 检查。

表 2 月经周期与妇产科疾病的关系

月经第 1 天 ~7 天以内	痛经、子宫内膜异位症
月经期后 7 天以内	盆腔炎症性疾病（PID）
排卵期前后	排卵痛、卵巢（卵泡）出血
排卵后到月经前（黄体期）	卵巢（黄体）出血、卵巢过度刺激综合征
应开始月经的时候	先兆性流产、宫外孕
绝经后，或月经周期不规律	卵巢蒂扭转、子宫肌瘤、卵巢恶性肿瘤、子宫恶性肿瘤、子宫囊肿

必须紧急处理和尽早决定治疗方案的疾病

■ 异位妊娠

1. 定义

受精卵在除子宫体腔正常着床部位以外的其他部位着床、发育。

2. 病因和病理

异位妊娠根据着床部位进行分类。95% 为输卵管妊娠。输卵管妊娠还可以进一步分为峡部妊娠（12%）、壶腹部妊娠（70%）、伞部妊娠（11%）、间质部妊娠（2%）[2]。除此以外，3% 为卵巢妊娠、1.5% 为腹腔内妊娠、0.5% 为子宫颈管妊娠。

● 因输卵管妊娠破裂造成腹痛和腹腔出血的患者，必须急救处理，这一点非常重要。

3. 症状

● 腹痛、停经、阴道出血被称为典型三联征，出现这些症状时一般都要考虑异位妊娠的可能。

> **■ 需提前了解的数据**
>
> 报告显示，根据 Alsuleiman 等的统计，异位妊娠患者中，腹痛者占 56.4%，停经者占 98.6%，不正常阴道出血者占 74.1%，腹部压痛（97.3%）和子宫附件疼痛（98%）为最常见的体征 [3]。

4. 检查方法

a. 尿 hCG 定性试剂盒

尿 hCG 定性试剂盒的灵敏度很高，最低检测浓度为 25IU/L，因上经，在其呈阴性时，可用于排除宫外孕。

b. 阴道超声波断层法

妊娠反应为阳性时，应进一步行经阴道超声检查，必要时咨询妇产科医生。

如果通过超声检查确认妊娠囊（gestational sac，GS）在子宫内，即可排除子宫内外同时妊娠的情况，排除异位妊娠。

如在子宫外发现包块，里面出现胎儿心律，或出现明显的 GS，即可确定是异位妊娠，但这种情况并不多见。异位妊娠中有 7 成是不能通过超声检查发现典型妊娠囊或胎心的。

5. 必须紧急处理的情况

- 入院时处于休克状态。此时应给氧，建立静脉通路，进行补液（细胞外液）、输血准备的同时，迅速正确地进行诊断，并开始治疗。

6. 治疗

- 关于异位妊娠的治疗，从开腹手术到腹腔镜手术，从输卵管切除术到输卵管保留手术，从外科治疗到内科治疗，选择越来越多。
- 疑似或确诊时，应咨询妇产科医生。
- 即使出现腹痛和阴道出血，如果症状轻微，可以进行随诊观察或进行内科治疗，并不是所有出现临床症状的异位妊娠都是手术对象。

■ 盆腔炎症综合征（PID）

1. 定义

盆腔炎症综合征（pelvic inflammatory disease，PID）被定义为输卵管炎症，多半会同时出现子宫内膜炎或继发性盆腔腹膜炎，是沿阴道上行感染造成的疾病。

2. 病因

致病菌除了衣原体、淋球菌之外，大肠杆菌等革兰阴性杆菌、葡萄球菌等革兰阳性球菌、拟杆菌等厌氧杆菌也较常见，且多为混合感染。

3. 症状、诊断

- 典型的 PID 会出现：①下腹疼痛；②附件痛；③宫颈举痛等；此外，还有可能出现 38.5℃ 以上的发烧、CRP 值上升等。
- 在月经结束数天内的发病率较高。
- 没有作为 PID 诊断标准的临床检查，但美国疾病预防控制中心（Centers of Disease Control and Prevention，CDC）的诊断标准正在被广泛使用（表 3）[4]。
- 与消化系统疾病，特别是阑尾炎鉴别困难的病例，如果能通过 CT 等识别出肿大的阑尾影像和明显肿大的输卵管影像，即可诊断。如果诊断不明，则需和外科合作，在考虑两种可能性的同时，进行相应的诊疗，这一点非常重要。

表3　PID 的诊断标准

必要诊断标准	宫颈举痛、子宫压痛或附件压痛
附加诊断标准	①口温 > 38.3℃ ②宫颈和阴道内的异常黏稠脓性白带 ③阴道分泌物中白细胞数量过多 ④血沉加快 ⑤CRP 上升 ⑥存在淋球菌或衣原体引起的子宫颈部感染
特异性诊断标准	①子宫内膜活组织检查证实子宫内膜炎的诊断 ②经阴道超声和 MRI 发现输卵管增粗和输卵管积液 ③多普勒检查发现输卵管血流增加等可以判断感染 ④腹腔镜检查证实 PID

4. 治疗

● 自觉症状和炎症症状轻微的患者可以口服抗生素，但也有很多人建议尽量住院治疗。

● 根据 CDC 指导方针判定适合住院的情况（表 4）。

● 抗生素的选择、给药方法应参照日本感染学会、日本化学治疗学会的指导方针（表 5）[4]。

表4　PID 住院适应证

①不能排除阑尾炎等外科急腹症患者
②妊娠患者
③门诊口服抗生素无效的患者
④因呕吐等无法口服抗生素的患者
⑤重症患者（有高烧和腹膜炎症状的患者）
⑥附件区脓肿形成的患者

表5　PID 抗生素的选择

轻、中度 PID 的治疗药物（基本为口服）

1. 第一、第二代头孢类药物
2. 新型喹诺酮类药物
3. 大环内酯类药物（检出衣原体感染、沙眼时）

重症 PID 的治疗药

1. 第三代及以上的头孢类药物
2. 其他　┌ 碳青霉烯类药物
　　　　　└ β – 内酰胺酶抑制剂混合剂

【处方】

①轻、中度 PID 的治疗药

　　头孢地尼（Cefzon®，100mg）：3 粒，分 3 次，5~7 天

　　左氧氟沙星（Gravit®，500mg）：3 片，分 3 次，5~7 天

　　环丙沙星（Ciproxan®，100mg）：3~6 片，分 3 次，5~7 天

②重症 PID 的治疗药

　　头孢匹罗（Broacut®，1g）：2~4 支，分 2 次，5~7 天

　　头孢曲松（Rocephin®，1g）：2~4 支，分 2 次，5~7 天

　　多利培南（Finibax®，0.25g）：2~3 支，分 3 次，5~7 天

卵巢蒂扭转

1. 定义

卵巢蒂扭转指的是支撑卵巢的两根韧带（卵巢固有韧带、卵巢漏斗韧带）一起扭转的状态。

2. 病因

● 根据 Varras 等[6] 的报告，经手术确认的 92 例蒂扭转患者中，因卵巢囊肿和良性肿瘤造成的蒂扭转占 94%，有 5% 的患者是正常卵巢发生的蒂扭转。

● 报告显示因某种原因造成肿大卵巢发生扭转的情况占绝大多数，但卵巢没有出现肿大也未必不是卵巢蒂扭转，特别是 15 岁以下的青少年中，一半的蒂扭转都是正常卵巢[6]，必须引起注意。

● 报告显示，妊娠中也有可能出现卵巢蒂扭转，卵巢肿瘤合并妊娠中，大约有 15% 出现了蒂扭转的情况。

3. 诊断

症状包括突发下腹疼痛，多伴有恶心、呕吐。

4. 检查

● CT 和 MRI 检查显示卵巢肿大，造影效果减弱、包膜出现水肿样变化（图 1）。

● 手术前很难准确预测卵巢蒂扭转，应与宫外孕、卵巢出血、PID、子宫内膜异位症、阑尾炎等进行鉴别，最终通过术中所见确定诊断。

5. 治疗

● 怀疑为卵巢蒂扭转时，应咨询妇产科医生。

子宫内膜异位症

1. 定义

子宫内膜异位症指子宫内膜在子宫外增生的状态。

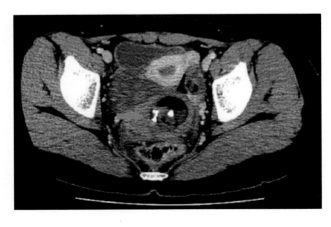

图 1 22 岁女性，成熟囊性畸胎瘤蒂扭转
子宫后发现有一个 84×74mm 大小的囊性病变。
发现壁肥厚现象，造影效果减弱。
内部有脂肪、钙化。

2. 病因和病理

● 子宫内膜异位症的主要症状是下腹痛和不孕，育龄女性大约有10% 存在此病，发病率很高。

● 临床症状包括痛经、性交痛、腰痛、排便痛、月经期腹泻等。

3. 诊断

● 易发部位为 Douglas 窝。三合诊是诊断子宫内膜异位症不可缺少的检查，如果在 Dauglas 窝——直肠阴道隔触及有痛感的硬结，首先应考虑子宫内膜异位症。

● 卵巢也是易发部位，会形成卵巢巧克力囊肿。巧克力囊肿本身不会有什么临床症状，但囊肿一旦发生破裂，里面的液体漏出到腹腔，就会出现非常明显的腹膜刺激症状。

4. 检查

● 影像诊断，超声检查可以发现卵巢内弥漫性的细反射回声。

● MRI 对卵巢巧克力囊肿的诊断非常有用，由于内部存在含铁血黄素，所以 T1 增强影像、T2 增强影像都显示为高信号 [8]。

● 如果通过病史判断是习惯性痛经（每次月经时都会有剧烈的下腹痛，结束后就消失），只需稍加留意，诊断并不困难。

5. 治疗

● 治疗方案根据是否打算怀孕而有不同，具体由妇科决定。

● 急诊可以针对痛经给予止痛药，但建议日后到妇科就诊。

■ 黄体出血（卵巢出血）

1. 定义

黄体出血（卵巢出血）指黄体（卵巢中卵泡在排卵后变化形成的结构）的出血。

2. 病因和病理

● 黄体出血（卵巢出血）是造成腹腔内出血的妇科急腹症中仅次于异位妊娠的高发病症。

● 报告显示，发病年龄在 12~52 岁之间，贯穿整个育龄期。其分布分别为 20 岁以下 12%、41 岁以上 10%，无特别易发年龄 [9]。

● 卵巢出血包括卵泡出血（排卵期）、黄体出血和妊娠黄体出血，以黄体出血居多。大多数情况是由黄体中期（最后一次月经结束后 20 天）黄体囊肿破裂引起的。性交和内诊、外伤等机械性刺激也是发病的原因之一。

● 患侧以右侧居多，可能是因为乙状结肠为左侧附件带来了缓冲 [9]。

3. 诊断

应详细询问月经史。黄体期受到上述机械性刺激后会发病，只需通过腹部超声检查证实子宫附件周边有凝血块、积血，排除妊娠即可确诊。

4. 治疗

● 应确保输液通路，进行采血、妊娠反应检查，并咨询妇科。

● 大多数情况可自行止血，原则上只要生命体征平稳，即可选择保守治疗。

■ 排卵痛、排卵出血

1. 病因和病理

● 排卵时（下次月经开始前 14 天）出现的下腹痛。

● 卵巢表面成熟的卵子突破卵巢表面的浆膜进入腹腔时，就会突然出现右侧或左侧下腹部疼痛，无任何先兆。疼痛剧烈时应急诊来院治疗。

2. 治疗

● 给予镇痛药，第二天就会得到缓解。

● 超声检查发现 Douglas 窝无回声暗区即应咨询妇科。

■ 痛经

1. 病因和病理

● 月经期间伴随月经出现的病理症状称为月经困难症。

● 下腹痛、腰痛是最常见的症状，称之为痛经。

● 痛经可以分为盆腔无器质性病变的功能性痛经和伴有器质性病变的器质性痛经。

● 功能性痛经在月经初潮后 2~3 年内的年轻女性身上比较常见。月经第 1 天至第 3 天出血较多时，这种症状较剧烈，疼痛的性质是痉挛性、周期性的，原因可能是宫颈管狭窄和前列腺素等内源性生理活性物质造成的子宫收缩[10]。

● 器质性痛经多是从月经前 4~5 天开始到月经后连续出现的持续性隐痛。指的是子宫内膜异位症、子宫腺肌症、子宫肌瘤、盆腔炎症性疾病、生殖畸形等器质性疾病伴随的疾病。常伴有月经过多的现象。

2. 治疗

● 不管是功能性疾病还是器质性疾病，都可根据症状、程度的不同使用镇痛药、镇静药等来减轻症状。

【处方】

洛索洛芬钠®（60mg）：3 片，分 3 次

双氯芬酸钠®（25mg）：3 片，分 3 次

双氯芬酸钠栓剂®（25~50mg）：一次性使用，一次插入 1 个，时间间隔为 5~6 小时

·镇静药

地西泮®（2mg）：2~3 片，分 2~3 次

3. 诊断和治疗相关建议

最重要的是稳定生命体征。对于休克状态，应立即行快速补液、输血，在稳定生命体征的同时推进诊断。在诊断时，腹部超声检查非常有用，特别是详细的下腹部超声检查非常重要（是否有腹水、是否有卵巢肿大等）。

参考文献

[1] 大川玲子ほか：痛みの診断と治療．日本産婦人科医会研修ノート 2006；75：10–29.

[2] 竹村昌彦ほか：子宮外妊娠．救急医 2008；32：1001–5.

[3] Alsuleiman SA, et al: Ectopic pregnancy: a review of 147 cases. J Reprod Med 1982; 27:101–6.

[4] Centers for Disease Control and Prevention, et al: Sexually transmitted diseasestreatment guidelines, 2006. MMWR Recomm Rep 2006; 55(RR–11): 1–94.

[5] 日本感染症学会・日本化学療法学会編：産婦人科感染症．抗菌薬使用のガイドライン．協和企画，東京，2005．p199–203.

[6] Varras M, et al: Uterine adnexal torsion: pathologic and gray–scale ultrasonographic findings. Clin Exp Obstet Gynecol 2004; 31: 34–8.

[7] Anders JF, et al: Urgency of evaluation and outcome of acute ovarian torsion in pediatric patients. Arch Pediatr Adolesc Med 2005; 159: 532–5.

[8] 藤井進也ほか：子宮内膜症の MRI 診断．画像診断 2005；25：153–63.

[9] Hallatt JG, et al: Ruptured corpus luteum with hemoperitoneum: a study of 173 surgical cases. Am J Obstet Gynecol 1984; 149: 5–8.

[10] 日本産科婦人科学会編：産科婦人科用語集・用語解説集（改定第 2 版）．金原出版，東京，2008.

儿童腹痛

当寺盛　学

疾病的概念及定义

儿童腹痛指儿童（婴儿期至 15 岁）出现的腹痛。

- 腹痛是儿童众多主诉中最常见的一种，主诉腹痛的患儿中有 25% 存在器质性原因 [1]。

病因和病理

小儿特有的腹痛和不同年龄段易发生的腹痛见表 1 所示。

- 阑尾炎、外伤、尿路感染、中毒（铅、砷）在任何年龄段都可能引起腹痛。

鉴别诊断

- 间歇性腹痛：肠炎和便秘引起的肠管蠕动性疼痛、肠套叠、输尿管结石等。
- 持续性剧烈腹痛：绞窄性肠梗阻、腹膜炎等。
- 出现伴随症状的疾病鉴别诊断标准如表 2 所示。

检查（有助于对腹痛患者进行评价的检查 [4]）

- 血液检查：细胞计数（包含分类）、血沉、血清生化（CRP，AST，ALT，LDH， γ GTP，AMY，血糖，电解质）、血气分析、血培养
- 尿检查：尿定性、沉渣、尿培养
- 大便检查：大便血红蛋白、大便培养
- 影像检查

①腹部单纯 X 线片：肠管气体的分布、量，伴有钙化的肿瘤，大便存积的确认。

表 1　儿童常见的腹痛

a 婴儿期（2岁以下）

- 肠绞痛（出生后 4 个月以内）
- 先天异常（肠旋转异常，重复肠管，肠闭锁、狭窄，肛门闭锁等）
- 肠套叠、肠梗阻

b 幼儿期（2~5岁）

- 糖尿病酮症酸中毒
- 溶血尿毒综合征（HUS）
- Schönlein-Henoch 综合征
- 吸收不良、肠梗阻、肺炎

c 学童期

- 糖尿病酮症酸中毒
- 功能性腹痛
- 溶血尿毒综合征（HUS)
- Schönlein-Henoch 综合征
- 炎症性肠道疾病（溃疡性结肠炎、克罗恩病）
- 消化性溃疡
- 吸收不良
- 肾结石

d 11岁以上

- 胆囊炎、急性胰腺炎
- 糖尿病酮症酸中毒
- 痛经
- 妊娠、宫外孕
- 功能性腹痛
- 炎症性肠道疾病（溃疡性结肠炎、克罗恩病）
- 消化性溃疡
- 尿路结石、睾丸扭转

（改编自 Tintinalli JE, et al: Emergency Medicine: A Comprehensive Study Guide. 6th ed. NewYork: McGraw-Hill: 2004.）

* 阑尾炎、肠胃炎、嵌顿疝、肠梗阻、中毒（铅、砷）、外伤、尿路感染等随时都有可能引起腹痛。

表 2　不同伴随症状的鉴别诊断标准

消化器官症状

呕吐	肠套叠，肠胃炎，消化性溃疡，急性胰腺炎，假性胰腺囊肿，急性心肌炎
腹泻	肠胃炎，阑尾炎，炎症性肠道疾病
消化道出血	肠套叠，肠旋转异常症，Meckel 憩室，炎症性肠道疾病，消化性溃疡
排便异常	便秘，过敏性肠道疾病
黄疸	肝炎，胆总管囊肿
腹胀	肠梗阻，消化道穿孔，肠扭转
腹膜刺激症状	阑尾炎，腹膜炎

消化器官以外的症状

咳嗽，咽痛	肺炎（特别是下叶），咽炎（特别是链球菌）
发热	肠胃炎，阑尾炎，心肌炎，肺炎
血尿	尿路结石，血管性紫癜，溶血尿毒综合征（HUS）
紫癜	血管性紫癜，溶血尿毒综合征
意识障碍	糖尿病
脉搏加快，律不齐	心肌炎，川崎病
胸痛，呼吸困难	肺炎，心肌炎

（改编自上村克德等：腹痛．日本幼儿急救医学会教育·研修委员会编：应向生存自救手册学习的幼儿急救策略．Herusu 出版，东京，2009.p62.）

②腹部超声检查：无辐射，可实时成像。代替听诊、触诊。

③ CT、MRI：肥胖患者、肠管气体较多的患者、过大的占位性病变等。

④内窥镜：是出血和必须行活检、病理检查者的进一步检查。需要全身麻醉。

⑤RI：麦克尔憩室、神经母细胞瘤等的进一步检查。

必须紧急检查及处理的情况

● 小儿急腹症的诊断、治疗流程如图 1 所示。

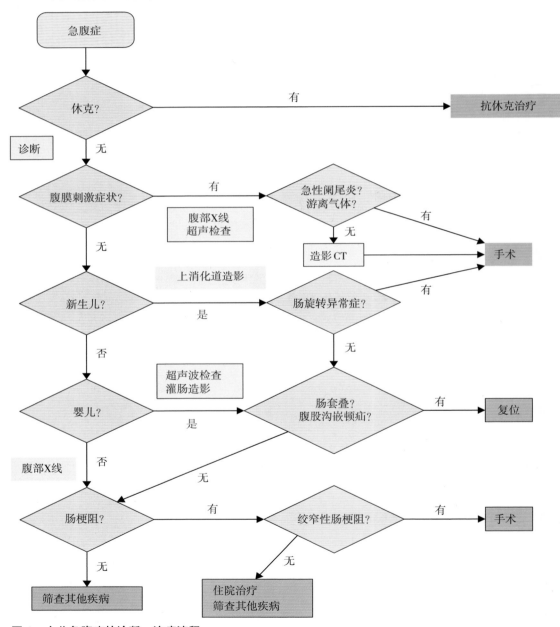

图 1 小儿急腹症的诊断、治疗流程

［改编自市川光太郎编：供内科医生·小儿科研修医生使用的幼儿急救治疗指南（修订第 2 版）.诊断和治疗社，东京，2011.p287–92.］

即使不能确诊，但如果高度怀疑绞窄性肠梗阻和腹膜炎时，应行开腹手术。

- 伴随有肠管坏死的疾病

肠旋转异常症中的肠扭转、肠套叠、绞窄性肠梗阻、腹股沟嵌顿疝、内疝造成的肠管扭转、坏死性肠炎等 → 存在全身状态急剧恶化的可能，早期诊断特别重要。

治疗 [4]

根据病因的不同，治疗方法也有所差异。现对儿童特有的疾病特征进行说明。

a. 先天异常

对年龄稍大一点的幼儿，可引起症状的疾病包括肠旋转异常、肠管重复等。

肠旋转异常：肠管的位置异常，或阑尾位于左上腹。

b. 肠套叠

80% 为 2 岁以下（特别是 4~9 个月的婴儿）。草莓酱状大便。

前驱症状为感冒症状。

c. 幽门狭窄

出生 3~4 周后男婴（男婴发病率是女婴的 4~5 倍）发病。

喷射状吐奶。上腹部可以触及橄榄大小的包块。

d. 腹股沟嵌顿疝

多数都是由母亲发现后带来医院就诊的。

为减少漏诊，必须将尿不湿和内裤脱掉后进行检查。

e. 泌尿系感染（肾盂肾炎）

泌尿系感染是整个年龄段引起腹痛的常见病因之一。腹痛多为持续性且伴有发热。

f. 过敏性紫癜

紫癜、腹痛、关节痛为三大主症。大部分预后良好。

3~11 岁（最常见的是 4~7 岁），男孩居多，男女比例为 2 ：1。

有可能腹痛后才出现紫癜，这种情况下初诊时诊断比较困难。

■ 应贮备的知识！

儿童腹痛最常见的原因之一就是以便秘为首的功能性腹痛。腹部单纯 X 线片对诊断很有帮助，灌肠后腹痛症状显著改善，很多情况下也可以进行治疗性诊断 [7]。但是，也有可能有基础疾病，应注意是否有伴随症状。如果有伴随症状，应咨询儿科医生。

参考文献

[1] 宮本信也：過敏性腸症候群と反復性腹痛．からだの科学 2003; 231: 37–40.

[2] Tintinalli JE, et al: Emergency Medicine: A Comprehensive Study Guide. 6th ed. New York: McGraw–Hill: 2004.

[3] 上村克徳ほか：腹痛．日本小児救急医学会教育・研修委員会編：ケースシナリオに学ぶ小児救急のストラテジー．へるす出版，東京，2009. p62.

[4] 吉元和彦ほか：小児消化器疾患の診察．小児外科 2010; 42: 171–4.

[5] 市川光太郎，編：内科医・小児科研修医のための小児救急治療ガイドライン（改訂第 2 版）．診断と治療社，東京，2011. p287–92.

[6] Fleisher GR, et al: Textbook of Pediatric Emergency Medicine. 4th ed. Philadelphia: Lippincott Williams & Willkins; 2000. p421–8.

[7] 内山　聖ほか：カラー版現場で役立つ小児救急アトラス．西村書店，新潟，2009. p83–4.

外科处理时的止痛方法

局部麻醉

久保宣博

重点提示

- 胸壁的局部麻醉中，应注意肋间动、静脉和神经的走行。
- 腹部的局部麻醉中，应注意腹壁动、静脉的走行。
- 含有肾上腺素的局部麻醉药，应注意使用禁忌部位、使用时发生的心动过速和高血压。
- 作为局部麻醉的并发症，应注意过敏性休克和局部麻醉药中毒。

解剖学基础知识

- 进行局部麻醉时，应注意皮下的动、静脉和神经走行。
- 胸壁麻醉时应注意肋间动、静脉和神经的走行（图1）。
- 腹壁麻醉时应注意腹直肌内走行的腹壁动、静脉（图2）。

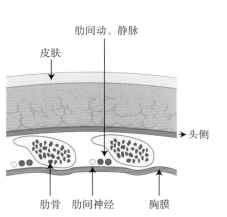

图1 胸壁

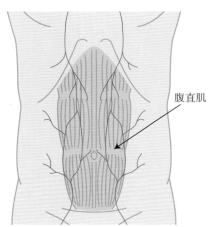

图2 腹壁动、静脉的走行

器具和药物 [1]

浸润麻醉使用 25~27G 的注射针。

需要对大范围创伤或深部进行麻醉时，应使用 Cattelan 针。

【处方】

1% 利多卡因® 聚乙烯安瓿（10ml）

1% 利多卡因®E（添加 10 万倍肾上腺素的利多卡因）

大面积创伤用 4% 利多卡因® 喷雾

治疗

- 将注射针平行刺入皮肤，注入麻醉药后形成皮丘（图 3a）。
- 将针尖通过皮丘推进到皮下然后注入麻醉药使其浸润到周围组织（图 3b）。注药前回抽注射针，确认没有回血。
- 当需麻醉深层部位时，应注入皮下组织、筋膜、肌肉内。
- 应在感觉到"膜"的同时进行注射。
- 对于外伤的开放创口，应直接经皮下组织而非经皮内开始注入麻醉药，使其浸润到周围组织中（图 4）。

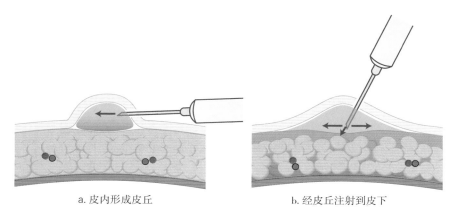

a. 皮内形成皮丘　　　　　　b. 经皮丘注射到皮下

图 3　治疗方法

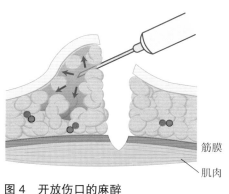

筋膜

肌肉

图 4　开放伤口的麻醉

并发症

■ 过敏性休克

酯类局麻药（普鲁卡因和盐酸丁卡因）的代谢产物对氨基苯甲酸易引起过敏反应是众所周知的，酰胺类局麻药（利多卡因等）则很少出现这种情况。皮肤症状，气道等呼吸系统症状，循环系统症状会迅速出现。必须确保对呼吸道黏膜水肿的呼吸道（气管内插管）和循环管理。

■ 局部麻醉药中毒

不慎将麻醉药注入血管内或用量超过局部麻醉药的最大用量时（利多卡因的最大用量为 500mg，但安全使用量为 200mg）会出现中毒。

可出现惊恐不安、多语等精神症状，以及抽搐等中枢神经系统症状。

■ 含有肾上腺素的局部麻醉药有可能引起心动过速。

获得高效镇痛的要点

- 从处理部位的神经支配的中枢侧开始注射。
- 对外伤创面，针头应从创面而非皮肤刺入。
- 麻醉药应缓慢注射，延长时间就不会疼痛。
- 第 2 次刺入时，应从麻醉已经起效的部位开始注射。
- 解剖学上的 "× × 膜" 部位容易感觉到疼痛，应对其进行充分的麻醉。

【禁忌事项】

·严禁将麻醉药直接注入血管内（必须确认无回血）。

·严禁将加入肾上腺素的麻醉药用于手指、脚趾、鼻尖部位、耳垂、阴茎等（会产生循环功能障碍）。

参考文献

[1] de Jong RH: Local anesthetic pharmacology. In Brown DL, ed: Regional Anesthesia and Analgesia. Philadelphia: W.B.Saunders; 1996. p124–42.

[2] 藤岡正樹：局所麻酔と創洗浄の実際. レジデントノート 2010；12：1189–95.

手指（脚趾）神经阻滞

木下忠彦

> ## 重点提示
>
> ● 手指（脚趾）神经阻滞多采用 Oberst 法，刺入点有 2 处。
> ● 手指（脚趾）神经在背侧和掌侧各有 2 根，分别向每根神经中注入 1~1.5ml 局麻药，共计 4~6ml。
> ● 在手指（脚趾）神经附近走行的动脉为终末动脉，不能使用含有肾上腺素的局麻药。
> ● 除 Oberst 方法之外还可以考虑横纹上皮下一次注入法（3ml）等。

概况

　　日常诊疗过程中经常会遇到指尖部位的外伤。对这些外伤进行治疗时，在处置前多需要进行充分的麻醉。因此，手指（脚趾）神经阻滞是很多诊疗科医生都必须掌握的技能之一。

　　本文将以广泛使用的 Oberst 法为例进行说明。

解剖

1. 指神经走行（图 1）

　　手指的感觉受掌侧指神经和背侧指神经支配。近侧指间关节（PIP 关节）靠近中间侧的部位受背侧指神经支配，即使阻滞了掌侧指神经，这部分的感觉仍然存在。此外，手指的麻醉还必须进行桡侧及尺侧的指神经麻醉。

2. 趾神经走行（图 2）

　　足底、足背及其内侧、外侧皆有感觉神经走行。

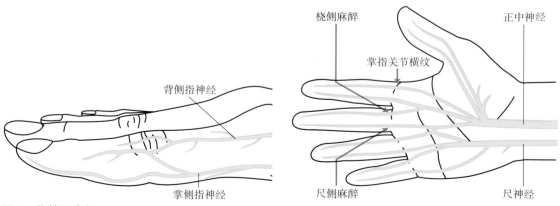

桡侧麻醉　　　　正中神经

掌指关节横纹

背侧指神经

掌侧指神经　　尺侧麻醉　　尺神经

图 1　指神经走行

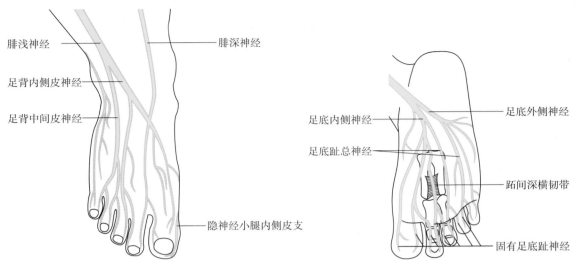

腓浅神经 腓深神经

足背内侧皮神经

足背中间皮神经

隐神经小腿内侧皮支

足底内侧神经 足底外侧神经

足底趾总神经

跖间深横韧带

固有足底趾神经

图2 趾神经走行

刺入部位的标记

1. 指神经阻滞

掌指关节横纹背侧（图3）

2. 趾神经阻滞

距离跖趾末端关节 1cm 的背外侧（图4）

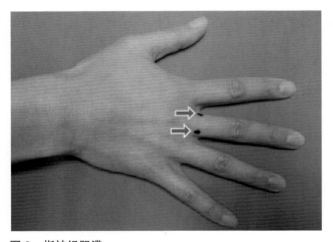

图3 指神经阻滞

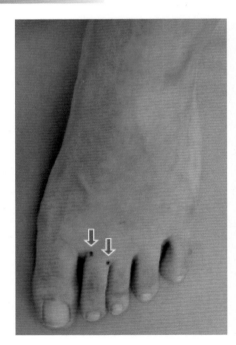

图4 趾神经阻滞

治疗

■ 指神经阻滞术

● 使用 5ml 或 10ml 的注射器，使用 27G 左右针头。

- 用碘酒等对穿刺部位进行消毒。
- 从指间背侧向背侧指神经部位缓慢注入 1% 利多卡因 1~1.5ml，进一步将针头向掌侧推进，同时对掌侧指神经进行麻醉（合计 2.5ml 左右）。为防止循环功能障碍，请勿给过度肿胀手指和手指全周注入药剂。为防止注入血管内，注药前应确认无回血（图 5,6）。
- 另一侧（桡侧→尺侧，或尺侧→桡侧）也重复同样的手法。

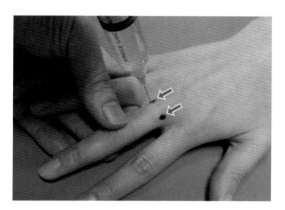

图 5 指神经阻滞术

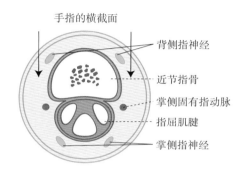

手指的横截面
背侧指神经
近节指骨
掌侧固有指动脉
指屈肌腱
掌侧指神经

图 6 手指的横截面

■ 需提前了解的数据

操作注意事项

- 在指（趾）神经附近走行的动脉为终末动脉，所以局部麻醉药中不能添加血管收缩药（肾上腺素）（否则会造成循环功能障碍）。
- 局部麻醉药的用量标准为每根手指 4~6ml，但如果组织过度肿胀，就有可能产生循环功能障碍，所以应根据肿胀程度调节用量。
- 在麻醉充分起效前，请至少等待 3~10 分钟再开始处理。
- 为减轻疼痛，防止损伤神经血管，应使用 27G 左右大小的针头。

■ 趾神经阻滞术

穿刺点为距离跖趾末端关节 1cm 的背外侧（图 7）。

之后的操作和指神经阻滞相同。

■ 其他方法

Oberst 法是一种广泛使用的技术，但刺入点有 2 个，且存在引起循环功能障碍的危险。关于这一点，报告显示横纹上皮下一次注入法等的创伤更小。以下将对园畑等人的报告 [1] 进行介绍。

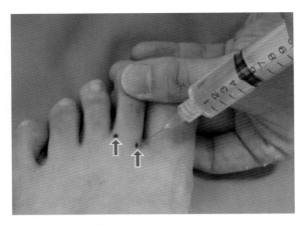

图7 趾神经阻滞术

a.麻醉范围

掌侧为整个中指，背侧为中指远端一半（图8）。

关于麻醉范围也可以参考山本等人的报告[2]。

当背侧效果不佳时，则追加背侧麻醉。

b.操作手法

①以掌指关节横纹为中心进行消毒。

②沿横纹两侧向上捏起横纹处，便于向皮下组织注药（图9,10）。

③从横纹中间穿刺（27G左右粗细的针头），缓慢注入2~3ml 1%利多卡因（图11）。

c.麻醉起效时间

至少等待5分钟。

园畑等人的报告中，对安全性、低侵袭性、简便性、麻醉的实效性进行了观察，虽然麻醉范围比Oberst法差，但安全性等更加优越，当麻醉范围合适时值得尝试。

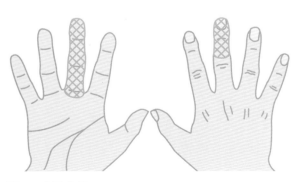

图8 麻醉范围

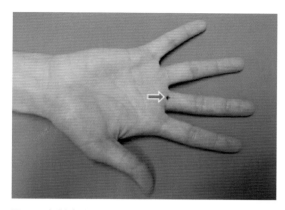

图 9　穿刺步骤 –1

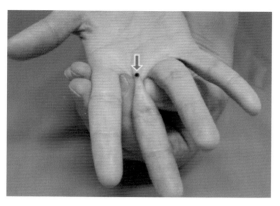

图 10　穿刺步骤 –2

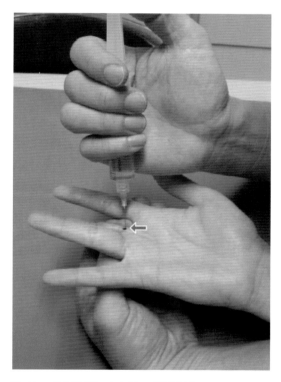

图 11　穿刺步骤 –3（第 3 根手指）

参考文献

[1] 園畑素樹：皮線上皮下 1 回注入指ブロック法の実際. 別冊整形外科 2002；
41：28–32.

[2] 山本喜英：指基部 1 回注入指ブロックについての検討. 形成外科 2003；46：
943–7.